XIANDAI ZHONGYI NEIKE CHANGJIANBING ZHENLIAOXUE

# 现代中医内科常见病诊疗学

主 编 禤少敏 黄 敏 谭晓冬 等

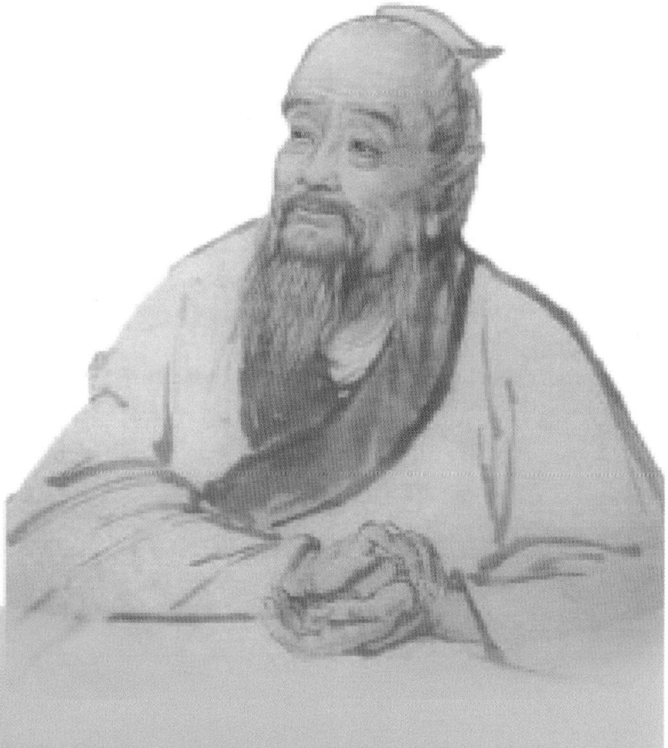

河南大学出版社
HENAN UNIVERSITY PRESS
·郑州·

**图书在版编目（CIP）数据**

现代中医内科常见病诊疗学 / 禤少敏等主编 . —郑州 : 河南大学出版社 , 2019.11
ISBN 978-7-5649-3982-3

Ⅰ . ①现…　Ⅱ . ①禤…　Ⅲ . ①中医内科 – 常见病 – 诊疗　Ⅳ . ① R25

中国版本图书馆 CIP 数据核字（2019）第 247555 号

**责任编辑：**陈　巧
**责任校对：**张雪彩
**封面设计：**卓弘文化

---

**出版发行：**河南大学出版社
地址：郑州市郑东新区商务外环中华大厦 2401 号
邮编：450046
电话：0371-86059750（高等教育与职业教育出版分社）
0371-86059701（营销部）
网址：hupress.henu.edu.cn
**印　　刷：**北京虎彩文化传播有限公司
**版　　次：**2019 年 11 月第 1 版
**印　　次：**2019 年 11 月第 1 次印刷
**开　　本：**880mm × 1230mm　1/16
**印　　张：**13.25
**字　　数：**429 千字
**定　　价：**80.00 元

---

# 编 委 会

**主 编** 禤少敏 黄 敏 谭晓冬 张朝霞
袁 娜 侯从岭 叶剑容 李 芳

**副主编** 陈从山 尚 娟 张 慧 王 雪
郭东玲 邹艳平 杨雪勤

**编 委**（按姓氏笔画排序）

王 雪 西南医科大学附属中医医院
叶剑容 四川省泸州市龙马潭区中医医院
李 芳 焦作市中医院
张 慧 长春中医药大学附属医院
陈从山 十堰市太和医院（湖北医药学院附属医院）
邹艳平 长春中医药大学附属医院
杨雪勤 焦作市中医院
张朝霞 河南中医药大学第一附属医院
尚 娟 河南中医药大学第一附属医院
冼耀东 香港大学深圳医院
胡 晔 长春中医药大学附属医院
侯从岭 河南省中医院（河南中医药大学第二附属医院）
袁 娜 长春中医药大学附属医院
郭东玲 郑州市第二人民医院
黄 敏 南通大学附属医院
谭晓冬 广州市番禺区中心医院
禤少敏 深圳市罗湖区人民医院

# 前言

中医内科学是以中医理论阐述内科疾病的病因病机、证候特征、辨证论治及预防、康复、调摄规律的一门临床学科。中医内科学既是中医学的主干学科之一，又是学习和研究中医其他临床学科的基础，具有非常重要的学科地位。

《现代中医内科常见病诊疗学》运用中医学理论和中医临床思维方法，阐述了内科常见病的病因、病机、诊断、辨证论治，重点介绍了肺系病证、心系病证、脾胃病证、肝系病证、肾系病证、风湿病证以及儿科各种常见病证等。

编者参考了大量的文献及相关书籍，结合自身多年的临床经验，经过详细总结、深入分析，提炼出本书。其内容丰富翔实，通俗易懂，且与临床联系密切，具有很强的实用性。

在编写此书的过程中，我们始终坚持辩证的唯物主义观念，坚持理论与实际相结合的原则，将中医理论与临床实践经验完美结合，为临床医师呈现出了一场切合临床实际、可被高效利用的中医内科知识盛宴，值得广大临床医师，乃至医学院教师、医学生参考品鉴。

由于参与编写人员众多，时间仓促，难免存在不足之处，敬请广大同仁见谅并提出宝贵意见，以便后续更改。

编　者

2019 年 11 月

# 目 录

# 第一章
# 中医内科学绪论

## 第一节 概述

中医内科学是中医学宝库中的重要组成部分，古称“大方脉”，它是人类在长期的医疗实践中不断积累、逐渐形成的。

由于中医内科学在中医学中的特殊地位，因此，它的起源也像中医学一样可以追溯到原始社会。如在《山海经》一书中，就可以看到“风”“疟”“疫疾”“腹痛”等内科病证的名称和症状描述。但是，医学理论的产生还需要生产力发展到一定的水平，即只有进入封建社会才逐步变为现实。

奴隶社会，奴隶们创造了越来越丰富的财富，给科学文化的发展创造了条件，阶级的出现与社会分工的进一步扩大化，又使各行各业日趋专业化，内科学就逐渐从医疗实践中突出并独立出来。据《周礼·天官》记载，当时的宫廷医生已分有“疾医”“食医”“疡医”“兽医”四种，其中“疾医”相当于内科医生，而扁鹊被人们视为分科的先师。由于内科疾病的普遍存在和医疗实践的深入发展，使内科学的理论知识和临床经验得到迅猛的发展，尤其是《黄帝内经》（简称《内经》）的问世，被视为战国以前我国医学知识的总结。

殷周之际出现的阴阳五行学说是朴素的唯物主义学说，更春秋战国时代，则被广泛用于阐述和解释一切自然现象，并被中医学所采纳，以此探讨和认识人体生理病理现象，从而促进了医学的发展，为中医学奠定了比较坚实的理论基础。因此，自战国至秦汉这一时期，是中医学理论体系的发展奠定时期。

《内经》包括《素问》《灵枢》两部分，共18卷，各81篇，其基本内容可概括为：

（1）强调整体观念：人体是一个有机的整体，人的健康和病态与自然环境有一定的关系。

（2）将阴阳五行学说贯穿于生理、病机、诊断及治疗等各方面，摸索出人体疾病变化与治疗的粗略规律。

（3）重视脏腑、经络，论述人身五脏六腑、十二经脉、奇经八脉等的生理功能、病机变化及其相互关系。

（4）在上述理论指导下叙述六淫、七情、饮食、劳伤等病因以及脏腑六气经络的病机变化。

（5）论述望、闻、问、切四诊的诊断方法和具体内容。

（6）确定治未病，因时、因地、因人制宜，标本，正治反治，制方，饮食宜忌，精神治疗及针刺大法等治疗法则。

《内经》形成了比较系统的理论体系，已见理法方药的雏形，成为内科学理论的渊源。

另外，《内经》还记叙了200多种内科病证，从病因、病机、病性转化及预后等方面作了简要的论述，有些病证还专篇加以讨论，如“热论”“咳论”“痿论”“疟论”“痹论”等，从而为内科学的发展打下了基础。

张仲景的《伤寒杂病论》继承了《内经》等医籍的基本理论，以六经论伤寒，以脏腑言杂病，提出了包括理、法、方、药比较系统的辨证施治原则，使中医学的基础理论与临床实践密切结合起来，走上了更加科学的发展轨道。

《伤寒论》以六经论伤寒，分别讨论各经病证的特点和相应的治法，此外，还阐述了各经病证的传变关系以及合病、并病或失治、误治引起的变证、坏证的辨证与治疗方法。通过六经辨证，又可以认识证候变化方面的表里之分、寒热之异、虚实之别，再以阴阳加以总概括，从而为后世的八纲辨证打下了基础。

《金匮要略》以脏腑论杂病，以病证设专题、专篇加以论述，如肺痈、肺痿、痰饮、黄疸、痢疾、水肿等病证的辨证与治疗。

张仲景开创辨证论治的先河，临证时因证立法、以法制方、按方遣药，而且注意剂型对治疗效果的影响。书中实收 269 首方剂，其中有不少功效卓著的名方，一直沿用至今，仍有很好的疗效。因此，《伤寒杂病论》在内科学的发展中占有重要的位置。

经隋至唐，由于中医学理论与临床的发展，医学教育也达到比较完善的程度。宫廷医学校的课程规定，必须先学《素问》《神农本草经》《脉经》等基础课，然后再学习包括内科在内的临床各科课程，以沟通理论与实践之间的有机联系，亦可以看出内科在当时所处的位置和所具规模。这一时期，对内科中的多种疾病已有详细的论述，如对伤寒、中风、天行、温病、脚气病、地方性甲状腺肿等都积累了一定的治疗经验，对绦虫病、麻风、恙虫病、狂犬病的预防和治疗亦具有较高的水平。《外台秘要》已记载消渴患者的小便是甜的，对黄疸病及治疗效果的观察，提出“每夜小便中浸白帛片，取色退可验”。孙思邈进一步总结了消渴病的发病过程及其药物，食治等疗法，并规定了饮食、起居的某些禁忌。

《诸病源候论》是我国现存最早的病因病机学及证候学专著，其中记载内科病者 27 卷，内科症状 784 条，对每一个病证的病因、病机、证候分类进行了深入的探讨和总结。如对泄泻与痢疾、痰证与饮证，一反过去之统称而分别立论；对寸白虫的病因、疟疾的分类、麻风病的临床表现都具有极其深刻的认识。

宋代对于医学人才的选拔与培养比较重视，规定了各科人员之间的比例关系。《元丰备对》记载，宋神宗时“太医局九科学生额三百人”，分科中属内科的“大方脉”120 人，风科 80 人，可见当时对内科之器重。

从宋代起，金、元、明三代均设有大方脉科，为治疗成人各种内科疾病的专科，促进了内科的进步。特别值得提出的是金元时期四大医家的出现，他们各自结合当时的社会形势、人体状况及发病特点，总结了具有特色的理论和治疗方法。

刘完素对《内经》中五运六气学说有深刻的研究，他根据临床实践经验，参照《内经》病机十九条精神，认为“火热”是引起疾病的重要原因，故力倡火热致病的机制，创立“火热论”。在治疗上，他极善于使用寒凉药物，故后人称之为“寒凉派”。

张子和受刘完素的学术影响并加以发挥，认为疾病发生的根本原因全在于病邪之侵害，不论外因、内因致病，一经损害人体，即应设法祛邪外出，不能让其滞留体内为患。他把汗、吐、下三法广泛运用于临床，并有独到的见解。由于他治病以攻邪为主，后人称他为“攻下派”。

李杲生活于金元混战、社会动荡之年，人们饥寒交迫，民不聊生，体质虚弱，从而使脾胃在人体中的地位更加突出。所以，他指出“内伤脾胃，百病由生”，治病时则多用补气升阳的药物。由于他擅长温补脾胃，后世称他为“补土派”。

朱丹溪研究了先世医家的学术思想和著作，熔各家学说于一炉，独树“相火论”“阳有余，阴不足”两论。在治疗上，竭力主张滋阴降火之法，故后世称他为“滋阴派”。

金元四大家及其弟子创建的四大学派，除了其本身的学术价值外，则是他们结合实践总结出的中医病证，及敢于和善于从临床到理论进行探索、总结，乃至提出自己的见解，证明了中医学发展过程中的内在联系——即继承性，同时在继承过程中可以得到发展，这一点对后世具有极大的启迪。

自金元四大家掀起学术争鸣之风，遂至后世历代诸家纷纷而起，各抒己见，使中医的理论与实践日趋系统和完整。如历代对中风之争，或言“真中”，或言“类中”，或言“非风”，愈辩愈明。又如对补脾、补肾及脾肾双补的推敲，使脾肾的生理、病机在人体中的重要性以及二者之间的联系也更加明确。再如对鼓胀的病机认识，从东垣与丹溪的“湿热论”，到赵养葵、孙一奎的“火衰论”，再至喻昌的“水裹气结血凝论”，也是越分析越透彻，从而更好地指导临床实践，提高了治疗效果。

金元时代的成就不仅仅限于金元四大家。与此同时，《圣济总录》有18卷专论诸风，反映当时对“风证”的专题研究已有一定的水平。张锐著《鸡峰普济方》，把水肿分为多种类型，根据起始部位的特征区别不同性质的水肿，施以不同治法。另外，还有一些内科病的专著问世，如宋代董汲著《脚气治法总要》，对脚气病的病因、发病情况、治疗方法均有详细论述，并订出64方，是一部现存较全面的脚气病专书。元代葛可久著《十药神书》，是一部治疗肺痨病的专著，书中所拟10首名药方，分别具有止血、止嗽、祛痰、补养等作用，对肺痨全过程的分证和治疗总结了一套可以遵循的经验。

金元以后，在中医学术界掀起了发展、创新的风气，如对人体某一脏腑生理、病机的新的探讨，或某脏腑的代谢产物被重视等，以及某个内科病证诊治的见解不断有新的突破，使中医学及其内科学在广度与深度上都得到迅速发展。

明代继承了金元的学术成就并有所发展。如薛己的《内科摘要》在学术上受李杲善于温补的影响，而有所发展，是我国最早用内科命名的医书。虞抟的《医学正传》则发展了朱丹溪的学说。另王纶明确指出：“外感法仲景，内伤法东垣，热病用河间，杂病用丹溪。”是对当时内科学术思想的总结。此外，龚廷贤所著《寿世保元》，先基础，后临床，先论述，后列方，并附医案，取材丰富，立论精详，选方实用，适于内科临床参考。《景岳全书》为纠正金元刘、张嗜用寒凉攻伐之偏，倡导人之生气以阳为主，指出人体“阳非有余，阴常不足”，力主温补之法，是书论内科杂病部分计28卷，记述70余种病证的证治，每病证均引录古说，参以己见。张氏对内科许多病证病机之分析与归纳极为精辟，治则方药也多有心得，并结合病证对温补学说进行了充分的阐述。

明清时代，在医学史上具有特别突出地位的要算温病学说的形成和发展，它使内科学之外感病的实践与理论进入更高、更完善的境地。

吴又可的《温疫论》，是我国传染病学中较早的专门论著，他认为：瘟疫有别于其他热性病，它不因感受“六气”所致，而以感染“戾气”和机体功能状况不良为发病主因。并指出“戾气”的传染途径是与其人体接触，自口鼻而入，无论老少强弱，触之皆病。他的这一认识，在我国医学发展史上也是一个突破性的见解。

叶天士的《温热论》为温病学的发展提供了理论与辨证的基础，其贡献在于：首先提出了“温邪上受，首先犯肺，逆传心包”之说，概括了温病的发病途径和传变规律，成为外感温病的纲领；其次，根据温病的发病过程，分为卫、气、营、血4个阶段，表示病变由浅入深的4个层次，作为辨证施治的纲领；再者，在温病诊断上，总结前人经验，创造地发展了察舌、验齿、辨别斑疹与白痦的方法。这就为温病学说奠定了理论与实践基础。

吴鞠通在叶氏学说基础上著成《温病条辨》，以三焦为纲，病名为目，论述风温、温热、瘟疫等9种温病的证治，并提出清络、清营、育阴等各种治法，使温病学说更趋系统和完整，建立了温病辨证论治体系。其后，薛生白著《湿热病篇》，对湿温病进行了深入研讨；王孟英著《温热经纬》将温病分为新感与伏气两大类进行辨证施治，也都对温病学说作了发挥和补充，促进了温病学说的发展。

在内科杂证方面，明清时期也有一定发展。喻昌《寓意草》中提出疾病发生与时代背景密切相连的观点，加深了对疾病发生本质的认识，故而提高了疾病诊疗和理论水平。另外，林佩琴的《类证治裁》极为实用；再者，熊笏著的《中风论》及尤在泾著的《金匮翼》对中风病的叙述；胡慎柔著的《慎柔五书》，汪绮石著的《理虚元鉴》对虚痨病的分析；卢之颐著的《痎疟论疏》对疟疾的认识，都可称之为内科专篇专著，有一定的学术水平。此时，对血证的认识也有新的突破，王清任著《医林改错》，对瘀血证的论述和所创立的活血化瘀诸方，特别是为气虚血瘀所制益气活血之补阳还五汤更属创举，直到今日，仍有很高的临床实用价值。唐容川的《血证论》是论述血证的专著，对血证的认识更深入一步，并提出治血证四大要法，对后世影响较大。

鸦片战争以后，我国逐渐沦为半殖民地半封建社会，西医学传入我国，不可避免地影响了我国传统医学的发展，所谓的中西汇通派就是在这种历史背景下产生的。由于旧中国反动统治阶级的昏庸与无能，不可能正确引导中西两种医学取长补短，相互为用，反而企图扼杀中医，使中医学的发展受到极大的损失，不进反退。

中华人民共和国成立后，在“古为今用，洋为中用”思想指引下，继承和发扬中医药学的工作不断取得新进展。中医药院校和中医医院的建立，使内科学同其他各学科一样，取得日新月异的发展。《中医内科学》统编教材的几次修订和使用，一些中医名家整理了自己的心得体会、著书立说，以及 1983 年的“衡阳会议”和 1 985 年的“合肥会议”，对振兴中医起了巨大推动作用，特别是党和政府在关于卫生工作的决定中，明确指出要把中医和西医摆在同等重要的地位，认为：一方面，中医药学是我国医疗卫生事业所独具的特实用临床中医内科诊断治疗学点和优势，中医不能丢，必须保存和发展；另一方面，中医必须积极利用先进的科学技术和现代化手段，促进中医药事业的发展。这一决定必将得到全国的响应，并为中医的繁荣发展并走向世界创造条件。

## 第二节　阴阳学说

### 一、阴阳学说的主要内容

阴阳是中国古代哲学的基本范畴。阴阳学说认为：世界是物质的，物质世界是在阴阳二气的相互作用下滋生、发展和变化着的。阴阳学说是中医学的生理、病理、诊断和治疗等方面的理论基础，影响着中医学的形成和发展，指导着临床医疗实践。

#### （一）基本概念

阴阳，是对自然界相互关联的某些事物和现象对立双方的概括，它既可以代表两个相互对立的事物，也可以代表同一事物内部所存在的相互对立的两个方面。阴阳是指日光的向背。向日为阳，背日为阴。古人在长期生活实践中，注意到自然界存在着许多既密切相关，又属性相对的事物或现象，如寒与热、明与暗、动与静等。阴阳是用来分析、认识一切事物或现象的特点及其相互关系的。因此，阴阳是既抽象又规定了具体属性的哲学范畴。其具有普遍性、相关性、相对性的属性。

#### （二）阴阳的属性特征

古人从“向日”“背日”这一原始的阴阳含义展开，认为：凡是运动的、外在的、上升的、温热的、明亮的、无形的、兴奋的、功能亢进的属“阳”；凡是相对静止的、内在的、下降的、寒冷的、晦暗的、有形的、抑制的、功能减退的属“阴”。

#### （三）阴阳之间的相互关系

阴阳学说的核心是阐述阴阳之间的相互关系，并通过这些关系来认识自然界万物生长、发展和变化的内在机制及规律。阴阳之间的关系是错综复杂的，其主要表现在以下几个方面：

1. 阴阳的对立制约

阴阳的对立制约又称阴阳相反。一方面指阴阳属性都是对立的、矛盾的，另一方面则是指在相互对立的基础上，阴阳还存在着相互制约的关系，对立的阴阳双方相互抑制、相互约束，表现出阴阳平衡、阴强则阳弱、阳胜则阴退等错综复杂的动态联系。

2. 阴阳的互根互用

古人称为阴阳相成，一是指凡阴阳皆相互依存、互为根本的关系，即阴和阳的任何一方都不能脱离对方而单独存在，阴阳双方互为另一方存在的前提条件。如热为阳，寒为阴，没有热，也就无所谓寒，阳（热）依阴（寒）而存，阴（寒）依阳（热）而在。二是指在相互依存的基础上，在一定范围内，双方表现出相互间不断滋生、助长、互用的特点。

3. 阴阳的消长平衡

消，即减少、消耗；长，即增多、增长。阴阳的消长是指在某一事物中，阴阳双方相对或绝对的增多、减少变化，并在这种“阴消阳长”“阳消阴长”或“阴阳俱长”或“阴阳俱消”的变化中维持着相对的平衡，从而达到“阴平阳秘”的生理状态。如果阴阳的相对平衡被破坏，形成阴阳的偏盛或偏衰，导致阴阳的消长失调，就会出现疾病的发生。

4. 阴阳的相互转化

阴阳的相互转化是指阴阳对立的双方在一定的条件下，可以向其各自相反的方向转化，即阴可以转化为阳，阳也可以转化为阴。当阴阳消长过程发展到一定程度，超越了阴阳正常消长变化的限度（阈值），事物必然向其相反的方向转化。阴阳的转化，必须具备一定的条件，故有：“重阴必阳. 重阳必阴”，“寒极生热，热极生寒”之说。

## 二、阴阳学说在中医学中的应用

阴阳学说促进了中医学理论体系的形成，并贯穿于中医学理论的各个领域，用来说明人体的组织结构、生理功能、病理变化，指导养生保健和临床的诊断、治疗与疾病的预防。

### （一）说明人体的组织结构

《素问·宝命全形论》说：“人生有形，不离阴阳”。人体组织结构的上下、内外、表里、前后各部分以及内脏之间，无不包含着阴阳的对立统一。如：上部为阳，下部为阴。体表为阳，体内为阴。背为阳，腹为阴。外侧为阳，内侧为阴。皮肤在外为阳，筋骨在内为阴。六腑为阳，五脏为阴。五脏之间，心、肺为阳，肝、脾、肾为阴。具体到某一脏器还可继续再划分阴阳，如心有心阴、心阳之分，肾有肾阴、肾阳不同等。

### （二）说明人体的生理功能

人体的正常生命活动是阴阳双方保持着对立统一的协调关系的结果。阴阳双方相互为用使机体内环境具有的相对稳定性和对外环境的适应性，从而维持着人体正常的生理功能和健康。如果阴阳不能相互为用而分离，人体就要患病，甚至死亡。所以说：“阴平阳秘，精神乃治；阴阳离决，精气乃绝”。

### （三）说明人体的病理变化

中医把疾病的产生及其病理过程，看成是各种原因引起的机体内部阴阳偏盛或偏衰的过程，即阴阳失调。疾病的发生、发展取决于正气和邪气两方面因素的相互作用。正气是指整个机体对疾病的抵抗能力，邪气是指各种致病因素。二者均可用阴阳的属性来划分，用阴阳的消长失调来概括说明。正气包括阴液和阳气两部分；邪气也有阴邪和阳邪之分，如六淫致病因素中的寒、湿为阴邪，风、暑、热（火）、燥为阳邪。疾病的过程就是正邪斗争的过程，结果是引起机体的阴阳失调，概括起来主要有以下四类：

1. 阴阳偏盛（胜）

所谓阴阳偏盛，是指阴或阳任何一方高于正常水平、过于亢盛的病变。根据阴阳动态平衡的原理，一方太盛必然导致另一方的损伤。故有“阳盛则热，阴盛则寒”之说，即阳邪亢盛所致的疾病性质是热证，阴邪亢盛所致的疾病性质是寒证。

2. 阴阳偏衰

阴阳偏衰，是指阴虚或阳虚，使阴或阳某一方低于正常水平的病变。所谓“阳虚则寒，阴虚则热”是说由于人体的阳气不足，导致寒由内生；而人体的阴液不足，所致的疾病性质为（虚）热证。阴虚则热与阳虚则寒所形成的病证属虚证。

3. 阴阳互损

所谓阴阳互损即阴阳任何一方虚损到一定程度，都会导致另一方的不足。阳虚到一定程度时，不能化生阴液，出现阴虚的现象，称为“阳损及阴”；阴虚到一定程度时，不能化生、滋养阳气，出现阳虚的现象，称为“阴损及阳”。

4. 阴阳的转化

人体阴阳失调而出现的病理现象，还可在一定条件下，向着各自相反的方向转化。阴证可以转化为阳证，阳证可以转化为阴证。故《素问·阴阳应象大论》中指出：“重阴必阳，重阳必阴”，“重寒必热，重热必寒”。

### （四）用于疾病的诊断

人体产生疾病的本质是阴阳失调。因此，阴阳学说用于疾病的诊断，就是运用阴阳来归纳疾病的各种征象，概括说明病变的部位、性质及各种症候的属性，为中医辨证总的纲领。故《素问·阴阳应象大论》中说："善诊者，察色按脉，先别阴阳"。

### （五）用于疾病的治疗

由于疾病发生的本质是阴阳失调，所以中医治疗的基本原则是调整阴阳，补其不足、泻其有余，恢复阴阳的相对平衡。包括确定治疗原则、归纳药物性能和具体运用。

1. 确定治疗原则

（1）阴阳偏盛，损其有余：阴或阳的一方偏盛、亢奋，病理变化的关键是邪气盛，且尚未导致正气不足，此时属单纯的实证，故治疗时损其有余，也称"实者泻之"。

（2）阴阳偏衰，补其不足：阴或阳的一方虚损、不足，即病理变化的关键是正气虚，故治疗时补其不足，也称"虚则补之"。如果阴阳两虚，则应阴阳双补；若邪盛正虚，则应泻补兼施。

2. 归纳药物性能

药物有阴阳属性的区别。中医将药物的"四气""五味"和"升降浮沉"归纳为阴阳两种属性。

## 第三节　五行学说

五行学说属我国古代哲学的范畴。它认为宇宙间的一切事物都是由木、火、土、金、水五种物质所构成。事物的发展变化都是这五种物质不断运动和相互作用的结果。将这五种物质的属性和相互间的"生、克、乘、侮"规律，运用到中医学领域，阐述人体脏腑的生理、病理及其与外在环境的相互关系，从而指导临床诊断和治疗。

## 一、五行学说的主要内容

### （一）基本概念

五行学说是指自然界的一切事物都是由木、火、土、金、水五种物质构成的，并以这五种物质的特性为基础，对自然界的事物、现象加以抽象、归纳、推演，用以说明物质之间的相互滋生、相互制约，不断运动变化，从而促进事物发生、发展规律的学说。

### （二）五行的特性

水具有滋润、下行的特性，凡具有润泽、寒凉、向下特性的事物或现象归属于水；火具有炎热、向上的特性，凡具有温热、升腾特性的事物或现象归属于火；木具有伸展、能屈能伸的特性，凡具有升发、伸展、易动特性的事物或现象归属于木；金具有能柔能刚、变革、肃杀的特性，凡具有清静、沉降、变革、肃杀、收敛特性的事物或现象归属于金；土具有生长、生化的特性，凡具有长养、变化、承载特性的事物或现象归属于土。

### （三）事物的五行归类

五行学说对事物属性的归类推演，是以天人相应为指导思想，以五行为中心，将自然界的各种事物和现象以及人体的脏腑组织、生理现象、病理变化做了广泛的联系和研究，按照事物的不同性质、作用与形态，分别归属于木、火、土、金、水"五行"之中，借以阐述人体脏腑组织之间的生理、病理的复杂关系，以及人体与外界环境之间的相互关系。

1. 直接归类法

肝之性喜舒展而主升，故归属于木；心推动血液运行，温煦全身，故归于火；脾主运化，为机体提供营养物质，故归于土；肺主宣肃而喜清洁，故归于金；肾主水而司封藏，故归于水。

2. 间接推断演绎法

肝属木，肝与胆相表里，肝主筋，肝开窍于目，所以胆、筋、目等便随肝属木而被纳入木；心属火，心与小肠相表里，心主脉，心开窍于舌，故小肠、脉、舌等也被归于火等。

用五行的特性对事物属性进行归类，并不是说事物属性就是木、火、土、金、水本身。如木具有升发、伸展的特性，肝归属于木，是指肝具有疏通、舒展、调达、升发的特性，而且说明了肝与其他脏腑组织器官、情志及自然界多种事物或现象在属性上的某些内在的联系。

### （四）五行的生克乘侮关系

1. 相生

所谓“相生”，是指五行中某一行事物对另一行事物具有促进、助长和滋生的作用。五行相生的次序是：木生火，火生土，土生金，金生水，水生木。

2. 相克

相克也称“相胜”，是指五行中某一行事物对另一行事物具有抑制、约束、削弱等作用。次序是：木克土，土克水，水克火，火克金，金克木。

3. 相乘

相乘即乘虚侵袭，也就是相克太过，超越了正常的制约关系。如正常情况下木克土，它们维持着相对平衡状态，当木过度亢盛，或由于土本身不足，木因土虚而乘之，木对土的克制就会超过正常水平，二者间正常的制约关系遭到破坏。

4. 相侮

相侮即恃强凌弱之意。如正常情况下，金克木，当木过度亢盛，金不仅不能制约木，反而被木所克制；或由于金本身虚弱，木因其虚而反侮金。相侮的次序与相克相反。

## 二、五行学说在中医学中的应用

五行学说在中医学中不仅用于理论上的阐释，而且也具有指导临床诊疗工作的实际意义。

### （一）说明人体五脏的生理功能

木性曲直，枝叶条达，具有向上、向外、生长、舒展的特性；而肝喜条达舒畅，恶抑郁遏制，肝主疏泄，所以肝性属木。火性温热，其势炎上，具有蒸腾、炎热的气势；而心“禀阳气”，所以心性属火。土性敦厚，具有生化万物的特性；脾运化水谷，营养机体，所以说脾是气血生化的源泉，故脾性属土。金性清肃，收敛；而肺也具有清肃之性，肺气具有肃降功能，所以肺性属金。水性润下，有寒润、下行、闭藏的特性；而肾主闭藏，有藏精、主水等功能，所以肾性属水。

### （二）说明人体脏腑间的相互关系

五脏的功能是互相联系的。运用五行生克制化的理论可说明脏腑生理功能的内在联系。

1. 五脏相互滋生

肝藏血以济心之阴血，故肝生心（木生火）；心阳温煦有助脾之运化，故心生脾（火生土）；脾运化精微上输于肺，故脾生肺（土生金）；肺金清肃下行以助肾纳气、主水，故肺生肾（金生水）；肾藏精以滋养肝之阴血，故肾生肝（水生木）等。

2. 五脏相互制约

肝之疏泄可以疏达脾气，令其不致壅塞，以助脾之运化，故肝制约脾（木克土）；脾之健运可以防止肾水泛滥，故脾制约肾（土克水）；肾水滋润上乘可防心火之亢烈，故肾制约心（水克火）；心阳温煦可防止肺金清肃太过，故心制约肺（火克金）；肺的肃降可防止肝之升发太过，故肺制约肝（金克木）等。

### （三）说明人体脏腑间的病理影响

1. 相生（母子）关系的转变

包括“母病及子”和“子病犯母”两个方面。

（1）母病及子：如肾属水，肝属木，水能生木，故肾为母脏，肝为子脏，若肾病及肝，即是母病及子。

（2）子病犯母：又称“子盗母气”，是指疾病的传变从子脏传及母脏。如肝属木，心属火，木能生火，故肝为母脏，心为子脏。心病及肝，即是子病犯母。

2. 乘侮（相克）关系的转变

包括相乘和相侮（即反侮）两个方面。

（1）相乘是相克太过为病：一种是由于一方的力量过强，而致被克的一方受到过分克伐；另一种是由于被克的一方本身虚弱，不能承受对方的克伐，从而出现克伐太过的病理现象。如以木和土的相克关系而言，前者称为“木乘土”，后者称为“土虚木乘”。

（2）相侮即反克而致病：一种是由于一方太盛，不仅不受克己的一方所克制，而且对克己的一方进行反克；另一种是由于一方的虚弱，丧失克制对方的能力，反而受到被克一方的克制，从而也导致反克的病理现象。

### （四）指导疾病的诊断和治疗

当内脏病变导致功能紊乱和相互关系失调时，可以反映到体表相应的组织器官，出现色泽、声音、形态、脉象等多方面的异常变化。根据五行归属及生克乘侮变化规律对病情做出判断，并运用生克制化乘侮规律，指导临床治疗，通过调整脏腑间的相互关系达到控制疾病转变的目的。

## 第四节　气血津液学说

### 一、气

气是构成人体和维持人体生命活动最基本的物质。

#### （一）气的生成来源

先天之精气：是指肾中精气，来源于父母生殖之精。后天之精气：来源于饮食物，经脾胃化生之水谷精气和来源于自然界经肺吸入之清气。

#### （二）气的生理作用

气具有推动人体各脏腑组织器官生理功能的作用。气可促进精血、津液的化生，输布及其功能活动。

#### （三）气机

气机指气的运动。脏腑的气机规律：心气主降，肺气主宣发肃降，脾气主升，肝主升发，肾气主升，六腑都主降。气机失调的主要表现形式有气滞（郁）、气逆、气陷、气闭、气脱等。

#### （四）气的分类

（1）元气（原气）：元气是人体中最基本，最重要的根源于肾的气，其生成依赖于肾中精气所化生和水谷精气的充养，其分布形式是发源于肾，以三焦为通道，输布于全身。其主要生理功能：①推动人体生长发育和生殖。②促进和调节各脏腑、经络、组织生理功能活动。③决定体质强弱，具有抗病能力。

（2）宗气：宗气是指由肺吸入之清气和脾胃化生之水谷精气汇集于胸中结合而成。在一定程度上是心肺功能的代表。其分布积聚于胸中，贯注于心肺。向上出于肺，循喉咙而走息道，向下注入丹田，并注入足阳明之气街（相当于腹股沟部位）而下行于足，其贯入心者经心脏入脉，在胸中推动气血的运行。其主要生理功能：①走息道司呼吸。②贯心脉而行气血。③与人体视听言动等功能相关。

（3）营气：营气是行于脉中、具有营养作用之气。由于营气行于脉中化生为血，营气和血可分而不可离，故常称“营血”，营气和卫气相对而言。营气在脉中，卫气在脉外，在外者属阳，在内者属阴，故又称营阴。其生成主要由脾胃运化之水谷精气中的精纯柔和部分所化生，其主要功能是化生血液，营养全身。

（4）卫气：卫气是行于脉外之气，由脾胃化生水谷精气中剽疾滑利部分所化生。卫气行于脉外，白昼依赖体表手足三阳经脉，由头面部别行布散至肢端而不还流。夜晚从肾开始，依相克次序在五脏中运行。其主要生理功能：①护卫肌表抗御外邪。②启闭汗孔，调节体温。③温养脏腑，润养皮毛。④维持人体“昼精而夜瞑”的生理状态。

## 二、血

血是运行于脉中而循环流注于全身的富有营养和滋润作用的红色液体，是构成人体和维持人体生命活动的基本物质之一。其生成依赖于水谷精微化血，津液化血，精髓化血，与脾、胃、心、肝、肾密切相关。血行于脉中，运行于全身，环周不休，有节律的流动。心气充沛是维持血循的基本动力。肺朝百脉，助心行血和宗气的推动作用；肝主疏泄，促进血的运行和调节血量作用；脾主统血作用等是血循的基本条件。血的主要功能是润养和滋润全身，且血液是神志活动的主要物质基础。

## 三、津液

津液是人体一切正常水液的总称。在机体内除血液之外，其他所有的液体均属津液范畴，包括各脏腑组织的内在体液及其正常的分泌物。津液来源于饮食物。其生成、输布、排泄，与脾主运化水液，肾主水液，肺主通调水道，肝主疏泄，胃主纳腐，小肠分清别浊，大肠主津，膀胱贮藏津液，排泄小便，三焦的决渎功能等密切相关。其中与脾肺肾关系最为密切，而以肾最为重要。其排泄方式有汗、呼气、尿、粪。津液的生理功能：津液经孙络渗入血脉中化为血液滋润和濡养全身，通过排泄代谢废物而调节阴阳平衡，津液还是气之载体之一。

## 四、气血之间的关系

### （一）气对血的作用

气为血之帅，是气对血的生成循行中的主导作用而言，对气的生血、行血、摄血作用的概括。气能生血是指水谷精微是血液生成的主要物质来源。气化作用是血液生成的动力。气能行血是指气的推动和温煦作用是血循行的动力。气能摄血是指气的固摄作用具有防止血逸脉外的功能。

### （二）血对气的作用

血为气之母，是指血为气的物质基础和依附根源而言，是血能载气，血能养气的概括。血能载气是指血为气的载体，气依附于血，才不致浮散脱失，血能养气是指血不断为脏腑组织功能活动提供营养，血足则气充。

## 五、津血之间的关系

津血关系主要表现在津血同源，即同源于水谷精微，主要依赖于脾胃功能活动所化生，津和血之间可以互相转化。

## 六、气与津液的关系

气与津液的关系主要表现在气能生津，气能推动和激发脾胃功能，有助于脾胃运化水谷精微，津液源于水谷精气，故气是津液生成的物质基础和动力。气能行津，指气的运动变化是津液输布排泄的动力。气能摄津，是指气的固摄作用控制着津液的排泄。

# 第五节　藏象学说

藏象学说是通过对人体的生理、病理现象的观察，研究人体脏腑等的生理功能、病理变化及其相互关系的学说。

## 一、内脏的分类及区别

内脏的分类及其区别（表 1–1）。

表 1–1　内脏的分类及其区别

| 类别 | 内容 | 生理功能特点 | 形态特点 |
|---|---|---|---|
| 五脏 | 心，肝，脾，肺，肾 | 藏精化气生神<br>藏精气而不泻<br>满而不能实 | 主要为实体性器官 |
| 六腑 | 胆，胃，大肠，小肠，膀胱，三焦，心包络 | 传化物而不藏<br>实而不能满<br>以通降为用 | 多为管腔性器官 |
| 奇恒之府 | 脑，髓，骨，脉，胆，女子胞（精室） | 藏精气而不泻，<br>不传化物。<br>除胆外，无表里关系。<br>除胆外，无阴阳五行配属关系 | 形态中空有腔<br>相对密闭 |

## 二、五脏

### （一）心的主要生理功能及病理表现

（1）心主血脉：是指心气推动血液在脉中运行，流注全身，发挥营养和滋润作用。心主血脉的前提条件是心行血，指心气维持心脏的正常搏动，推动血液在脉中运行；心生血，是指心火将水谷精微“化赤”生血；心主脉，是指脉道的通畅，血液在脉中的正常运行，形成脉象。心主血脉的生理表现，主要从以下四个方面观察。面色红黄隐隐，红润光泽；舌质淡红；脉象和缓有力，节律均匀，一息四至；虚里搏动（指心尖）和缓有力，节律均匀，其动应手。其病理表现：心气虚，心血虚，血脉空虚可导致心悸不安，面色苍白或萎黄，舌质淡白，脉细弱微，虚里心悸不安；心血瘀，心血阻滞，可出现心绞痛症状，面色灰暗，唇青舌紫，脉结、代、促、涩，虚里闷痛。

（2）心藏神：主要是指心具有主宰人体五脏六腑，形体官窍的一切生理活动和人体精神意识思维活动的功能。而精神意识思维活动主要体现在五神，即神、魂、魄、意、志。五志，即喜、怒、忧、思、悲。五神五志又分属五脏，但主宰是心。中医学中有心（属五脏）和脑（属奇恒之府）等概念，但以心概脑。心主神志的生理表现，主要是精神饱满，反应灵敏。其病理表现有：①心不藏神：反应迟钝，健忘，神志亢奋，烦躁不安，失眠，谵语多梦。②神志衰弱：神志不和，萎靡不振；神志错乱和癫狂等，后者属现代医学重型精神病范畴。

### （二）肺的主要生理功能和病理表现

（1）肺主宣发：指肺气向上升宣，向外布散。其生理作用如下：①通过呼吸运动，排除人体内浊气。②通过人体经脉气血运行，布散由脾转输而来的水谷精微，津液于全身，内至五脏六腑，外达肌腠皮毛。③宣发卫气，调节腠理开合，排泄汗液，并发挥抗邪作用。病理表现为肺失宣发：恶寒发热、自汗或无汗、胸闷、咳喘、鼻塞、流清涕，属现代医学上感范畴。

（2）肺主肃降：指肺气向下通降或使呼吸道保持洁净。其生理作用：①通过呼吸运动，吸入自然界清气。②通过经脉气血运行，将肺吸入清气和由脾而来的水谷精微，津液下行布散。③通过咳嗽等反射性保护作用，肃清呼吸道内过多的分泌物. 以保持其清洁。其病理表现：肺气上逆，肺失肃降，胸闷，咳喘。

（3）肺主气，司呼吸：肺主气指肺具有主持呼吸之气，一身之气的功能概括。肺司呼吸，指肺具有呼浊吸清，实现机体内外气体交换的功能。其生理作用如下。①吸入自然界的清气，促进人体气的生成，营养全身。②呼出体内浊气。排泄体内废物，调节阴阳平衡。③调节人体气机的升降出入运动。其病理表现：胸闷，咳喘，呼吸不利，呼吸微弱。

（4）肺主通调水道：指肺主宣发肃降功能对体内水液的输布排泄起着疏通和调节作用。水道指人体内水液运行的通道。肺主通调水道其生理作用主要是调节体内水液代谢的平衡。机制主要是肺主宣发使津液向外，向上散布，濡养脏腑、器官、腠理、皮毛，呼浊和排汗，将部分水分和废物排出人体外。肺主肃降，使津液下行布散，濡养人体，使代谢后水液下行布散至膀胱，通过膀胱的气化作用生成尿液。其病理表现：肺通调失职可出现痰饮水肿。

（5）肺朝百脉，助心行血：肺朝百脉指全身血液通过经脉聚会于肺并进行气体交换，再输布于全身。肺气宣发肃降具有协助心脏、助心行血、促进血液运动的作用。其病理表现：肺气虚，血脉瘀滞，肺气宣降失调，胸闷，心悸，咳喘，唇青舌紫。

（6）肺主治节：指肺具有协助心脏对机体各个脏腑组织器官生理活动的治理调节作用，是肺的生理功能的概括。

### （三）脾的主要生理功能和病理表现

（1）脾主运化水谷：指脾对饮食物的消化，化为水谷精气，以及对其的吸收、转输和散精作用。其生理机制：①脾协助胃消磨水谷。②脾协助胃和小肠把饮食物化为水谷精微。③吸收水谷精微转输到心肺，经肺气宣发肃降而布散全身经脉、气血运行布散全身。病理表现：主要表现为纳差，腹胀，便溏，四肢倦怠无力，少气懒言，面色萎黄，舌质淡白。

（2）脾主运化水液：指脾对水液的吸收、转输、布散作用。其生理机制：①脾吸收津液。②将津液转输到肺，通过肺的宣降而布散全身，起濡养作用，转输到肾，膀胱，经膀胱的气化作用而形成尿液。病理表现主要是脾虚失运而致水液停滞，表现内湿，痰饮，水肿，带下，泄泻。

（3）脾主升清：指脾具有将水谷精微等营养物质吸收并上输入心肺头目，化生气血以营养全身的功能。其病理表现：①升清不及可出现眩晕，腹胀，便溏，气虚的表现。②中气下陷，腹部胀坠，内脏下垂，如胃下垂，脱肛，子宫下垂等。

（4）脾主统血：指脾有统摄血液在脉内运行，不使其逸出脉外的作用。其病理表现，脾不统血表现有脾气虚，出血，崩漏，尿血，便血，皮下出血等。

### （四）肝的主要生理功能及病理表现

（1）肝主藏血：指肝具有贮藏血液、调节血量、防止出血的生理功能。其病理表现：①机体失养：如头目失养，视力模糊，夜盲，目干涩，眩晕；筋脉失养：肢体拘急，麻木，屈伸不利；胞宫失养：月经后期，量少，闭经，色淡，清稀。②血证：肝血虚，肝火旺盛，热迫血行。③肝肾阴虚：肝阳上亢，阳亢生风，眩晕，上重下轻，头胀痛，四肢麻木。④月经过多，崩漏。

（2）肝主疏泄：指肝具有疏通、宣泄、升发、调畅气机等综合生理功能。其病理表现：疏泄不及：气郁，气滞，胸胁、乳房、少腹胀痛。疏泄太过：气逆，面红目赤，心烦易怒，头目胀痛。气滞则血瘀，胸胁刺痛，痛经，闭经。气滞则水停，鼓胀水肿。肝失疏泄还可引起肝脾不调、肝胃不和致腹胀，恶心，呕吐，嗳气，反酸。肝胆气郁则口苦，恶心，呕吐，黄疸等。肝气郁结：闷闷不乐，多疑善虑，喜太息。肝气上逆：情志亢奋，急躁易怒，失眠多梦。肝失疏泄可引起气血不和，冲任失调，经带胎产异常，不孕不育。

### （五）肾的主要生理功能及病理表现

（1）肾藏精：是指肾具有封藏精气、促进人体生长发育和生殖功能，以及调节机体的代谢和生殖活动的作用。

肾精包括先天之精和后天之精。先天之精指禀受于父母的生殖之精，后天之精即水谷精微和脏腑之精，二者之间的关系是后天之精依赖于先天之精活力资助，才能不断化生，先天之精依赖于后天之精的培育充养。肾精可化生肾气，肾气有助于封藏肾精。肾中精气按其功能类别可划分为肾阴、肾阳。肾阴是指肾中精气对各脏腑组织器官起滋养濡润作用的生理效应。肾阳指肾中精气对各脏腑组织器官起推动温煦作用的生理效应。其病理表现：①肾中精气不足，可导致生长发育障碍，生殖繁衍能力减弱，发生某些遗传性或先天性疾病。②肾阴阳失调，肾阳虚可致虚寒证，肾阴虚可致虚热证。

（2）肾主水液：指肾主持和调节人体的水液代谢平衡。人体代谢水液经三焦下行归肾，肾将含废物成分多的水液下注膀胱。通过肾及膀胱气化作用而排出体外，以维持体内水液代谢的平衡。其病理表现：肾（阳）气虚（肾气不化）可致气化失常，导致水液代谢障碍，津液停滞，尿少，痰饮水肿，癃闭；津液流失（肾气不固），尿频，尿多。

（3）肾主纳气：指肾具有摄纳肺所吸入的清气，以防止呼吸表浅的作用。病理表现：呼吸表浅微弱，呼多吸少，动辄气喘。

## 三、六腑

### （一）胆的生理功能

（1）藏泄精汁助消化。

（2）主决断，指胆在精神意识活动中具有准确判断做出决定的作用。

### （二）胃的生理功能

（1）主受纳，腐熟水谷：指胃具有接受容纳饮食物，消化饮食物成为食糜，吸收水谷精微和津液的功能。

（2）胃主通降，以通降为和：指胃气下行降浊特点而言，主要是指胃受纳水谷并将食糜下传入小肠的作用，同时也概括了胃气协助小肠将食物残渣下传入大肠协助大肠传化糟粕的功能。

### （三）小肠的生理功能

（1）主受盛化物：指小肠具有接受由胃下降的食糜并将其进一步消化，化为水谷精微的功能。

（2）主分清别浊：指小肠将食糜进一步分别为水谷精微，津液和食物残渣，剩余水分的功能。

### （四）大肠的生理功能

主传化糟粕，具有接受食物残渣，吸收水分，将食物残渣化为粪便，排出大便的功能。

### （五）膀胱的主要生理功能

膀胱的主要生理功能是贮藏津液排泄小便。

### （六）三焦的概念及生理功能

三焦的概念其一是指脏腑的外围组织，是分布于胸腹腔的大腑，又称孤腑，其主要功能是：①通行元气：元气通过三焦而至五脏六腑，推动和激发各脏腑生理功能活动。②决渎行水：具有疏通水道，通行水液的功能，是水液、津液运行输布的道路。

三焦的概念其二是指人体上中下三个部位及其相应脏腑功能的概括，上焦指横膈以上，即心、肺、心包络、头面部、上肢。中焦指横膈以下脐以上，包括脾、胃、肝脏等。下焦指脐以下，包括肝、肾、大小肠、膀胱、精室、女子胞、下肢。其中肝按功能特点可划归下焦，按部位分类划归中焦。三焦的主要生理功能：“上焦如雾”，指上焦心肺布散全身津液，营养周身的作用，如同雾露弥散一样。“中焦如沤”，是指中焦脾胃消化饮食物，吸收水谷精微，津液的作用，如同酿酒一样。“下焦如渎”，是指胃、大肠、小肠，膀胱传导糟粕，排泄废物作用，如同沟渠必须疏通流畅。

## 四、脏与脏之间的关系

### （一）心和肺

心和肺主要表现在气血互根互用。肺主气司呼吸，生成宗气，主宣降，肺朝百脉，助心行血，促进心主血脉的生理功能。心行血，肺脏得养，血为清气载体而布散全身，促进肺主宣降的生理功能。

### （二）心和脾

心和脾主要表现在血液的化生、运行上的相辅相成。脾运化水谷精微，则心血充盈。心脏化赤生血，则脾得血养。脾主统血，防止血逸脉外，心气维持心脏的正常搏动，推动血行脉中。

### （三）心和肝

心和肝主要反映在血液运行，精神活动的相辅相成。心气维持心脏的正常活动；肝主疏泄则气机条畅，促进血液运行，肝主藏血，调节人体部分血量，有助于血液的正常运行。在精神活动方面，心藏神，产生和主宰人的精神活动，调节人体脏腑生理功能，肝主疏泄，调畅人的精神情志活动，肝藏魂，主谋虑。

### （四）心和肾

心和肾主要表现在心肾相交。肾阴上济于心，以滋心阴，则心火不亢，心火下降于肾，以温肾阳，则肾水不寒。

### （五）肺与脾

肺与脾主要表现在气的生成，津液输布代谢的协同作用。脾为生气之源，脾主运化水谷精微功能旺盛，则水谷精气来源充足。肺为主气之枢，肺在自然界中吸入清气和脾主运化水谷精气，合称宗气。肺的宣降作用推动全身气血正常运行。在代谢方面，脾主运化水液，上输布于肺，经肺的宣降而输布全身，肺主宣降，通调水道，防止内湿痰饮。

### （六）肺与肝

肺与肝主要表现在气机升降协调，气血运行的协同作用。肺主肃降，肝主升发，升降相因，则气机协调，肺朝百脉助心行血，促进气血运行，肝主疏泄，气机条畅，促进血液运行，肝主藏血，调节血量，有助于血液的正常运行。

### （七）肺与肾

肺与肾主要表现在水液代谢，呼吸运动。脏阴互资的协同作用。肾主水液，升清降浊，肺主宣发肃降，通调水道，维持水液代谢平衡。肺司呼吸，肺主气，肾主纳气，摄纳肺从自然界吸入之清气，防止呼吸表浅，肾阴是一身阴液之根本，肾阴充养肺阴，肺主肃降下输清气，水谷精气，滋养肾阴。

### （八）肝与脾

肝与脾主要表现在对饮食物消化。血液的生成运行方面的协同作用：“土得木而达”，脾属土，肝属木，肝主疏泄，气机条畅，促进脾纳腐运化，促进脾升胃降，疏泄胆汁，进入小肠，有助消化。“木赖土以培之”，脾胃功能健旺，气血生化有源，促进肝藏血，藏魂。脾主运化水谷精微，气血生成有源，肝主疏泄，气机条畅，促进血液运行，肝主藏血，调节血量。脾主统血，防止血逸脉外。

### （九）肝与肾

肝与肾主要表现在肝肾同源。肝藏血，肾藏精，精血同源于水谷精微，且精血互化。

### （十）脾与肾

脾与肾主要表现在水液代谢中的协同作用（见前述）和先后天的资生促进作用。肾阳温煦脾阳，脾运化水谷精微充养肾精。

由于六腑是以传化物为其生理特点，故六腑之间的相互关系主要体现于饮食物的消化吸收和排泄过程中的相互联系和密切配合。

五脏与六腑之间的关系，实际上就是阴阳表里的关系，由于脏属阴，腑属阳，脏为里，腑为表，一脏一腑，一阴一阳，一里一表，相互配合，并有经脉相互络属，从而构成脏腑之间的密切联系。

# 第六节　经络学说

经络是经脉和络脉的总称，是人体运行全身气血，联络脏腑形体官窍，沟通上下内外的通道。经络学说是研究人体经络系统的组织结构，生理功能，病理变化及其与脏腑形体官窍，气血津液等相互关系的学说，是中医理论体系的重要组成部分。

## 一、经络系统

经脉是人体气血循行的主要通道，经脉包括十二正经，奇经八脉和十二经别。经脉有固定的循行路线，且循行部位一般较深，多纵行分布于人体上下。十二正经包括手、足三阴经和手、足三阳经。奇经包括督脉、任脉、冲脉、带脉、阴跷脉、阳跷脉、阴维脉、阳维脉。十二经别是十二经脉的较大分支，起于四肢，循行于脏腑深部，上出于颈项浅部。

络脉也是经脉的分支，但多无一定的循行路径，纵横交错，网络全身，多布于人体浅表。络脉有别络、浮络和孙络之分，其中别络的主要功能是加强相为表里的两条经脉之间在体表的联系。

经脉外连经筋和皮部，经脉络脉内络属脏腑，联系全身的组织、器官，散布于体表各处，同时深入体内，连属各个脏腑。经络的基本生理功能是运行全身气血，营养脏腑组织，联络脏腑器官，沟通上下内外，感应传导信息，调节功能平衡。

## 二、十二经脉

### （一）经脉的命名与分布

经脉的命名主要是根据阴阳、手足、脏腑三个方面而定的。人体各部位按阴阳分类，脏为阴，腑为阳，内侧为阴，外侧为阳，手经循于上肢，足经循于下肢。阴经属脏，循行于四肢内侧. 阳经属腑，循行于四肢外侧。

十二经脉命名及分布规律见表 1-2。

**表 1-2　十二经脉命名及分布规律**

| | | | （前） | （中） | （后） |
|---|---|---|---|---|---|
| | 阴经 | 手 | 肺 | 心包 | 心 |
| | | （内侧） | 太阴 | 厥阴 | 少阴 |
| | | 足 | 脾 | 肝 | 肾 |
| 十二经脉 | | | | | |
| | | 手 | 大肠 | 三焦 | 小肠 |
| | 阳经 | （外侧） | 阳明 | 少阳 | 太阳 |
| | | 足 | 胃 | 胆 | 膀胱 |

### （二）走向规律

手之三阴，从胸走手；手之三阳，从手走头；足之三阳，从头走足；足之三阴，从足走腹胸。阴经向上，阳经向下。

### （三）交接规律

阴阳经交于四肢末端，阳经交于头面部，阴经交于内脏，即手三阴经与手三阳经交于上肢末端，手三阳经与足三阳经交于头面部，足三阳经与足三阴经交于下肢末端，足三阴经与手三阴经交于内脏。

### （四）表里关系

表里关系主要与脏腑的属络有关，如手太阴肺经，属肺络大肠，手阳明大肠经，属大肠络肺，其特点是四肢内外侧相对的两条经互为表里。如手太阴肺经分布于上肢内侧前部，手阳明大肠经分布于上肢外侧前部。

### （五）流注次序

手太阴肺经食指端，手阳明大肠经鼻翼旁，足阳明胃经足大趾端，足太阴脾经心中，手少阴心经小指端，手太阳小肠经目内眦，足太阳膀胱经足小指端，足少阴肾经胸中，手厥阴心包经无名指端，手少阳三焦经目外眦，足少阳胆经足大趾，足厥阴肝经肺中交于手太阴肺经。

## 三、奇经八脉

奇经八脉是督、任、冲、带、阴跷、阳跷、阴维、阳维脉的总称。其主要功能是加强十二经脉之间的联系，调节十二经脉气血，参与调节肝、肾、女子胞、脑、髓等重要脏器生理功能。其中督脉为阳脉之海，总督一身之阳经。任脉为阴脉之海，总督一身之阴经。冲脉为血海，调节十二经脉气血。

# 第二章

# 中医辨证论治

## 第一节　病因

病因是指能影响和破坏人体阴阳相对平衡协调状态，导致疾病发生的各种原因，又称致病因素。病因学说是研究致病因素的致病性质和特点，以及引起疾病后的典型临床表现的学说。病因学说的特点是辨证求因和审因论治。

在中医学术发展过程中，历代医家从不同的角度，对病因提出了不同的分类方法。

“淫生六疾”。秦国名医医和提出的“六气致病”说，被称为病因理论的创始。如《左传·昭公六年》：“六气，曰阴、阳、风、雨、晦、明也……阴淫寒疾，阳淫热疾，风淫末疾，雨淫腹疾，晦淫惑疾，明淫心疾。”

阴阳分类。《内经》以阴阳为总纲，对病因进行分类。《素问·调经论》：“夫邪之生也，或生于阴，或生于阳。其生于阳者，得之风雨寒暑；其生于阴者，得之饮食居处，阴阳喜怒。”《内经》将病因明确分为阴阳两大类，将来自于自然界气候异常变化，多伤人外部肌表的，归属于阳；将饮食不节，居处失宜，起居无常，房事失度，情志过极，多伤人内在脏腑精气的，归属于阴。

三种致病途径。东汉时期张仲景以外感六淫为病因，脏腑经络分内外，将病因与发病途径相结合进行研究。《金匮要略·脏腑经络先后病脉证》：“千般灾难，不越三条：一者，经络受邪入脏腑，为内所因也；二者，四肢九窍，血脉相传，壅塞不通，为外所中也；三者，房室、金刃、虫兽所伤。以此详之，病由都尽。”张仲景的病因分类法，对后世影响极大，并沿用了相当长的时间。如晋代葛洪《肘后备急方·三因论》：“一为内疾，二为外发，三为它犯。”

三因分类。宋代陈无择在《金匮要略》的基础上明确提出了“三因学说”。认为六淫邪气侵犯为外所因，七情所伤为内所因，饮食劳倦、跌仆金刃及虫兽所伤等为不内外因。由于陈氏比较全面地概括了各种致病因素，分类也比较合理，故对宋以后的病因研究起到了很大的推动作用。《三因极一病证方论》：“六淫，天之常气，冒之则先自经络流入，内合于脏腑，为外所因；七情，人之常性，动之则先自脏腑郁发，外形于肢体，为内所因；其如饮食饥饱，叫呼伤气，尽神度量，疲极筋力，阴阳违逆，乃至虎狼毒虫，金疮踒折，疰忤附着，畏压溢溺，有悖常理，为不内外因。”

致病因素多种多样，诸如气候异常、戾气传染、七情内伤、饮食失宜、劳逸失度、持重努伤、跌仆金刃、外伤及虫兽所伤等，均可成为病因而导致疾病的发生。

在疾病发展过程中，原因和结果是相互作用的，某一病理阶段中的结果，可能会成为下一个阶段的致病因素，即病理产物可成为病因，如痰饮、瘀血是脏腑气血机能失调所形成的病理产物，当其形成后，又可导致新的病理变化而成为新的病因。

# 一、六淫

## （一）六淫的基本概念

1. 六淫

六淫是指风、寒、暑、湿、燥、火六种外感性致病因素的总称。“淫”，有太过和浸淫之意。六淫可以理解为六气太过，或是令人发病的六气。六淫之名，首见于《三因极一病证方论》，可能是由医和的“淫生六疾”和《素问·至真要大论》的“风淫于内”“热淫于内”“湿淫于内”“火淫于内”“燥淫于内”“寒淫于内”概括而来。

2. 六气

六气是指风、寒、暑、湿、燥、火六种正常的气候变化。《素问·至真要大论》的“六气分治”，是指一岁之内，六气分治于四时。六气是万物生长变化的最基本条件，也是人体赖以生存的必要条件。六气对人体是无害的，六气一般不致病。《素问·宝命全形论》：“人以天地之气生，四时之法成。”

3. 六气转化为六淫的条件

六气异常变化：六气太过或不及，六气变化过于急骤，非其时而有其气，或“至而不至”，或“至而太过”，或“至而不及”等。正气不足：六气异常，若逢人体正气不足，抵抗力下降，就会侵犯人体，引起疾病发生而成为致病因素。

## （二）六淫致病的共同特点

（1）六淫致病多与季节气候和居处环境有关。六淫为六气的太过或不及，而六气变化，有一定的季节性，所以，六淫致病与季节有关。如春季多风病，夏季多暑病，长夏多湿病，秋季多燥病，冬季多寒病。因六淫致病与时令气候变化有关，故又称“时令病”。此外，久居湿地或长期水中作业，则易患湿病；而长期高温环境下作业，则易患燥热或火邪为病。

（2）六淫邪气既可单独侵袭人体而致病，也可两种或两种以上共同侵犯人体而致病。如风寒感冒、湿热泄泻、暑湿感冒等为两种邪气共同致病，痹证则为风寒湿三邪相并侵犯人体而致病。

（3）六淫邪气侵犯人体后，病证的性质可随病情的发展和体质的不同，而发生转化。如病情发展，寒邪入里化热，湿郁化火，暑湿日久化燥伤阴等。而体质不同，病性也可从阳化热，或从阴化寒。

（4）六淫邪气侵犯人体的途径为肌表或口鼻，因邪从外来，多形成外感病，故六淫又有“外感六淫”之称。

## （三）六淫邪气各自的性质和致病特点

1. 风

风虽为春季主气，但四季皆可有风，故风邪引起的疾病虽以春季为多，但其他季节亦均可发生。

风邪的性质和致病特点如下：

（1）风为阳邪，其性开泄，易袭阳位：风性主动，具有升发向上的特性，所以风属于阳邪。其性开泄，是指风邪侵犯人体，留滞体内，易引起腠理疏泄开张，表现出汗出恶风的症状。阳位是指头面部，因风邪具有升发向上的特性，所以风邪侵袭，常伤及人体的头面部，出现头昏头沉、鼻塞流涕、咽痒咳嗽等症状。

《素问·风论》：“风气藏于皮肤之间，内不得通，外不得泄。腠理开则洒然寒，闭则热而闷。”《素问·太阴阳明论》：“故犯贼风虚邪者，阳先受之”，“伤于风者，上先受之”。

（2）风性善行而数变：“善行”，是指风邪致病具有病位游移、行无定处的特性。例如，风邪偏盛所致的痹证，以游走性关节疼痛，痛无定处为特点，风邪为主引起的痹证又称为“行痹”或“风痹”。“数变”，是指风邪致病具有变幻无常和发病迅速的特性，如风疹就有皮肤红瘢发无定处，此起彼伏，瘙痒难忍的特点。另外，由风邪所致的外感疾病，一般也多有发病急、传变快的特点。

《素问·风论》：“风者，善行而数变。”《景岳全书·卷十二》：“风气胜者为行痹。盖风者善行而数变，故其为痹，则走注历节，无有定所，是为行痹，此阳邪也。”

（3）风为百病之长：是指风邪为六淫病邪中最主要和最常见的致病因素。寒、暑、湿、燥、火诸邪多依附于风而侵犯人体，风邪为外邪致病的先导。另外，风邪致病可以全兼其他五邪，如兼寒为风寒，兼暑为暑风，兼湿为风湿，兼燥为风燥，兼火为风火，而其他五邪则不可全兼。

《素问·风论》："风者，百病之长也。至其变化，乃为他病也。无常方，然致有风气也。"

《临证指南医案·卷五》："盖六气之中，惟风能全兼五邪，如兼寒日风寒，兼暑日暑风，兼湿日风湿，兼燥日风燥，兼火日风火。盖因风能鼓荡此五气而伤人，故日百病之长也。其余五气，则不能互相全兼。"

2. 寒

寒为冬季主气，寒邪致病多见于严冬。但盛夏之时人们贪凉饮冷，所以也容易受到寒邪侵袭。

寒邪为病有内寒与外寒之分。

内寒是指阳气不足，温煦功能减退，寒由内生的病理变化。外寒指寒邪侵犯人体，寒从外来的病理变化。外寒又分为伤寒和中寒。伤寒是指寒邪损伤肌表，郁遏卫阳的病理变化；中寒是指寒邪直接侵犯脏腑，伤及脏腑阳气的病理变化。

外寒与内寒既有区别，又有联系。阳虚内寒之体，容易感受外寒；而外来寒邪侵入机体，日久不散，又能损伤阳气，导致内寒。

寒邪的性质及致病特点如下：

（1）寒为阴邪，易伤阳气：寒为自然界阴气盛的表现，故其性属阴。阴阳之间存在着对立制约的关系，若阴阳处于正常状态，能够相互制约，则机体阴阳平衡。

若阴寒偏盛，对阳气的制约加强，就会损伤阳气，引起阳气不足。故《素问·阴阳应象大论》说"阴胜则阳病"。例如，外寒侵袭肌表，卫阳被遏，就会出现恶寒；寒邪直中脾胃，损伤脾胃阳气，就会出现脘腹冷痛，呕吐，腹泻等症；若心肾阳虚，寒邪直中少阴，就会出现恶寒，手足厥冷，下利清谷，小便清长，精神萎靡，脉微细等症。

（2）寒性凝滞：凝滞，凝结、阻滞之意。气血津液之所以能运行不息，通畅无阻，全赖一身阳和之气的温煦推动。阴寒之邪侵袭人体，损伤阳气，就会影响气血运行，导致气血阻滞不通，不通则痛，故寒邪伤人多见疼痛症状。例如，寒邪偏盛所致的痹证，以关节剧烈疼痛为特点，寒邪为主引起的痹证又称为"痛痹""寒痹"。

《素问·痹论》："寒气胜者为痛痹。"寒邪侵犯肌表会出现全身疼痛，寒邪直中脾胃会出现脘腹冷痛。

《素问·举痛论》："经脉流行不止，环周不休。寒气入经而稽迟，泣（通涩）而不行，客于脉外则血少，客于脉中则气不通，故卒然而痛。"《素问·痹论》："痛者，寒气多也，有寒故痛也。"

（3）寒性收引：收引，收缩牵引之意。寒性收引是指寒邪侵袭人体，会引起气机收敛，腠理、经络、筋脉收缩挛急。

《素问·举痛论》："寒则气收。"例如，寒邪侵袭肌表，腠理闭塞，卫阳被遏不得宣泄，就会出现无汗发热；寒客血脉，则气血凝滞，血脉挛缩，可见头身疼痛，脉紧；寒客经络关节，经脉拘急收引，则可使肢体屈伸不利，或冷厥不仁。

3. 暑

暑为夏季的主气，为火热之气所化。《素问·五运行大论》："在天为热，在地为火，其性为暑。"

暑邪致病有明显的季节性，《素问·热论》："先夏至日者为病温，后夏至日者为病暑。"

暑邪的性质及致病特点如下：

（1）暑为阳邪，其性炎热：暑为火热之气所化，具有酷热之性，火热属阳，故暑为阳邪。炎热是指温热上炎，所以暑邪伤人，多出现一系列阳热症状，如壮热、脉象洪大等。暑邪上扰于面，出现面赤；扰乱心神，出现心烦，甚则神昏。

（2）暑性升散，耗气伤津：暑为阳邪，阳性升发，暑邪侵犯人体，直入气分，可致腠理开泄，迫津外泄，所以暑邪侵犯人体可引起大汗出。汗为津液所化，汗出过多，则耗伤津液，津液亏损，可出现口渴喜饮、尿赤短少等。由于津能载气，在大量汗出的同时，气随汗泄，引起气虚，可出现气短乏力、声低懒言等。

（3）暑多夹湿：是指暑邪侵犯人体容易兼夹湿邪。盛夏之季，气候炎热，雨水较多，热蒸湿动，湿邪弥漫，故暑邪为病，常兼夹湿邪侵犯人体。其临床表现，除发热，心烦，口渴喜饮等暑邪致病的症状外，常兼见四肢困倦，胸闷呕恶，脘痞腹胀，大便溏泻不爽等湿阻症状。

4. 湿

湿为长夏主气。夏秋之交，阳热下降，水气上腾，氤氲熏蒸，潮湿弥漫，故湿邪致病多见于长夏季节。另外，久居湿地、涉水淋雨或长期水下作业，也易罹患湿病。

湿邪为病，有内湿与外湿之分。内湿是指脾失健运，水湿停聚，湿由内生所形成的病理变化。外湿则多由气候潮湿，居处潮湿，湿邪侵袭人体，湿从外来所致的病理变化。

外湿和内湿虽有不同，但在发病过程中常相互影响。伤于外湿，湿邪困脾，健运失职则易形成内湿；而脾阳虚损，水湿不化，也易招致外湿的侵袭。

湿邪的性质及致病特点如下：

（1）湿为阴邪，易阻遏气机，损伤阳气：湿性类水，水为阴之征兆，故湿为阴邪。湿为有形之邪，侵及人体，留滞于脏腑经络，最易阻遏气机，使气机升降失常，经络阻滞不畅。湿邪侵犯人体，弥漫三焦。上焦气机不畅，可出现胸闷不适；中焦气机不畅，则见恶心呕吐，脘痞腹胀；下焦气机不畅，则见小便短涩，大便不爽等。由于湿为阴邪，阴胜则阳病，故其侵犯人体，最易损伤阳气。脾为阴土，喜燥而恶湿，故湿邪外感，留滞体内，常先困脾，而使脾阳不振，运化无权，水湿停聚，发为腹泻、尿少、水肿、腹水等。

（2）湿性重浊：重，沉重或重着之意。湿性重是指湿邪侵犯人体，可引起带有沉重感的症状。如头重如裹，周身困重，四肢酸懒沉重等。湿邪偏盛所致的痹证，以关节疼痛重着为特点，湿邪为主引起的痹证又称为“着痹”或“湿痹”。浊，秽浊或混浊之意。湿性浊是指湿病患者的分泌物、排泄物多秽浊不清。如面垢眵多、大便溏泻、下痢黏液脓血、小便浑浊、妇女白带过多、湿疹浸淫流水等。

（3）湿性黏滞：黏滞，即黏腻停滞。湿性黏滞，主要表现在两个方面：一是指湿病患者分泌物、排泄物的排出多黏滞不爽，如小便不畅，大便不爽等。二是指湿邪为病多缠绵难愈，病程较长或反复发作，如湿痹、湿疹、湿温等。

（4）湿性趋下，易袭阴位：阴位是指二阴和下肢。湿性类水，水曰润下，湿邪有趋下的特性，故湿邪为病多见下部的症状。如淋浊、带下、泻痢等病证，多由湿邪下注所致。

5. 燥

燥为秋季主气。秋气当令，天气敛肃，空气中缺乏水分濡瞤，因而出现秋凉而劲急干燥的气候。

由于燥邪兼夹的邪气不同，所以燥病有温燥、凉燥之分。初秋之时，有夏末之余热，燥与温热相合侵犯人体，则多见温燥病证；深秋之季，有近冬之寒气，燥与寒邪相合侵犯人体，故多见凉燥病证。

燥邪的性质及致病特点如下：

（1）燥性干涩，易伤津液：燥邪为干涩之邪，故外感燥邪最易耗伤人体的津液，造成阴津亏虚的病变。津液受损，滋瞤濡养功能减退，肌表孔窍失养，可见口鼻干燥，咽干口渴，皮肤干涩，毛发不荣，小便短少，大便干结等症。

（2）燥易伤肺：肺外合皮毛，开窍于鼻；肺为娇脏，喜瞤而恶燥。燥邪伤人，多从口鼻而入，燥与肺又同属金令，故燥邪袭人最易伤及肺脏，出现干咳少痰，或痰液胶黏难咯，或痰中带血，以及喘息胸痛等症。

6. 火

火、热、温三者均为阳盛所生，故火热温经常并称。

火、热、温性质相同，程度有别。热为温之渐，火为热之极；热多属外淫，如风热、暑热、湿热之类；火多由内生，如心火上炎、肝火亢盛、胃火上炎之类。火热为病亦有内外之分，属外感者，多是直接感受温热邪气之侵袭；属内生者，多由脏腑阴阳气血失调，阳气亢盛而成。

火热邪气的性质和致病特点如下：

（1）火热为阳邪，其性炎上：火热之性，燔灼焚焰，升腾向上，故属于阳邪。火热伤人，多见高热、恶热、汗出、脉洪数等症。因其炎上，故火热阳邪常可上炎扰乱神明，出现心烦失眠，狂躁妄动，神昏谵语等症。火热病证，也多表现在人体的头面部位，如心火上炎出现口舌生疮，肝火上炎出现目赤肿痛，胃火上炎出现齿龈肿痛。

（2）火热易伤津耗气：伤津是指损伤津液。火热之邪，侵袭人体，迫津外泄，消灼阴液，使人体阴津耗伤，出现口渴喜饮，咽干舌燥，小便短赤，大便秘结等津伤之症。耗气是指损伤气。火热之邪，侵袭人体，阳热亢盛，“壮火食气”，所以火热之邪易于损伤气，出现气短乏力，懒言声低。

（3）火热易生风动血：生风又称动风，是指以动摇不定症状为主要临床表现的病理变化。火热之邪侵袭人体，燔灼肝经，劫耗阴液．筋脉失养，致肝风内动，称为“热极生风”，临床表现为高热，神昏谵语，四肢抽搐，目睛上视，颈项强直，角弓反张等。动血是指引起出血，火热之邪侵入血中，迫血妄行，灼伤脉络，可引起各种出血，如吐血、衄血、便血、尿血、皮肤发斑及妇女月经过多、崩漏等。

（4）火热易致肿疡：火热之邪入于血分，聚于局部，腐蚀血肉，致血腐肉烂，可发为痈肿疮疡。《医宗金鉴·外科心法要诀》：“痈疽原是火毒生。”

（5）火热易扰心神：火热与心相应，心藏神，故火热邪气侵犯人体，易扰乱心神，引起神志不安，烦躁，或谵妄发狂，或昏迷等。

## 二、疠气

### （一）疠气的概念

疠气是一类具有强烈传染性的外感病邪。疠气又称瘟疫之气、戾气、乖戾之气等。

### （二）疠气的致病特点

发病急骤、病情较重、症状相似，传染性强、易于流行。

### （三）疫疠发生与流行的因素

1. 气候因素

自然气候的反常变化，如久旱、酷热、湿雾瘴气等。

2. 环境和饮食

如空气、水源，或食物受到污染。

3. 没有及时做好预防隔离工作

4. 社会影响

## 三、内伤七情

### （一）内伤七情的概念

七情是指喜、怒、忧、思、悲、恐、惊七种情志活动，是人体对客观事物的反映。正常的情志活动一般不会引起疾病，而突然、剧烈或长期持久的情志刺激，超过了人体的正常生理活动范围，使人体气机紊乱，脏腑阴阳气血失调，就会导致疾病的发生，而成为致病因素。

七情致病首先影响内脏，引起内脏的病变，是造成内伤病的主要致病因素，故称内伤七情。

### （二）七情与内脏气血的关系

人体的情志活动与内脏有密切的关系，情志活动是以五脏精气为物质基础的。《素问·阴阳应象大论》说：“人有五脏化五气，以生喜怒悲忧恐。”心在志为喜，肝在志为怒，脾在志为思，肺在志为忧，肾在志为恐。所以，五脏功能正常，情志活动就正常，五脏功能异常，情志活动就出现异常。当情志变化成为致病因素时，便会直接损伤内脏，引起内脏的病变。如“怒伤肝”“喜伤心”“思伤脾”“忧伤肺”“恐伤肾”。

气血是情志活动的物质基础，气血正常，情志活动就正常，气血异常，情志活动也会异常。如《素问·调经论》说：“血有余则怒，不足则恐。”当情志变化成为致病因素时，就会影响气血，导致气血失常。

### （三）内伤七情致病特点

1. 直接伤及内脏

七情与五脏有着密切的关系，所以七情内伤致病便会直接损伤内脏，影响脏腑功能。如《素问·明阳应象大论》所说的“怒伤肝”、“喜伤心”、“思伤脾”、“忧伤肺”、“恐伤肾”等。

尽管不同的情志刺激对内脏有不同的影响，但人体是一个有机的整体，各种情志刺激都与心有关，心是五脏六腑之大主，为精神之所舍，为七情发生之处，所以情志刺激首先伤及心神，心神受损可涉及其他脏腑。

心主血脉，心主藏神；肝主藏血，肝主疏泄，促进气血运行，调畅情志活动；脾主运化，是气机升降的枢纽，为气血生化之源，故情志所伤的病证，以心、肝、脾三脏为多见。

2. 影响脏腑气机

怒则气上，是指过度愤怒可使肝气横逆上冲。临床见面红目赤，头胀头痛，呕血咯血，甚则昏厥猝倒。

喜则气缓，包括缓和紧张情绪和引起心气涣散两个方面。在正常情况下，喜能缓和紧张情绪，使营卫通利，心情舒畅。当暴喜过度，成为病因时，可使心气涣散，神不守舍，出现精神不集中，甚则失神狂乱等症状。

悲则气消，是指过度悲伤，可使肺气耗伤出现气短神疲，乏力声低懒言等。

恐则气下，是指恐惧过度，可引起肾气不固，气泄以下，可见二便失禁，骨酸痿软，手足厥冷，遗精等。

惊则气乱，是指突然受惊，可导致心无所倚，神无所归，虑无所定，惊慌失措。

思则气结，是指思虑、焦虑过度，可伤神损脾导致气机郁结。思发于脾而成于心，故思虑过度既可耗伤心血，也会影响脾气，引起心脾两虚，出现心悸，健忘，失眠，多梦，纳呆，乏力，脘腹胀满，便溏等。

3. 情志异常波动

情志异常波动，可使病情加重，或使病情恶化。

## 四、饮食劳逸

### （一）饮食失宜

饮食是人类生存和维持健康的必要条件。若饮食失宜，饥饱失常，饮食不洁，或饮食偏嗜便会影响人体生理功能，使气机紊乱或正气损伤，从而引起疾病的发生。饮食物的消化吸收主要与脾胃的功能有关，所以饮食失宜主要损伤脾胃，导致脾胃升降失常，又可聚湿、生痰、化热或变生它病。

1. 饥饱失常

饮食应以适量为宜，长期的饥饱失常可引起疾病发生。过饥则摄食不足，气血生化之源匮乏，久之则气血衰少，正气虚弱，抵抗力降低，易于产生疾病。过饱则饮食摄入过量，超过了脾胃的消化、吸收和运化能力，可导致饮食物阻滞，脾胃损伤，出现脘腹胀满，嗳腐泛酸，厌食，吐泻等食伤脾胃病证。因小儿脏腑娇嫩，脾胃之气较成人为弱，故过饱引起的病证，更多见于小儿。婴幼儿食滞日久还可以酿成疳积，出现手足心热、心烦易哭、脘腹胀满、面黄肌瘦等症。经常饮食过量，还可影响气血流通，使筋脉郁滞，引起痢疾或痔疮。过食肥甘厚味，易于化生内热，甚至引起痈疽疮毒等病证。

2. 饮食不洁

进食不洁，可引起多种疾病，出现腹痛、吐泻、痢疾等。

3. 饮食偏嗜

饮食适宜，才能使人体获得较为全面的营养。若有所偏嗜，过寒过热，或五味偏嗜，则可导致阴阳失调而发生疾病。

（1）饮食偏寒偏热：如多食生冷寒凉，可损伤脾胃阳气，导致寒湿内生，引起腹痛泄泻等症；若偏食辛温燥热，引起胃肠积热，可引起口渴、腹满胀痛、便秘或酿成痔疮。

（2）饮食五味偏嗜：五味与五脏，各有其亲和性，《素问·至真要大论》说："夫五味入胃，各归所喜攻，酸先入肝，苦先入心，甘先入脾，辛先入肺，咸先入肾。"

如果偏嗜某种食物，日久使该脏机能偏盛，损伤内脏，便可发生多种病变。《素问·至真要大论》："久而增气，物化之常也。气增而久，夭之由也。"《素问·生气通天论》："味过于酸，肝气以津，脾气乃绝；味过于咸，大骨气劳，短肌，心气抑；味过于甘，心气喘满，色黑，肾气不衡；味过于苦，脾气不濡，胃气乃厚；味过于辛，筋脉沮弛，精神乃央。"

《素问·五藏生成篇》："多食咸，则脉凝泣而变色；多食苦，则皮槁而毛拔；多食辛，则筋急而爪枯；

多食酸，则肉胝皱而唇揭；多食甘，则骨痛而发落。”

### （二）劳逸所伤

适度的劳动和锻炼，有助于气血流通和脾胃的运化，有增强体质、强身去病的作用。必要的休息，可以消除疲劳，恢复体力，有利于健康。所以，《素问》提出了既要“不妄作劳”，又要“常欲小劳”的养生之道。若长时间的过度劳累，或过度安逸，影响脏腑功能和气血运行，就会成为致病因素而使人发病。

1. 过劳

过劳是指过度劳累。包括劳力过度、劳神过度和房劳过度三个方面。

（1）劳力过度，是指较长时间的体力劳动太过。劳力过度则伤气，久之则气少力衰，神疲消瘦。《素问·举痛论》的“劳则气耗”和《素问·宣明五气篇》的“久立伤骨，久行伤筋”，即指此而言。

（2）劳神过度，是指较长时间的脑力劳动太过。由于脾在志为思，而心主血藏神，所以劳神过度，可耗伤心血，损伤脾气，引起心脾两虚，出现心神失养的心悸，健忘，失眠，多梦及脾不健运的纳呆，乏力，腹胀，便溏等。

（3）房劳过度，是指较长时间的性生活不节，房事过度。由于肾为封藏之本，主藏精，主生殖，所以房劳过度会耗泄肾精，引起腰膝酸软，眩晕耳鸣，精神萎靡，性功能减退，遗精，早泄，或阳痿等。

2. 过逸

是指长时间不进行身体活动，过度安闲。适当的身体活动，可以增强脾胃运化功能，使气血生化有源，并促进气血运行。若长期不从事体育锻炼，不仅影响脾胃运化，导致气血乏源，还可影响气血运行，使气血郁滞不畅。气血是构成人体和维持生命活动的基本物质，气血失和，便可继发多种疾病。

## 五、痰饮瘀血

### （一）痰饮

1. 痰饮的概念

痰饮是水液代谢障碍形成的病理产物。一般以较稠浊的为痰，清稀的为饮。痰可分为有形之痰和无形之痰。有形之痰是指咯吐出来有形可见的痰液。无形之痰是指瘰疬、痰核和停滞在脏腑经络等组织中而未见咯吐痰液的病证。饮形成后停留于人体的局部，因其停留的部位及症状不同而有不同的名称，如《金匮要略》的“痰饮”“悬饮”“溢饮”“支饮”等。

2. 痰饮的形成

痰饮是水液代谢障碍形成的病理产物，水液代谢是一个复杂的生理过程，与肺、脾、肾、三焦以及肝、膀胱等脏腑的功能活动有关。由于肺主宣降，通调水道，敷布津液；脾主运化，运化水液；肾阳主水液蒸化；三焦为水液代谢之道路，所以水液代谢与肺、脾、肾及三焦的关系尤为密切。若外感六淫、内伤七情或饮食劳逸等致病因素侵犯人体，使肺、脾、肾及三焦等脏腑气化功能失常，影响及水液代谢，引起水液代谢障碍，便可形成痰饮。

3. 痰饮的病证特点

痰饮形成之后，由于停滞的部位不同，病证特点也各不相同。阻滞于经脉的，可影响气血运行和经络的生理功能。停滞于脏腑的，可影响脏腑的功能和气的升降。

痰的病证特点：痰滞在肺，可见喘咳咳痰；痰阻于心，影响及心血，则心血不畅，可见胸闷胸痛；影响及心神，若痰迷心窍，则可见神昏、痴呆；若痰火扰心，则可见狂乱；痰停于胃，胃失和降，可见恶心呕吐，胃脘痞满；痰在经络筋骨，则可致瘰疬痰核，肢体麻木，或半身不遂，或成阴疽流注等；痰浊上犯于头，可致头晕目眩；痰气交阻于咽，则形成咽中如有物阻，吐之不出，咽之不下的“梅核气”。

饮的病证特点：饮在肠间，则肠鸣沥沥有声；饮在胸胁，则胸胁胀满，咳唾引痛；饮在胸膈，则胸闷、咳喘，不能平卧，其形如肿；饮溢肌肤，则见肌肤水肿，无汗，身体疼重。

### （二）瘀血

1. 瘀血的概念

瘀血是指血行不畅，或停滞于局部，或离经之血积存体内不能及时消散所形成的病理产物。

2. 瘀血的形成

由于血液运行与五脏、气、津液、温度等很多因素有关，所以引起瘀血的原因也是较为复杂的。主要有以下五个方面：

（1）气虚引起血瘀，气为血帅，血液的运行必须依赖着气的推动作用。气虚行血无力，血行迟缓而瘀滞。

（2）气滞引起血瘀，气停留阻滞于局部，不能行血，血液因之而停滞，从而形成瘀血。

（3）血寒引起血瘀，血液得温则行，遇寒则凝。寒性凝滞，侵入血中，则血行迟缓或停滞于局部，形成瘀血。

（4）血热引起血瘀，热入血中，灼伤津液，使得血行迟缓，形成瘀血。或热邪损伤血络，迫血妄行，引起出血，而形成瘀血。

（5）外伤引起血瘀跌扑损伤，造成血离经脉，积存于体内不得消散而形成瘀血。

3. 瘀血病证的共同特点

（1）疼痛，其性质多为刺痛，痛处固定不移，拒按，夜间痛甚。

（2）肿块，外伤肌肤局部，可见青紫肿胀；瘀积于体内，久聚不散，则可形成癥积，按之有痞块，固定不移。

（3）出血，血色多呈紫黯色，并夹有血块。

（4）望诊方面，久瘀可见面色黧黑，肌肤甲错，唇甲青紫，舌质暗紫，舌边尖部有瘀点、瘀斑。

（5）脉象多见细涩、沉弦或结代等。

4. 瘀血的病证特点

瘀血的病证特点因瘀阻的部位和形成瘀血的原因不同而异。常见者为：瘀阻于心，影响心主血脉，可见心悸，胸闷胸痛，口唇指甲青紫；瘀血攻心，影响心神，可致发狂；瘀阻于肺，可见胸痛，咳血；瘀阻胃肠，可见呕血，大便色黑如漆；瘀阻于肝，可见胁痛痞块；瘀阻胞宫，可见少腹疼痛，月经不调，痛经，闭经，经色紫黯成块，或见崩漏；瘀阻肢体末端，可成脱骨疽；瘀于肢体肌肤局部，可见局部肿痛青紫。

## 第二节 病机

病机，即疾病发生、发展与变化的机制。疾病过程极其复杂，牵涉局部和全身的各个层次，对病机的研究也可以从不同的层面和角度进行，从而形成多层次的病机理论。

第一层次为基本病机，包括邪正盛衰、阴阳失调、精气血津液失常。第二层次是从脏腑、经络等某一系统来研究疾病的发生、发展、变化和结局的基本规律。如脏腑病机、经络病机等。第三层次是研究某一类疾病的发生、发展、变化和结局的基本规律，如六经病机、卫气营血病机和三焦病机等。第四层次是研究某一种病证的发生、发展、变化和结局的基本规律。如感冒的病机、哮证的病机、痰饮的病机、疟疾的病机等。第五层次，是研究某一种症状的发生、发展、变化的病机。如疼痛的病机、发热的病机、健忘的病机等等。本节仅讨论基本病机。

### 一、基本病机

基本病机是指机体对于致病因素侵袭所产生的最基本的病理变化，是病机变化的一般规律。基本病机主要包括邪正盛衰、阴阳失调和精气血津液的病理变化，内生“五邪”是在上述病变基础上产生的常见病理状态，有重要临床意义，故一并介绍。

## （一）邪正盛衰

邪正盛衰，是指在疾病过程中，机体的抗病能力与致病邪气之间相互斗争中所发生的盛衰变化。

邪气侵犯人体后，正气和邪气即相互发生作用，一方面是邪气对机体的正气起着损害作用；另一方面是正气对邪气的抗御、驱除作用，及正气的康复功能。邪正双方不断斗争的态势和结果，不仅关系着疾病的发生，而且直接影响着疾病的发展和转归，同时也决定病证的虚实变化。从一定意义上来说，疾病过程就是邪正斗争及其盛衰变化的过程。

1. 邪正盛衰与虚实变化

在疾病过程中，正气和邪气这两种力量不是固定不变的，而是在其不断斗争的过程中，发生力量对比的消长盛衰变化。一般地说，正气增长而旺盛，则促使邪气消退；反之，邪气增长而亢盛，则会损耗正气。随着体内邪正的消长盛衰变化，形成了疾病的虚实病机变化。

（1）虚实病机：《素问·通评虚实论》说："邪气盛则实，精气夺则虚。"虚和实是相比较而言的一对病机概念。

实，指邪气盛，是以邪气亢盛为矛盾主要方面的一种病理状态。虽然邪气强盛，而正气未衰，能积极与邪抗争，故正邪相搏，斗争剧烈，反应明显，临床上出现一系列病理性反映比较剧烈的、有余的证候，并表现相应的典型的症状，称为实证。

实证常见于体质壮实的患者外感六淫和疠气致病的初期和中期，或由于湿、痰、水饮、食积、气滞、瘀血等引起的内伤病证。常见壮热、狂躁、声高气粗、腹痛拒按、二便不通、脉实有力、舌苔厚腻等；而内伤病实证则表现为痰涎壅盛、食积不化、水湿泛滥、气滞瘀血等各种病变。

虚，指正气不足，是以正气虚损为矛盾主要方面的一种病理反映。亦即机体的正气虚弱，防御能力和调节能力低下，对于致病邪气的斗争无力，而邪气已退或不明显，故难以出现邪正斗争剧烈的病理反映，临床上表现一系列虚弱、衰退和不足的证候，称为虚证。

虚证，多见于素体虚弱，精气不充；或外感病的后期，以及各种慢性病证日久，耗伤人体的精血津液，正气化生无源；或因暴病吐利、大汗、亡血等使正气随津血而脱失，以致正气虚弱，或阴阳偏衰。临床上，虚证常见神疲体倦、面色无华、气短、自汗、盗汗，或五心烦热，或畏寒肢冷，脉虚无力等表现。

（2）虚实变化：邪正的消长盛衰，不仅可以产生比较单纯的虚或实的病理变化，而且在某些病程较长、病情复杂的疾病中，还会出现虚实之间的多种变化，主要有虚实错杂、虚实转化及虚实真假。

1）虚实错杂：指在疾病过程中，邪盛和正虚同时存在的病理状态。邪盛正伤，或疾病失治、误治，以致病邪久留，损伤人体正气；或因虚体受邪，正气无力祛邪外出；或本已正虚，又兼内生水湿、痰饮、瘀血等病理产物凝结阻滞，都可形成正虚邪实的虚实错杂病变。细分之下，虚实错杂又有虚中夹实和实中夹虚两种情况。

虚中夹实：是指病理变化以正虚为主，又兼有实邪为患的病理状态。如临床上的脾虚湿滞证，由于脾气不足，运化无权，而致湿邪内生，阻滞中焦。临床上既有属脾气虚弱的神疲肢倦、饮食少思、食后腹胀、大便不实等症状，又兼见属湿滞病变的口黏、脘痞、舌苔厚腻等表现。

实中夹虚：指病理变化以邪实为主，又兼有正气虚损的病理状态。如在外感热病发展过程中，由于热邪伤阴，可形成邪热炽盛、阴气受伤的病证。临床表现既有高热气粗、心烦不安、面红目赤、尿赤便秘、苔黄脉数等实热见症，又兼见口渴引饮、气短心悸、舌燥少津等阴气不足症。

另外，从病位来分析虚实错杂的病机，尚有表里、上下等虚实不同的错杂证候，如表实里虚、里实表虚、上实下虚、下实上虚等。

2）虚实转化：指在疾病过程中，由于邪气伤正，或正虚而邪气积聚，发生病机性质由实转虚或因虚致实的变化。

3）虚实真假：指在某些特殊情况下，疾病的临床表现可见与其病机的虚实本质不符的假象，主要有真实假虚和真虚假实两种情况。

真实假虚：是指病机的本质为"实"，但表现出"虚"的临床假象。一般是由于邪气亢盛，结聚体内，阻滞经络，气血不能外达所致，故真实假虚又称为“大实有羸状”。如热结胃肠的里热炽盛证，一方面有大便秘结、腹痛硬满、谵语等实热症状，同时因阳气被郁，不能四布，而见面色苍白、四肢逆冷、精神委顿等状似虚寒的假象。再如小儿食积而出现的腹泻，妇科瘀血内阻而出现的崩漏下血等，也属此类。

真虚假实：是指病机的本质为“虚”，但表现出“实”的临床假象。一般是由于正气虚弱，脏腑经络之气不足，推动、激发功能减退所致，故真虚假实证又称为“至虚有盛候”。如脾气虚弱，运化无力，可见脘腹胀满、疼痛（但时作时减）等假实征象。再如老年或大病久病，因气虚推动无力而出现的便秘（大便不干不硬，但排泄无力），也属此类。

总之，在疾病的发生和发展过程中，病机的虚和实是相对的。由实转虚、因虚致实和虚实夹杂，常常是疾病发展过程中的必然趋势。因此，在临床上不能以静止的、绝对的观点来对待虚和实的病机变化，而应以动态的、相对的观点来分析虚和实的病机。特别在有虚实真假的特殊情况时，必须透过现象看本质，才能不被假象所迷惑，真正把握住疾病的虚实变化。

2. 邪正盛衰与疾病转归

在疾病的发生、发展过程中，由于邪正双方的斗争，其力量对比不断发生消长盛衰的变化，这种变化对疾病转归起着决定性的作用。一般而论，正胜邪退，疾病趋向于好转和痊愈；邪胜正衰，则疾病趋向于恶化，甚则导致死亡；若邪正力量相持不下，则疾病趋向迁延或慢性化。

（1）正胜邪退：正胜邪退，是指在疾病过程中，正气奋起抗邪，正气渐趋强盛，而邪气渐趋衰减，疾病向好转和痊愈方向发展的一种病理变化，也是在许多疾病中最常见的一种转归。这是由于患者的正气比较充盛，抗御病邪的能力较强，或因为邪气较弱，或因及时、正确的治疗，邪气难以进一步发展，进而促使病邪对机体的侵害作用消失或终止，精气血津液等的耗伤和机体的脏腑、经络等组织的病理性损害逐渐得到康复，机体的阴阳两个方面在新的基础上又获得了相对平衡，疾病即告痊愈。

（2）邪胜正衰：邪胜正衰，是指在疾病过程中，邪气亢盛，正气虚弱，机体抗邪无力，疾病向恶化、危重，甚至向死亡方面转归的一种病理变化。这是由于机体的正气虚弱，或由于邪气的炽盛，或因失于治疗，或治疗不当，机体抗御病邪的能力日趋低下，不能制止邪气的侵害作用，邪气进一步发展，机体受到的病理性损害日趋严重，则病情因而趋向恶化和加剧。若正气衰竭，邪气独盛，脏腑经络及精血津液的生理功能衰惫，阴阳离决，则机体的生命活动亦告终止。例如，在外感病过程中，“亡阴”、“亡阳”等证候的出现，即是正不敌邪，邪胜正衰的典型表现。

（3）邪正相持：邪正相持，指在疾病过程中，机体正气不甚虚弱，而邪气亦不亢盛，则邪正双方势均力敌，相持不下，病势处于迁延状态的一种病理过程。此时，由于正气不能完全祛邪外出，因而邪气可以稽留于一定的部位，病邪既不能消散，亦不能深入传变，故又称之为“邪留”或“邪结”。一般说来，邪气留结之处，即是邪正相搏，病理表现明显之所。疾病随邪留部位的不同而有不同的临床表现。

若正气大虚，余邪未尽，或邪气深伏伤正，正气无力驱尽病邪，致使疾病处于缠绵难愈的病理过程，称为正虚邪恋。正虚邪恋，可视为邪正相持的一种特殊病机，一般多见于疾病后期，且是多种疾病由急性转为慢性，或慢性病久治不愈，或遗留某些后遗症的主要原因之一。

### （二）阴阳失调

阴阳失调，是由于邪气侵犯人体导致阴阳失去平衡协调而出现的阴阳偏胜、偏衰、互损、格拒、亡失等一系列病理变化。同时，阴阳失调又是脏腑、经络、营卫等相互关系失调及气机升降出入运动失常的概括。

本节着重讨论阴阳失调的阴阳偏胜、阴阳偏衰、阴阳互损、阴阳格拒、阴阳亡失机制。

1. 阴阳偏胜

阴阳偏胜，是指人体阴阳双方中的某一方的病理性亢盛状态，属“邪气盛则实”的实证。

阳邪侵入人体，机体阴气与之相搏，邪胜则病成，可形成阳偏胜；阴邪侵入人体，机体阳气与之抗争，邪胜则病成，可形成阴偏胜。机体的精气血津液代谢失常，“邪”自内生，亦可分阴阳两类，如内寒内湿属阴而内火内热属阳，从而表现为阴偏胜或阳偏胜的病理变化。《素问·阴阳应象大论》说：“阳胜则热，阴胜则寒。”明确地指出了阳偏胜和阴偏胜病机的临床表现特点。

阴阳是相互制约的，一方偏胜必然制约另一方而使之虚衰。阳偏胜伤阴可引起阳盛兼阴虚，进而发展为阴虚的病变；阴偏胜伤阳可导致阴盛兼阳虚，进而发展为阳虚的病变。所以《素问·阴阳应象大论》又说“阳胜则阴病，阴胜则阳病”，指出了阳偏胜或阴偏胜的必然发展趋势。

（1）阳偏胜，即是阳盛，是指机体在疾病过程中，所出现的一种阳气病理性偏盛，功能亢奋，机体反应性增强，热量过剩的病理状态。一般地说，其病机特点多表现为阳盛而阴未虚的实热证。

形成阳偏胜的主要原因，多由于感受温热阳邪，或虽感受阴邪，但从阳化热，也可由于情志内伤，五志过极而化火；或因气滞、血瘀、食积等郁而化热所致。总之，邪从外来则多因感受阳邪；“邪”自内生，则多与气机郁结化火有关。

阳气的病理性亢盛，则以热、动、燥为其特点，故阳气偏胜可见壮热、烦渴、面红、目赤、尿黄、便于、苔黄、脉数等症。如果病情发展，阳热亢盛且明显耗伤机体阴气，病则从实热证转化为实热兼阴亏证，若阴气大伤，病可由实转虚而发展为虚热证。

（2）阴偏胜，即是阴盛，是指机体在疾病过程中所出现的一种阴气病理性偏盛，功能抑制，热量耗伤过多，病理性代谢产物积聚的病理状态。一般地说，其病机特点多表现为阴盛而阳未虚的实寒证。

形成阴偏胜的主要原因，多由于感受寒湿阴邪，或过食生冷，寒邪中阻等，机体阳气难以与之抗争而致阴气的病理性亢盛。阴气的病理性亢盛，则以寒、静、湿为其特点，如形寒、肢冷、蜷卧、舌淡而润、脉迟等，即是阴气偏胜的具体表现。由于阴寒内盛多伤阳气，故在阴偏胜时，常同时伴有程度不同的阳气不足，形成实寒兼阳虚证，若阳气伤甚，病可由实转虚，发展为虚寒证。

2. 阴阳偏衰

阴阳偏衰，是指人体阴阳双方中的一方虚衰不足的病理状态，属“精气夺则虚”的虚证。

阴气或阳气的某一方减少或功能减退时，则不能制约对方而引起对方的相对亢盛，形成“阳虚则阴盛”、“阳虚则寒”（虚寒）“阴虚则阳亢”“阴虚则热”（虚热）的病理变化。

（1）阳偏衰即是阳虚，是指机体阳气虚损，功能减退或衰弱，代谢减缓，产热不足的病理状态。一般地说，其病机特点多表现为机体阳气不足，阳不制阴，阴气相对偏亢的虚寒证。

形成阳偏衰的主要原因，多由于先天禀赋不足，或后天失养，或劳倦内伤，或久病损伤阳气所致。人体阳气虚衰，突出地表现为温煦、推动和兴奋功能减退。

由于阳气的温煦功能减弱，因而人体热量不足，难以温暖全身而出现寒象，见畏寒肢冷等症。由于阳气的推动作用不足，经络、脏腑等组织器官的某些功能活动也因之而减退，加之温煦不足，则血液凝滞，脉络缩蜷，津液停滞而成水湿痰饮。由于兴奋作用减弱，可见精神不振、喜静萎靡症状。以上便是“阳虚则寒”的主要机制。阳虚则寒，虽也可见到面色皖白、畏寒肢冷、脘腹冷痛、舌淡、脉迟等寒象，但还有喜静蜷卧、小便清长、下利清谷、脉微细等虚象。所以，阳虚则寒与阴胜则寒，不仅在病机上有区别，而且在临床表现方面也有不同：前者是虚而有寒；后者是以寒为主，虚象不明显。

阳气不足，一般以脾肾阳虚衰常见，亦可发于五脏六腑，如心阳、肺阳、肝阳、脾阳、胃阳和肾阳等，皆可出现虚衰病变。肾阳为诸阳之本，“五脏之阳气，非此不能发”，所以肾阳虚衰（命门之火不足）在阳气偏衰的病机中占有极其重要的地位。阳气一般由精血津液中属阳的部分化生，尤其以精血为主要化生之源；故精血大伤，可致阳气化生无源而虚衰，阳不制阴，发为虚寒性病证。

（2）阴偏衰，即是阴虚，是指机体阴气不足，阴不制阳，导致阳气相对偏盛，功能虚性亢奋的病理状态。一般地说，其病机特点多表现为阴气不足，阳气相对偏盛的虚热证。

形成阴偏衰的主要原因，多由于阳邪伤阴，或因五志过极，化火伤阴，或因久病伤阴所致。阴偏衰时，主要表现为凉润、抑制与宁静的功能减退，从而出现虚热、失润及虚性亢奋的症状。所谓阴虚则热，即是指阴气不足，不能制阳，阳气相对亢盛，从而形成阴虚内热、阴虚火旺和阴虚阳亢等多种表现。如五心烦热、骨蒸潮热、面红升火、消瘦，盗汗、咽干口燥、舌红少苔、脉细数等，即是阴虚则热的表现。阴虚则热与阳胜则热的病机不同，其临床表现也有所区别：前者是虚而有热；后者是以热为主，虚象并不明显。

阴气不足，一般以肾阴亏虚为主，亦可见于五脏六腑，如肺阴、脾阴、胃阴、心阴、肝阴和肾阴，皆可发生亏虚的病变。肾阴为诸阴之本，“五脏之阴气，非此不能滋”，所以肾阴不足在阴偏衰的病机中占有极其重要的地位。阴气一般由精血津液中属阴的部分化生，尤其以津液为主要化生之源，故阳热亢盛，必耗津液而致阴气不足，而津液大伤，又可致阴气化生无源而亏虚，阴不制阳，发为虚热性病证。

3. 阴阳互损

阴阳互损，是指在阴或阳任何一方虚损的前提下，病变发展影响及相对的一方，形成阴阳两虚的病机。在阴虚的基础上，继而导致阳虚，称为阴损及阳；在阳虚的基础上，继而导致阴虚，称为阳损及阴。阴阳双方之间本来存在着相互依存、相互资生、互为化源和相互为用的关系，一方亏虚或功能减退，不能资助另一方或促进另一方的化生，必然导致另一方的虚衰或功能减退。如唐代王冰注《素问·四气调神大论》说：“阳气根于阴，阴气根于阳，无阴则阳无以生，无阳则阴无以化。”

（1）阴损及阳是指由于阴精或阴气亏损，累及阳气生化不足或无所依附而耗散，从而在阴虚的基础上又导致了阳虚，形成了以阴虚为主的阴阳两虚病理状态。例如肝阳上亢一证，其病机主要为肝肾阴虚，水不涵木，阴不制阳的阴虚阳亢，但病情发展，亦可进一步耗伤肝肾精血，影响肾阳化生，继而出现畏寒、肢冷、面色㿠白，脉沉细等肾阳虚衰症状，转化为阴损及阳的阴阳两虚证。

（2）阳损及阳，系指由于阳气虚损，无阳则阴无以生，从而在阳虚的基础上又导致了阴虚，形成以阳虚为主的阴阳两虚病理状态。例如肾阳亏虚、水泛为肿一证，其病机主要为阳气不足，气化失司，水液代谢障碍，津液停聚而水湿内生，溢于肌肤所致。但其病变发展，则又可因阳气不足而导致阴气化生无源而亏虚，出现日益消瘦，烦躁升火，甚则阳升风动而抽搐等肾阴亏虚之征象，转化为阳损及阴的阴阳两虚证。

4. 阴阳格拒

阴阳格拒，是在阴阳偏盛基础上由阴阳双方相互排斥而出现寒热真假病变的一类病机，包括阴盛格阳和阳盛格阴两方面。阴阳相互格拒的机制，在于阴阳双方的对立排斥，即阴或阳的一方偏盛至极，壅遏于内，将另一方排斥格拒于外，迫使阴阳之间不相维系，从而出现真寒假热或真热假寒的复杂病变。如明代虞抟《医学正传》说：“假热者，水极似火，阴证似阳也……此皆阴盛格阳，即非热也。”“至若假寒者，火极似水，阳证似阴也……亦曰阳盛格阴也。”

（1）阴盛格阳，又称格阳，系指阴寒偏盛至极，壅闭于内. 逼迫阳气浮越于外一而相互格拒的一种病理状态。阴寒内盛是疾病的本质，由于排斥阳气于外，可在原有面色苍白、四肢逆冷、精神萎靡、畏寒蜷卧、脉微欲绝的阴气壅盛于内表现的基础上，又出现面红、烦热、口渴、脉大无根等假热之象，故称其为真寒假热证。

（2）阳盛格阴，又称格阴，系指阳热偏盛至极，深伏于里，阳气被遏，郁闭于内，不能外达于肢体而将阴气排斥于外的一种病理状态。阳盛于内是疾病的本质，但由于格阴于外，可在原有壮热、面红、气粗、烦躁、舌红、脉数大有力等邪热内盛表现的基础上，又现四肢厥冷、脉象沉伏等假寒之象，故称为真热假寒证。

5. 阴阳亡失

阴阳的亡失，包括亡阴和亡阳两类，是指机体的阴气或阳气突然大量地亡失，导致生命垂危的一种病理状态。

（1）亡阳是指机体的阳气发生突然大量脱失，而致全身功能严重衰竭的一种病理状态。

一般地说，亡阳多由于邪气太盛，正不敌邪，阳气突然脱失所致；也可因汗出过多，吐、利无度，津液过耗，阳随阴泄，阳气外脱；或由于素体阳虚，劳伤过度，阳气消耗过多所致；亦可因慢性疾病，长期大量耗散阳气，终至阳气亏损殆尽，而出现亡阳。

阳气暴脱，多见大汗淋漓、心悸气喘、面色苍白、四肢逆冷、畏寒蜷卧、精神萎靡、脉微欲绝等生命垂危的临床征象。

（2）亡阴是指由于机体阴气发生突然大量消耗或丢失，而致全身功能严重衰竭的一种病理状态。

一般地说，亡阴多由于热邪炽盛，或邪热久留，大量煎灼津液，或逼迫津液大量外泄而为汗，以致阴气随之大量消耗而突然脱失。也可由于长期大量耗损津液和阴气，日久导致亡阴者。

阴气脱失，多见手足虽温而大汗不止、烦躁不安、心悸气喘、体倦无力、脉数疾躁动等危重征象。

亡阴和亡阳，在病机和临床征象等方面，虽然有所不同，但由于机体的阴和阳存在着互根互用的关系，阴亡，则阳无所依附而散越；阳亡，则阴无以化生而耗竭。故亡阴可以迅速导致亡阳，亡阳也可继而出现亡阴，最终导致“阴阳离决，精气乃绝”，生命活动终止而死亡。

综上所述，阴阳失调的病机，是以阴阳的属性，阴和阳之间所存在着的对立制约、互根互用以及相互消长、转化等理论，来阐释、分析、综合机体病变的机制。因此，阴阳失调的各种病机，并不是固定不变的，而是随着病情的进退和邪正盛衰等情况的改变而变化，在阴阳的偏胜和偏衰之间，亡阴和亡阳之间，都存在着内在的密切联系。

## （三）气血失常

1. 气的失常

气的失常，主要包括两个方面：一是气的生化不足或耗散太过，形成“气虚”的病理状态。二是气的运动失常，出现气滞、气逆、气陷、气闭或气脱等“气机失调”的病理变化。

（1）气虚指一身之气不足及其功能低下的病理状态。

气虚的原因：主要由于先天禀赋不足，或后天失养，或肺脾肾的功能失调而致气的生成不足。也可因劳倦内伤，久病不复等，使气过多消耗而致。

气虚的共同症状特点是：劳累后加重，休息后减轻。气虚的常见临床表现：精神委顿、倦怠乏力、眩晕、自汗、易于感冒、面色㿠白、舌淡、脉虚等症状。偏于元气虚者，可见生长发育迟缓，生殖功能低下等症；偏于宗气虚者，可见动则心悸、呼吸气短等症。营卫气虚和脏腑、经络气虚的病机，则各有特点，临床表现亦各有不同。

（2）气机失调是指气的升降出入失常而引起的气滞、气逆、气陷、气闭、气脱等病理变化。

1）气滞：气滞，是指气的流通不畅，郁滞不通的病理状态。

气滞，主要由于情志抑郁，或痰、湿、食积、热郁、瘀血等的阻滞，影响到气的流通；或因脏腑功能失调，如肝气失于疏泄、大肠失于传导等，皆可形成局部或全身的气机不畅或郁滞，从而导致某些脏腑、经络的功能障碍。气滞一般属于邪实为患，但亦有因气虚推动无力而滞者。

气滞的共同特点不外闷、胀、疼痛。气滞的病理表现有多个方面：气滞于某一经络或局部，可出现相应部位的胀满、疼痛。气滞则血行不利，津液输布不畅，故气滞甚者可引起血瘀、津停，形成瘀血、痰饮水湿等病理产物。由于肝升肺降、脾升胃降，在调整全身气机中起着极其重要的作用，故脏腑气滞以肺、肝、脾胃为多见。肺气壅塞，见胸闷、咳喘；肝郁气滞，见情志不畅、胁肋或少腹胀痛；脾胃气滞，见脘腹胀痛，休作有时，大便秘结等。因气虚而滞者，一般在闷、胀、痛方面不如实证明显，并兼见相应的气虚征象。

2）气逆：气逆，指气升之太过，或降之不及，以脏腑之气逆上为特征的一种病理状态。

气逆，多由情志所伤，或因饮食不当，或因外邪侵犯，或因痰浊壅阻所致，气逆于上，以实为主，亦有因虚而气机上逆者。

气逆最常见于肺、胃和肝等脏腑。在肺，则肺失肃降，肺气上逆，发为咳逆上气。在胃，则胃失和降，胃气上逆，发为恶心、呕吐、嗳气、呃逆。在肝，则肝气上逆，发为头痛头胀，面红目赤，易怒等症。由于肝为刚脏，主动主升，而又为藏血之脏，因此，在肝气上逆时，甚则可导致血随气逆，或为咯血、吐血，乃至壅遏清窍而致昏厥。

3）气陷：气陷，指气的上升不足或下降太过，以气虚升举无力而下陷为特征的一种病理状态。

气陷多由气虚病变发展而来，尤与脾气的关系最为密切。若素体虚弱，或病久耗伤，致脾气虚损，清阳不升，或中气下陷，从而形成气虚下陷的病变。

气陷的病理变化，主要有“上气不足”与“中气下陷”两方面。①“上气不足”，主要指上部之气不足，头目失养的病变。一般由于脾气虚损，升清之力不足，无力将水谷精微上输于头目，致头目失养，可见头晕、目眩、耳鸣等症。②“中气下陷”，指脾气虚损，升举无力，气机趋下，内脏位置维系无力，而发生某些内脏的位置下移，形成胃下垂、肾下垂、子宫脱垂、脱肛等病变。

4）气闭：气闭，即气机闭阻，外出严重障碍，以致清窍闭塞，出现昏厥的一种病理状态。

气闭，多由情志刺激，或外邪、痰浊等闭塞气机，使气不得外出而闭塞清窍所致。

气闭的临床所见，有因触冒秽浊之气所致的闭厥，突然精神刺激所致的气厥，剧痛所致的痛厥，痰闭气道之痰厥等等，其病机都属于气的外出突然严重受阻，而陷于清窍闭塞，神失所主的病理状态。气闭发生急骤，以突然昏厥，不省人事为特点，多可自行缓解，亦有因闭不复而亡者。其临床表现，除昏厥外，随原因不同而伴相应症状。

5）气脱：气脱，即气不内守，大量向外亡失，以致功能突然衰竭的一种病理状态。

气脱多由于正不敌邪，或慢性疾病，正气长期消耗而衰竭，以致气不内守而外脱；或因大出血、大汗等气随血脱或气随津泄而致气脱，从而出现功能突然衰竭的病理状态。气脱可见面色苍白、汗出不止、目闭口开、全身瘫软、手撒、二便失禁、脉微欲绝或虚大无根等症状。

2. 血的失常

血的失常，一是因血液的生成不足或耗损太过，致血的濡养功能减弱而引起的血虚；二是血液运行失常而出现的血瘀、出血等病理变化。

（1）血虚是指血液不足，血的濡养功能减退的病理状态。

失血过多，新血不能生成补充；或因脾胃虚弱，饮食营养不足，血液生化乏源；或因血液的化生功能障碍；或因久病不愈，慢性消耗等因素而致营血暗耗等，均可导致血虚。脾胃为气血生化之源；肾主骨生髓，输精于肝，皆可化生血液，故血虚的成因与脾胃、肾的关系较为密切。

全身各脏腑、经络等组织器官，都依赖于血的濡养而维持其正常的生理功能，所以血虚就会出现全身或局部的失荣失养，功能活动逐渐衰退等虚弱证候。血虚者气亦弱，故血虚除见失于滋荣的证候外，多伴气虚症状，常见面色淡白或萎黄、唇舌爪甲色淡无华、神疲乏力、头目眩晕、心悸不宁、脉细等临床表现。

心主血、肝藏血，血虚时心、肝两脏的症状比较多见。心血不足常见惊悸怔忡、失眠多梦、健忘、脉细涩或歇止等心失血养的症状。肝血亏虚见两目干涩、视物昏花，或手足麻木、关节屈伸不利等症。若肝血不足，导致冲任失调，又可出现妇女经少，月经愆期，闭经诸症。

（2）血运失常：血液运行失常出现的病理变化，主要有血瘀和出血。

1）血瘀：血瘀是指血液的循行迟缓，流行不畅，甚则血液停滞的病理状态。

血瘀主要表现为血液运行郁滞不畅，或形成瘀积，可以为全身性病变，亦可瘀阻于脏腑、经络、形体、官窍的某一局部，从而产生不同的临床表现。但无论病在何处，均易见疼痛，且痛有定处，甚则局部形成肿块，触之较硬，位置比较固定，如肿块生于腹内，称为“症积”。另外，唇舌紫黯以及舌有瘀点、瘀斑，皮肤赤丝红缕或青紫，肌肤甲错，面色黧黑等，也是血液瘀滞的征象。

导致血瘀的病机，主要有气虚、气滞、痰浊、瘀血、血寒、血热等，此处只介绍血寒。

血寒，是指血脉受寒，血流滞缓，乃至停止不行的病理状态。多因外感寒邪，侵犯血分，形成血寒；亦可因阳气失于温煦所致。

血寒的临床表现，除见一般的阴寒证候外，常见血脉瘀阻而引起的疼痛，和手足、爪甲、皮肤及舌色青紫等表现。若寒凝心脉，心脉血气痹阻，可发生真心痛；寒凝肝脉，肝经血气瘀滞，可见胁下、少腹、阴部冷痛，或妇女痛经、闭经等。寒阻肌肤血脉，则见冻伤等症。寒瘀互结酿毒于内，可生癥积。

2）出血：出血，是指血液逸出血脉的病理状态。逸出血脉的血液，称为离经之血。若此离经之血不能及时消散或排出，蓄积于体内，则称为瘀血。瘀血停积体内，又可引起多种病理变化。若突然大量出血，可致气随血脱而引起全身功能衰竭。

导致出血的病机，主要有血热、气虚、外伤及瘀血内阻等。此处仅叙述血热。

血热，即热入血脉之中，使血行加速，脉络扩张，或迫血妄行而致出血的病理状态。血热多由于热入血分所致，如温邪、疠气入于血分，或其他外感病邪入里化热，伤及血分。另外，情志郁结，五志过极化火，内火炽盛郁于血分，或阴虚火旺，亦致血热。

血热病变，除一般热盛的证候外，由于血行加速，脉络扩张，可见面红目赤，肤色发红，舌色红绛，经脉异常搏动等症状。血热炽盛，灼伤脉络，迫血妄行，常可引起各种出血，如吐血、衄血、尿血、皮肤瘀疹、月经提前量多等。心主血脉而藏神，血热则心神不安，可见心烦，或躁扰不安，甚则神昏、谵语、发狂等症。血热的临床表现，以既有热象，又有动血为其特征。

因为血液主要由营气和津液组成，热入血脉不仅可以耗伤营气、津液而致血虚，而且可由热灼津伤，使其失去润泽流动之性，变得浓稠，乃至于涸不能充盈脉道，血液运行不畅而为瘀。

3. 气血失调

（1）气滞血瘀是指因气的运行郁滞不畅，导致血液运行障碍，继而出现血瘀的病理状态。

气滞血瘀的形成多因情志内伤、抑郁不遂、气机阻滞而致血瘀。肝主疏泄而藏血，肝气的疏泄作用在气机调畅中起着关键作用，因而气滞血瘀多与肝失疏泄密切相关，与心肺也有关。

临床上多见胸胁胀满疼痛，瘕聚、症积等病证。肺主气，调节全身气机，辅心运血，若邪阻肺气，宣降失司，日久可致心、肺气滞血瘀，而见咳喘、心悸、胸痹、唇舌青紫等表现。

气滞可导致血瘀，血瘀必兼气滞。由于气滞和血瘀互为因果，多同时并存，常难以明确区分孰先孰后。如闪挫外伤等因素，就是气滞和血瘀同时形成。但无论何种原因所致的气滞血瘀，辨别气滞与血瘀的主次则是必要的。

（2）气虚血瘀是指因气对血的推动无力而致血行不畅，甚至瘀阻不行的病理状态。

气虚血瘀的形成较多见于心气不足、运血无力而致的血行不畅，甚至瘀阻不行的病理状态。

临床表现常见于惊悸怔忡、喘促、水肿及气虚血滞的肢体瘫痪、痿废。另外，老年人多血瘀，且多气虚，故气虚血瘀病机在老年病中具有重要意义。

（3）气不摄血是指由于气虚不足，统摄血液的生理功能减弱，血不循经，逸出脉外，而导致各种出血的病理状态。

气不摄血的形成主要由于脾主统血功能失司，和心、肝、肺、肾、胃等脏腑功能不足有关。

临床表现见于咯血、吐血、紫斑、便血、尿血、崩漏等症，兼见面色不华、疲乏倦怠、脉虚无力、舌淡等气虚的表现。

（4）气随血脱是指在大量出血的同时，气也随着血液的流失而急剧散脱，从而形成气血并脱的危重病理状态。

各种大失血皆可导致气随血脱，较常见的有外伤失血、呕血和便血，或妇女崩中，产后大出血等因素。血为气之载体，血脱则气失去依附，故气亦随之散脱而亡失。

临床上此症多表现为精神萎靡、眩晕或晕厥、冷汗淋漓、四末不温，或有抽搐，或见口干，脉芤或微细。

（5）气血两虚，即气虚和血虚同时存在的病理状态。

气血两虚多因久病消耗，气血两伤所致；或先有失血，气随血耗；或先因气虚，血化障碍而日渐衰少，从而形成气血两虚。气血两虚，则脏腑经络、形体官窍失之濡养，各种功能失之推动及调节，故可出现不荣或不用的病证。

临床上主要表现为肌体失养及感觉运动失常的病理征象，如面色淡白或萎黄、少气懒言、疲乏无力、形体瘦怯、心悸失眠、肌肤干燥、肢体麻木，甚至感觉障碍、肢体痿废不用等。

## （四）津液代谢失常

津液代谢是一个复杂的生理过程，必须由多个脏腑的相互协调才能维持正常，诸如肺的宣发和肃降，脾的运化转输，肾与膀胱的蒸腾气化，三焦的通调，以及肝的疏泄功能都参与其中，以肺、脾、肾三脏的作用尤为重要，而其核心是气对津液的作用。因此，气的运动及其维持的气化过程，调节着全身的津液代谢。

因此，如果肺、脾、肾等有关脏腑生理功能异常，气的升降出入运动失去平衡，气化功能失常，均能导致津液生成、输布或排泄的失常，包括津液不足及津液在体内滞留的病理变化。

1. 津液不足

津液不足，是指津液在数量上的亏少，进而导致内则脏腑，外而孔窍、皮毛，失于濡瞤、滋养，而产生一系列干燥枯涩的病理状态。

导致津液不足的原因主要有三方面：一是热邪伤津，如外感燥热之邪，灼伤津液；或邪热内生，如阳亢生热、五志化火等耗伤津液。二是丢失过多，如吐泻、大汗、多尿及大面积烧伤等，均可损失大量津液。三是生成不足，如体虚久病，脏腑气化功能减退，可见津液生成不足。另外，慢性疾病耗伤津液，亦致津液亏耗。

伤津常见于吐、泻之后。如夏秋季节，多有饮食伤中而致呕吐、泄泻或吐泻交作，损失大量津液者，如不及时补充，可出现目陷、螺瘪、尿少、口干舌燥、皮肤干涩而失去弹性；甚则见目眶深陷、啼哭无泪、小便全无、精神委顿、转筋等症。严重者，因血中津少而失其滑润流动之性，气随津泄而推动无力，血液运行不畅，而见面色苍白、四肢不温、脉微欲绝的危象。另外，炎夏、高热、多汗也易伤津，常见口渴引饮、大便燥结、小便短少色黄；气候干燥季节，常见口、鼻、皮肤干燥等均属于伤津为主的临床表现。

伤液见于热病后期或久病伤阴，所见到的形瘦骨立，大肉尽脱，肌肤毛发枯槁，或手足震颤、肌肉动、唇裂、舌光红无苔或少苔，则属于脱液的临床表现。必须指出，津和液本为一体，伤津和脱液，在病机和临床表现方面虽有区别亦有联系。

一般而论，伤津主要是丢失水分，伤津未必脱液；脱液不但丧失水分，更损失精微营养物质，故脱液必兼津伤。从病情轻重而论，脱液重于伤津，可以说津伤乃液脱之渐；液脱乃津伤之甚。津易伤亦易补充，而液一般不易损耗，一旦亏损则较难恢复。但津伤可暴急发生而突然陷于气随津泄，甚至气脱的重危证候，则又非脱液可比。

2. 津液输布排泄障碍

津液的输布和排泄是津液代谢中的两个重要环节。二者虽有不同，但其结果都能导致津液在体内不正常的停滞，成为内生水湿痰饮等病理产物的根本原因。

津液的输布障碍，是指津液得不到正常的转输和布散，导致津液在体内环流迟缓，或在体内某一局部发生滞留。因而津液不化，可致水湿内生，酿痰成饮。引起津液输布障碍的原因很多，如肺失宣发和肃降，津液不得正常布散；脾失健运，运化水液功能减退，可致水饮不化；肝失疏泄，气机不畅，气滞津停；三焦的水道不利，不仅直接影响津液的环流，而且影响津液的排泄，凡此均致津液输布障碍而生痰饮水湿之患。上述多种成因中，以脾气的运化功能障碍具有特殊意义。因脾主运化，不仅对津液的输布起重要作用，而且在津液的生成方面具主导作用。脾失健运不但使津液的输布障碍，而且水液不归正化，变生痰湿为患。故《素问·至真要大论》说："诸湿肿满，皆属于脾。"

津液的排泄障碍，主要是指津液转化为汗液和尿液的功能减退，而致水液贮留体内，外溢于肌肤而为水肿。津液化为汗液，有赖肺气的宣发功能；津液化为尿液，有赖肾气的蒸化功能。肺和肾的功能减弱，虽然均可引起水液贮留，发为水肿，但肾气的蒸化作用失常则起着主导作用。这是因为，肾阳肾阴为五脏阴阳之本，能推动和调节各脏腑的输布和排泄水液功能，而且水液主要是通过尿液而排泄的。

（1）湿浊困阻：多由脾虚运化功能减退，津液不能转输布散，聚为湿浊。湿性重浊黏滞，易于阻遏中焦气机，而见胸闷、脘痞、呕恶、腹胀、便溏、苔腻等症。

（2）痰饮凝聚：多因脾、肺等脏腑功能失调，津液停而为饮，饮凝成痰。痰随气的升降，无处不到，病及脏腑经络，滞留于机体的不同部位而有多种的病理变化和多变的临床表现。饮停之部位比较局限，如停于胸胁的"悬饮"，饮留于肺的"支饮"等等。

（3）水液贮留：多由肺、脾、肾、肝等脏腑功能失调，气不行津，津不化气，津液代谢障碍，贮留于肌肤或体内，发为水肿或腹水。

3. 津液与气血关系失调

（1）水停气阻：指津液代谢障碍，水湿痰饮停留导致气机阻滞的病理状态。

因水湿痰饮皆有形之邪，易阻碍气的运行，即导致了水停气阻的形成

其临床表现因水液停蓄的部位不同而异。如水饮阻肺，肺气壅滞，宣降失职，可见胸满咳嗽，喘促不能平卧；水饮凌心，阻遏心气，则可见心悸、心痛；水饮停滞中焦，阻遏脾胃气机，可致清气不升，浊气不降，而见头昏困倦，脘腹胀满，纳化呆滞；水饮停于四肢，则可使经脉气血阻滞，故除见水肿外，尚可见肢体沉重胀痛等临床表现。

（2）气随津脱：主要指津液大量丢失，气失其依附而随津液之外泄出现暴脱亡失的病理状态。

气随津脱多由高热伤津，或大汗伤津，或严重吐泻耗伤津液等所致。吐下之余，定无完气。

频繁而大量的呕吐、泄泻，皆可使气随津液的耗伤而脱失，出现面色苍白，神昏晕厥，汗出不止，目闭口开手撒，甚则二便失禁，脉微欲绝等症。

（3）津枯血燥：主要指津液亏乏枯竭，导致血燥虚热内生或血燥生风的病理状态。

因高热伤津，或烧伤引起津液损耗，或阴虚痨热，津液暗耗，均会导致津枯血燥。

临床表现为心烦、鼻咽干燥、肌肉消瘦，皮肤干燥，或肌肤甲错、皮肤瘙痒或皮屑过多、舌红少津等临床表现。

（4）津亏血瘀：主要指津液耗损导致血行瘀滞不畅的病理状态。

因高热、烧伤，或吐泻、大汗出等因素，致使津液大量亏耗，则血量减少，血液循行滞涩不畅，从而发生血瘀之病变。

临床表现除见原有津液不足的表现外，还出现舌质紫绛，或有瘀点、瘀斑，或见瘢疹显露等症。

（5）血瘀水停：指因血脉瘀阻导致津液输布障碍而水液停聚的病理状态。

血中有津、脉外之津液可从脉络渗入血中，血瘀则津液环流不利；另外，血瘀必致气滞，也导致津停为水，故血瘀常伴水停。

临床上表现为心阳亏虚、运血无力、血脉瘀阻，除见心悸、气喘、口唇爪甲青紫、舌有瘀点或瘀斑，甚则胁下痞块等症外，亦见下肢、面目浮肿，即属此候。

## （五）内生“五邪”

内生“五邪”，是指在疾病的发展过程中，由于脏腑经络及精气血津液的功能失常而产生的化风、化寒、化湿、化燥、化火等病理变化。因病起于内，又与风、寒、湿、燥、火外邪所致病证的临床征象类似，故分别称为“内风”“内寒”“内湿”“内燥”和“内火”，统称为内生“五邪”。

1. 风气内动

（1）概念：风气内动，即是“内风”。由于“内风”与肝的关系较为密切，故又称肝风内动或肝风。

（2）形成和表现：内风是指疾病发展过程中，主要因为阳盛，或阴虚不能制阳，阳升无制，出现动摇、眩晕、抽搐、震颤等类似风动的病理状态。《素问·至真要大论》说：“诸暴强直，皆属于风。”“诸风掉眩，皆属于肝。”即指明了内风的临床表现，不仅与外风为病相类似，而且指出了与肝的密切关系。

风气内动，主要是体内阳气亢逆变动所致。《临证指南医案》指出：“内风乃身中阳气之变动。”内风的病机，主要有肝阳化风、热极生风、阴虚风动、血虚生风等。

肝阳化风：肝阳化风，多由于情志所伤，肝气郁结，郁久化火而亢逆，或暴怒伤肝，肝气亢逆，或操劳过度，耗伤肝肾之阴，阴虚不能制阳，水亏不得涵木，肝阳因之浮动不潜，升而无制，亢逆之阳气化风，形成风气内动。在肝阳上亢表现的基础上，可见筋惕肉　、肢麻震颤、眩晕欲仆，甚则口眼㖞斜、半身不遂。严重者，则因血随气升而发卒然厥仆。

热极生风：热极生风，又称热甚动风。多见于热性病的极期，由于火热亢盛，化而为风，并因邪热煎灼津液，伤及营血，燔灼肝经，筋脉失其柔顺之性，而出现痉厥、抽搐、鼻翼翕动、目睛上吊等临床表现，常伴有高热、神昏、谵语。

阴虚风动：阴虚风动，多见于热病后期，津液和阴气大量亏损，或由于久病耗伤，津液及阴气亏虚所致。主要病机是津液枯竭，阴气大伤，失其凉润柔和之能，既对筋脉失之滋润，又不能制阳而致阳气相对亢盛，因而产生筋挛肉　、手足蠕动等动风症状，并见低热起伏、舌光少津、脉细如丝等阴竭表现。

血虚生风：血虚生风，多由于生血不足或失血过多，或久病耗伤营血，肝血不足，筋脉失养，或血不荣络，则虚风内动。临床见肢体麻木不仁，筋肉跳动、甚则手足拘挛不伸等症。

另外，并非所有内风病证的病位皆为肝，如小儿慢脾风，其病机主要在于脾土虚败。

2. 寒从中生

（1）概念：寒从中生，又称“内寒”，是指机体阳气虚衰，温煦气化功能减退，虚寒内生，或阴寒之气弥漫的病理状态。

（2）形成及表现：因先天禀赋不足，阳气素虚，或久病伤阳，或外感寒邪，过食生冷，损伤阳气，以致阳气虚衰。阳气虚衰，不能制阴祛寒，故阴寒内盛。一般表现为阳热不足，温煦失职，虚寒内生，可见面色苍白，畏寒喜热，肢末不温，舌质淡胖，苔白滑润，脉沉迟弱或筋脉拘挛，肢节痹痛等症。内寒的病机主要与脾肾阳虚有关。脾为气血生化之源，脾阳能达于肌肉四肢。肾阳为人身阳气之根，能温煦全身脏腑形体。故脾肾阳气虚衰，则温煦失职，最易表现虚寒之象，而尤以肾阳虚衰为关键。故《素问·至真要大论》说："诸寒收引，皆属于肾。"阳气虚衰，则蒸化水液的功能减退或失司，水液代谢障碍，从而导致病理产物的积聚或停滞，形成水湿、痰饮等。故《素问·至真要大论》说："诸病水液，澄彻清冷，皆属于寒。"临床多见尿频清长，涕唾痰涎稀薄清冷，或大便泄泻，或水肿等，多由阳气不足，蒸化无权，津液不能正常输布代谢所致。

阳气虚衰，不能温煦血脉，反生内寒以收引血脉，血脉收缩则血流迟缓不畅，重者可致血液停积于血脉和脏腑之中，形成瘀血。临床可见痛处固定，遇寒加重。

"内寒"与"外寒"之间区别是："内寒"的临床特点主要是虚而有寒，以虚为主；"外寒"的临床特点是以寒为主，亦可因寒邪伤阳而兼虚象。两者之间的主要联系是：寒邪侵犯人体，必然会损伤机体阳气，而最终导致阳虚；而阳气素虚之体，则又因抗御外邪能力低下，易感寒邪而致病。

3. 湿浊内生

（1）概念：湿浊内生，又称"内湿"，是指由于脾的运化功能和输布津液的功能障碍，从而引起湿浊蓄积停滞的病理状态。由于内生之湿多因脾虚，故又称之为脾虚生湿。

（2）形成及表现：内湿的产生，多因过食肥甘，嗜烟好酒，恣食生冷，内伤脾胃，致使脾失健运不能为胃行其津液，或喜静少动，素体肥胖，情志抑郁，致气机不利，津液输布障碍，聚而成湿所致。因此，脾的运化失职是湿浊内生的关键。

脾主运化有赖于肾阳的温煦气化。因此，内湿不仅是脾阳虚津液不化而形成的病理产物，在肾阳虚衰时，亦必然影响及脾之运化而导致湿浊内生。反之，由于湿为阴邪，湿胜则可损伤阳气，故湿浊内困，久之必损及脾阳肾阳，而致阳虚湿盛之证。另外，湿浊可以聚而为痰，留而为饮，积而成水，变生多种病患。

湿性重浊黏滞，多阻遏气机，故其临床表现常可随湿邪阻滞部位的不同而异。如湿邪留滞经脉之间，则见头闷重如裹，肢体重着或屈伸不利，故《素问·至真要大论》说："诸痉项强，皆属于湿。"湿犯上焦，则胸闷咳嗽；湿阻中焦，则脘腹胀满、食欲不振、口腻或口甜、舌苔厚腻；湿滞下焦，则腹胀便溏、小便不利；水湿泛溢于皮肤肌腠，则发为水肿。故《素问·六元正纪大论》说："湿胜则濡泄，甚则水闭胕肿。"湿浊虽可阻滞于机体上、中、下三焦的任何部位，但仍以湿阻中焦脾胃为多。

此外，外感湿邪与内生湿浊在其形成方面虽然有所区别，但二者亦常相互影响。湿邪外袭每易伤脾，脾失健运又滋生内湿。故临床所见，脾失健运，内湿素盛之体，易外感湿邪而发病。

4. 津伤化燥

（1）概念：津伤化燥，又称"内燥"。是指机体津液不足，人体各组织器官和孔窍失其濡润，而出现干燥枯涩的病理状态。

（2）形成及表现：因久病伤阴耗液，或大汗、大吐、大下，或亡血失精导致阴亏津少，以及某些热性病过程中的热盛伤阴耗津等所致。由于津液亏少，不足以内溉脏腑，外润腠理孔窍，从而燥邪便由内而生，故临床多见干燥不润等病变。所以《素问·阴阳应象大论》说："燥胜则干。"

内燥病变可发生于各脏腑组织，以肺、胃及大肠为多见。内燥因津液枯涸，失去滋润濡养作用所致。津液枯涸则阴气化生无源而虚衰，阴虚则阳相对偏亢则生内热，故内燥常伴虚热证的表现。临床常见肌肤干燥不泽，起皮脱屑，甚则皲裂，口燥咽干唇焦，舌上无津，甚或光红龟裂，鼻干目涩少泪，爪甲脆折，大便燥结，小便短赤等症。如以肺燥为主，还兼见干咳无痰、甚则咯血；以胃燥为主时，可见食少、舌光红无苔；若系肠燥，则兼见便秘等症。故金代刘完素《素问玄机原病式·六气为病》说："诸涩枯涸，干劲皴揭，皆属于燥。"

5. 火热内生

（1）概念：火热内生，又称"内火"或"内热"，是指由于阳盛有余，或阴虚阳亢，或由于气血郁滞，或由于病邪郁结而产生的火热内扰，功能亢奋的病理状态。

（2）形成：主要包括阳气过盛化火、邪郁化火、五志过极化火、阴虚火旺四个方面的因素形成的。

阳气过盛化火：阳气过盛，功能亢奋，必然使物质的消耗增加，以致伤阴耗津。此种病理性的阳气过亢则称为“壮火”，中医学又称为“气有余便是火”。

邪郁化火：邪郁化火包括两方面的内容：一是外感六淫病邪，在疾病过程中，皆可郁滞而从阳化热化火，如寒郁化热、湿郁化火等。二是体内的病理性代谢产物（如痰、瘀血、结石等）和食积、虫积等，亦能郁而化火。邪郁化火的主要机制，实质上是由于这些因素导致人体之气的郁滞，气郁则生热化火。

五志过极化火：又称为“五志之火”。多指由于情志刺激，影响了脏腑精气阴阳的协调平衡，造成气机郁结或亢逆。气郁日久则可化热，气逆自可化火，因之火热内生。如情志内伤，抑郁不畅，则常能导致肝郁气滞，气郁化火，发为肝火；而大怒伤肝，肝气亢逆化火，亦可发为肝火。

阴虚火旺：此属虚火。多由于津液亏虚，阴气大伤，阴虚不能制阳，阳气相对亢盛，阳亢化热化火，虚热虚火内生。

（3）表现：内生火热，主要有心火、肝火、相火（肾火）及胃火等证，其临床表现则随其发病机制和病位的差异而各有不同。凡阳盛、邪郁化热化火及五志化火，多为实热实火，可见高热，烦渴，面红目赤，尿赤，便干，唇舌生疮等。若阴虚内热多见全身性的虚热征象，如五心烦热、骨蒸潮热、面部烘热、消瘦、盗汗、咽干口燥、舌红少苔、脉细数无力等；阴虚火旺，多集中于机体某一部位的火热征象，如虚火上炎所致的牙痛、齿衄、咽痛、升火颧红等。

## 二、疾病传变

传变，是指疾病在机体脏腑经络组织中的传移和变化。从本质上讲，即是疾病在其发展过程中的不同时间和不同层次上人体脏腑经络及精气血津液等各种病理改变的复杂联系和变化。疾病传变，就是阐明疾病过程中各种病理变化的演变、发展规律。

### （一）疾病传变的形式

疾病传变，不外两种形式：一是病位的传移，二是病性的变化。

1. 病位传变

病位，即疾病所在的部位。人是一个有机的整体，机体的表里之间、内脏之间，均有经络相互沟通联络，气血津液循环贯通。因此，某一部位的病变，可以向其他部位波及扩展，从而引起该部位发生病变，这就是病位的传变。常见的病位传变包括表里之间与内脏之间的传变，而外感病和内伤病的传变又各有特点。

《素问·阴阳应象大论》说：“邪风之至，疾如风雨，故善治者治皮毛，其次治肌肤，其次治筋脉，其次治六腑，其次治五脏。治五脏者半死半生也。”说明了掌握疾病传变规律，实施早期治疗的重要性。

（1）表里出入：表与里，是一个相对的概念，所指的病变部位并不是固定的。以整体而言，则病在皮肤、毛窍、肌肉、经络等为外属表，在脏腑、骨髓等组织器官为内属里。如以皮毛与经络相对而言，则皮毛属表，经络属里；以三阴三阳经而言，则三阳经为表，三阴经为里；以脏与腑相对而言，则腑为表，脏为里。

由于疾病表里的传变，意味着病邪的表里出入变化，故疾病的表里传变，亦称邪之表里出入。

表病入里：亦即表邪入里。指外邪侵袭人体，首先停留于机体的肌肤卫表层次，而后内传入里，病及脏腑的病理传变过程。常见于外感疾病的初期或中期，是疾病向纵深发展的反映。多由于机体正气受损，抗病能力减退，正气不能制止病邪的致病作用，病邪得以向里发展，或因邪气过盛，或因失治、误治等因素，以致表邪不解，迅速传变入里而成。如外感风寒证，可出现恶寒、发热、无汗等寒邪在表病变。若在表的风寒之邪不解，可由肌表而内传入里，影响肺、胃功能，发展为高热、口渴、喘咳、便秘等症，此即由表寒证转化成了里热病变。

里病出表：里病出表，是指病邪原本位于脏腑等在里层次，而后由于正邪斗争，病邪由里透达于外的病理传变过程。如温热病变，内热炽盛，见高热、烦渴、胸闷、咳逆等症，继则汗出而热邪外解，脉静身凉，症状缓解，或热病疹等透发于外，以及伤寒三阴病变转化为三阳病变等，均属里病出表之病理过程。

人体表里是相对的，而且是多层次的。所以，病变在表里出入的传变中，可以有介于表里之间的阶段，即半表半里。伤寒的少阳病机，温病的邪伏募原病机，都称之为半表半里，皆出现介于表与里之间的见证，其发展趋势既可达表也可入里，此为其特点。

（2）外感病传变：一般而论，外感病发于表，发展变化过程是自表入里、由浅而深的传变。故外感病基本是表里传变，但内传入里后，亦见脏腑间的传变。不同的外感病，其病位传变的形式又有所区别，主要有六经传变、卫气营血和三焦传变。

1）六经传变：六经指三阴、三阳，实即十二经脉。六经传变是指疾病的病位在六经之间的相对转移。东汉张机的《伤寒杂病论》，在《内经》所论外感热病的传变规律的基础上，创立了“六经传变”理论。六经传变，实际上是对伤寒热病六个不同发展阶段的病变规律和本质的概括。

经脉是运行气血的通路，能“内属于腑脏，外络于肢节”，把人体各部的组织器官联结成一个有机的整体。因而也成为病邪传播转移的通路和病理变化反应的部位。特别是十二经脉，是经络系统的主干、核心部分，也成为外感病传变的重要途径。

六经由表入里传变的基本形式是由阳入阴，即先太阳、阳明、少阳，而后太阴，少阴、厥阴的六个层次，说明阳气由盛而衰，疾病由轻到重的发展过程。反之，由阴出阳，则说明正气由衰而盛，疾病由重到轻的好转过程。若正气不支，邪气亢盛，也可不经阳经而直接侵犯阴经，称为直中三阴，其中以直中少阴为多。六经的具体传变形式尚有阴阳经传变、表里经传变、手足经传变等。另外，由于经脉与脏腑有属络关系，所以六经病变实际上与相应的脏腑功能失常有关。

2）三焦传变：三焦传变，是指病变部位循上、中、下三焦而发生传移变化。此三焦是人体上、中、下部位的划分，也是诸气与水液上下运行的通路，因而也可作为病位转移的途径。温病的三焦传变，是对温热病三个不同发展阶段的病变规律和本质的阐释，由部位三焦的概念延伸而来。

三焦传变是温病的主要传变形式。温热病邪，多自口鼻而入，首先侵犯上焦肺卫。病邪深入，则从上焦传入中焦脾胃，再入下焦肝肾。这是疾病由浅入深，由轻而重的一般发展过程，故称之为顺传。如果病邪从肺卫直接传入心包，病情发展恶化，超越了一般传变规律，故称为逆传。即如吴瑭所说：“肺病逆传，则为心包。上焦病不治，则传中焦，胃与脾也；中焦病不治，即传下焦，肝与肾也。始上焦，终下焦”（《温病条辨·卷二》）。疾病之所以顺传和逆传，主要取决于正邪双方力量的对比和病邪的性质。若疾病好转向愈，则可由下焦向上焦传变。

3）卫气营血传变：卫气营血传变，是指温热病过程中，病变部位在卫、气、营、血四个阶段的传移变化。卫分是温病的初期阶段，病位在肺卫；气分为温病的中期，病位在胃、肠、脾及肺、胆；营分是温病的严重阶段，病位在心包及心；血分属温病的晚期，病位在肝、肾及心。

卫气营血传变，一般从卫分开始，发展传为气分，再入营分，而血分。反映病邪由浅入深，病势由轻而重的发展过程，称为“顺传”。若邪入卫分后，不经过气分阶段，而直接深入营分或血分，称为“逆传”，反映了传变过程渐进与暴发之不同。

此外，卫气营血传变，还有初起即不见卫分阶段，而径入气分、营分者；亦有卫分证未罢，又兼见气分证而致“卫气同病”者；或气分证尚存，同时出现营分、血分证而成“气营两燔”“气血两燔”者；更有严重者为邪热充斥表里，遍及内外，出现卫气营血同时累及的局面。

（3）内伤病传变：内伤病是内脏遭到某些病因损伤所导致的一类疾病。因此，内伤病的基本病位在脏腑。

人体是以脏腑为核心的有机整体，脏腑之间在生理上密切相关，在病理上则可通过经络、精气血津液等的相互影响，以及位置相邻，而在脏腑之间发生传变。所以，内伤病的基本传变形式是脏腑传变。另外，脏腑与形体官窍之间，在生理上相互联系，在病理上亦相互影响，故内伤病也可在脏腑与形体官窍之间传变。

1）脏与脏传变，即指病位传变发生于五脏之间，这是内伤病最主要的病位传变形式。

五脏之间通过经络相互联系，在生理功能上密切相关而又协调平衡，在精气血津液的生化、贮藏、运行、输布等方面存在相互依存、相互为用又相互制约的关系。因而，某一脏的病变，常常影响到他脏而发生传变。例如心与肺、心与脾、心与肝、心与肾之间，其病变都可以相互影响。心与肺同居上焦胸中，心主血脉，肺主气，而宗气“贯心脉而行呼吸”。所以，疾病在心与肺的两脏之间的传变，主要是心血与肺气病变的相互影响。临床上，心运血功能失常，可以导致肺气郁滞，宣降失司，而见咳喘不得平卧。肺病日久，吸清呼浊功能异常，气病及血，可致肺气胀满，心血瘀阻，发生心悸、胸闷、口唇爪甲青紫等症。另外，心与脾之间，主要是心血、心神与脾气运化病变的相互影响；心与肝之间，主要是心血与肝血、心神与肝失疏泄情志病变的相互影响；心与肾之间，主要是心肾阴阳不交与精血亏损病变的相互影响。于此可知，由于两脏之间生理功能的联系各不相同，所以其病理传变情况也各不一样。

2）脏与腑传变，是指病位传变发生于脏与腑之间，或脏病及腑，或腑病及脏。其具体传变形式则是按脏腑之间表里关系而传。如《素问·咳论》说：“五脏之久咳，乃移予六腑。脾咳不已，则胃受之……肺咳不已，则大肠受之。”这是由于心与小肠、肝与胆、脾与胃、肺与大肠、肾与膀胱等表里相合脏腑之间，有经脉直接属络，从而使病气得以相互移易。如肺与大肠表里相合，脏腑气化相通，大肠得肺肃降之气而后传导排便。若肺气壅滞于上，肃降失职，则可致大肠腑气不通而发生便秘；而大肠实热，积滞不通，亦反过来影响肺气的肃降，从而发生气逆喘咳。故肺病可传至大肠。大肠病又可累及于肺。他如心火移热于小肠；小肠有热，循经上熏于心；脾运失职，影响胃的受纳与和降；食滞于胃，导致脾失健运等等，均为脏腑表里相传的疾病传变。

应当指出，脏腑表里相合关系的传变，并不是脏与腑之间病位传变的唯一形式，如肝气横逆犯胃；寒凝肝脉导致小肠气滞等，虽是由脏传腑，但不属于表里相合传变。

3）腑与腑传变，即是指病变部位在六腑之间发生传移变化。六腑生理功能各有不同，但都参与饮食物的受纳、消化、传导和排泄，以及水液的输送与排泄，并始终维持着虚实更替的动态变化。若其中某一腑发生病变，则势必影响及另一腑，导致其功能失常。如大肠传导失常，腑气不通，下游闭塞，则可导致胃气上逆，出现嗳气、呕恶等症状；若胃中湿热蕴结，熏蒸于胆，则又可引起“胆热液泄”，而出现口苦、黄疸等症。可以看出，任何一腑的气滞或气逆，均可破坏六腑整体“实而不能满”、“通而不宜滞”的生理特性，从而使病变部位在六腑中发生相应的传变。

4）形脏内外传变，包括病邪通过形体而内传相关之脏腑，及脏腑病变影响形体。

外感病邪侵袭肌表形体，由经脉传至脏腑，是内伤病发作、加重的重要原因。如风寒之邪侵袭肌表，客于皮毛，然后内合于肺。至于其内合于肺的机制，则是“外内合邪”。因已有过食寒凉生冷饮食，损伤脾胃阳气，手太阴肺经起于中焦（相当于胃的中脘部），胃寒阳衰，可通过经脉影响于肺，而致肺阳不足，宣发失职，若再有风寒之邪外袭，则因肺阳虚衰，卫外功能减退，因而客肺而发生咳嗽、喘促等病变。

某些形体组织的病变，久则可按五脏所合关系，从病变组织传入于本脏，而发展为内伤病证。反之，病变可由脏腑传至经脉，亦可反映于体表。如《灵枢·邪客》说：“肺心有邪，其气留于两肘。”说明心肺有病亦会通过其所属经脉，并在其循行的形体肌表部位反映出来，而出现胸痛、两臂内痛等症。临床上，五脏病变通过经络和精气血津液等影响及五体和官窍，亦是常见现象。

2. 病性转化

（1）寒热转化：寒热转化，指疾病过程中，病机性质由寒转化为热，或由热转化为寒的病理变化，实际是由阴阳的消长和转化所致。

1）由寒化热是指病证的性质本来属寒，继而又转变成热性的病理过程。

寒证有实寒证与虚寒证，而热证亦有实热证与虚热证。临床所见，由寒化热主要有两种形式：一是实寒证转为实热证，以寒邪化热入里为常见。如太阳表寒证，疾病初起恶寒重，发热轻，脉浮紧，以后继则出现阳明里热证，而见壮热，不恶寒反恶热，心烦口渴，脉数。另外，阴邪内聚，也可从热而化，转化为实热证。如哮喘病开始不发热，咳嗽，痰稀而白；继则转见发热，咳嗽，胸痛，痰黄而黏稠，即表示病性已由寒而化热。

二是虚寒证转化为虚热证。这是基于“阳损及阴”的道理，在阴阳互损病机中已有论及。

至于实寒证转化为虚热证，因为寒邪难以直接伤阴，则少有直接转化者。但若实寒证化热，日久亦可伤阴而转化为虚热证。虚寒证转化为实热证，亦有所见，可因重感于邪、邪郁化热、过用辛热药物等因素所致。

2）由热转寒是指病证的性质本来属热，继而转变成为寒性的病理过程。

由热转寒，主要有三种形式：一是实热证转化为虚寒证，一般因伤阳所致。如外感高热患者，由于大汗不止，阳从汗脱；或因吐泻过度，阳随津脱，病机就由实热转为虚寒的亡阳危证，出现冷汗淋漓、体温骤降、四肢厥冷，面色苍白、脉细微欲绝等症。又如内伤便血病人，初起便血鲜红，肛门灼热，口干舌燥，大便秘结或不爽。若日久不愈；血去正伤，阳气虚衰，继则转见血色紫黯或色淡，脘腹隐痛，痛时喜按喜温，并见畏寒肢冷，大便清溏，则表明其病性已由热而转寒。二是实热证转化为实寒证。比如风湿热邪痹阻肢体关节的热痹证，或因治疗用药，或素体阳虚，可热去而从寒化为风寒湿邪痹阻的寒痹证。三是虚热证转化为虚寒证，机制为“阴损及阳”，见阴阳互损病机。

至于虚热证转化为实寒证，则较为少见。如果虚热证转化为虚寒证，因阴邪内聚，或感受寒邪，亦可发展为实寒证。

（2）虚实转化：疾病过程中，正邪双方处于不断的斗争和消长之中，当正邪双方力量对比发生变化，则疾病的虚实性质亦会发生转变，或由实而转虚，或因虚而致实。

1）由实转虚，指疾病或病证本来是以邪气盛为矛盾主要方面的实性病变，继而转化为以正气虚损为矛盾主要方面的虚性病变的过程。

由实转虚的机制，主要在于邪气过于强盛，正不敌邪，正气耗损所致。此外，因失治、误治等原因，致使病程迁延，虽邪气渐去，然正气已伤，则亦可由实转虚。如外感暑热病邪，可因迫津外泄而大汗，气随津泄而脱失，病从暑热内盛证较快地转为实热兼阴虚证，进而发展为阴虚证，再为亡阴证，出现面色淡白、精神萎靡、汗出肢温、口渴喜饮、脉细而数等症，若出现冷汗淋漓、四肢发凉、脉微欲绝，则为亡阳证。又如，肝火上炎证的眩晕，日久则火盛伤阴而发展为肝肾阴虚的病变。

2）因虚致实，指病证本来是以正气亏损为矛盾主要方面的虚性病变，转变为邪气盛较突出的病变过程。因虚致实的机制，多由于脏腑功能减退，气化不行，以致全身气血津液等代谢障碍，从而产生气滞、水饮、痰浊、瘀血等病理变化；或因正虚病证，复感外邪，邪盛则实。如心肾阳气亏虚的心悸气喘，可因病情突然变化而发生水饮泛溢，上凌心肺，肺气闭塞，出现怔忡不宁、端坐喘息、胸中憋闷欲死的危急证候。又如肺肾两虚的哮证，肺卫不固，复感风寒，哮喘复发，而见寒邪束表、痰涎壅肺的实证。因虚致实的转变，正虚方面仍然存在，只不过实性病机占突出地位而已。

## （二）影响疾病传变的因素

1. 体质因素

体质主要从两方面对疾病的传变发生作用。一是在较大程度上影响正气之强弱，从而影响发病与传变的迟速。如素体盛者，一般不易感受病邪，一旦感邪则发病急速，但传变较少，病程亦较短暂；素体虚者，则易于感邪，且易深入，病势较缓，病程缠绵而多传变。二是在邪正相争过程中，对病邪的“从化”具有重要的决定作用。一般而论，素体阳盛者，则邪多从火化，疾病多向阳热实证演变；素体阴盛者，则邪多从寒化，疾病多向寒实或虚寒等证演变。例如，同为湿邪，阳热之体得之，则湿从阳而化热，形成“湿热”；若阴寒之体得之，则湿从阴而寒化，成为“寒湿”。

2. 病邪因素

病邪是影响疾病传变的重要因素，在传变的迟速以及病位、病性的传变方面都受到邪气的影响。传变的迟速与邪气的性质直接相关。如外感六淫病邪，一般阳邪传变较快，特别是火（热）邪、风邪、暑邪；阴邪传变较慢，特别是湿邪黏滞而较少传变。疠气则传变急速。湿、痰、水饮及瘀血内生，传变一般迟于外邪。

另外，邪盛则传变较快，邪微则传变缓慢。

各种不同的病邪，其伤入的途径不同，病位传变的路径亦有较大的差异。外感病因以表里传变为主，伤寒多六经传变，而温病多卫气营血、三焦传变。内伤病因主要是脏腑传变，亦可表里相及。疠气致病力强，则各有相对特殊的传变途径。外伤对疾病的传变也有重要影响。病邪从化主要由体质因素决定，但病性的变化与病邪的属性亦有一定联系。如燥为阳邪，较易从热而化；湿为阴邪，较易从寒而化。

3. 地域因素和气候因素

地域因素的长期作用，形成不同地理环境人群的体质特征和疾病谱的差异，同时亦影响疾病的传变。比如，居处高燥地域的人群，感邪后较易化热、化燥，伤阴耗津；而居处卑湿之地者，病变较易化湿，伤气伤阳。时令气候对疾病的影响颇大，其中包括对疾病传变的影响。比如，在冬春寒冷季节，寒哮一证，容易出现外寒入里引动内饮而发病，发生表里的传变；而阳盛之躯，则可因寒邪外束腠理，阳气不得发越而暴亢，乃至化火生风，发生厥仆之变，此又属脏腑经络的传变。

4. 生活因素

主要包括情志、饮食、劳逸等，主要是通过对正气发生作用而影响疾病的传变进程。概而言之，良好的心情，合理的饮食，劳逸得当使疾病趋向好转康复。相反，恶劣的心境，饮食不当以及劳逸失度则使疾病发展生变。如狂证患者，可因情志刺激，导致气郁化火，挟痰上蒙心窍，使病情加重或引起复发；肾气本亏的病人，可因惊恐重伤精气而发生阳痿等病变。饮食对脾胃、胆、大小肠病证传变的关系尤为密切，且通过对水谷运化、气血生化的影响而对疾病传变发生作用。

此外，正确的治疗、护理，则可及时阻断、中止疾病的发展和传变，或使疾病转危为安，以至痊愈。反之，若用药不当，或失治、误治，护理不当则可损伤人体正气，并助长邪气，以至变证叠起，坏证丛生，甚至预后不良。

## 第三节　脏腑辨证

脏腑辨证是根据脏腑的生理功能、病理表现，对疾病证候进行分析归纳，借以推究病机，判断病变部位、性质、正邪盛衰等情况的一种辨证方法，是临床各科的诊断基础，是中医辨证体系中的重要组成部分。

脏腑辨证，包括脏病辨证、腑病辨证、脏腑兼病辨证三个部分，其中脏病辨证是脏腑辨证的重要内容。

### 一、心与小肠病辨证

心的病证有虚有实。虚证多由于久病伤正、禀赋不足、思虑伤心等因素，导致心气、血、阴、阳的不足；实证多由于痰阻、火扰、寒凝、血瘀、气郁等引起。

#### （一）心气虚、心阳虚

心气虚、心阳虚是指心气不足、心阳虚衰所表现出的证候。本证多由于禀赋不足，久病体虚，或年高脏气亏虚所致。

（1）证候：心悸、气短，活动时加重，自汗，脉细弱或结代，为其共有症状。若兼面色无华，体倦乏力，舌淡、苔白则为心气虚；若兼形寒肢冷，心胸憋闷，舌淡胖或紫暗、苔白滑则为心阳虚。

（2）分析：心气虚、心阳虚，鼓动乏力，血液不能正常运行，强为鼓动，放心悸；心气虚，胸中宗气运转无力，故气短；动则耗气，故活动后心悸、气短加重；气虚卫外不固，则自汗；心气虚，鼓动无力，气血不能上荣，故面色无华、舌淡；气血虚弱，功能活动减退，故体倦乏力；气血不足，不能充盈脉管或脉气不相连续，故脉细弱或结代；心阳虚，心脉瘀阻，气血运行不畅，故心胸憋闷、舌紫暗；阳虚不能温煦周身，故形寒肢冷；阳虚寒盛，水湿不化，故苔白滑。

#### （二）心血虚、心阴虚

心血虚是心血亏虚、心失濡养所表现出的证候；心阴虚是心阴血不足、虚热内扰所表现出的证候。本证多由久病耗伤阴血，或失血过多，或阴血不足，或情志不遂，耗伤心血、心阴所致。

（1）证候：心悸失眠，健忘多梦为其共有症状。若见面白无华，眩晕，唇舌色淡，脉细为心血虚；若见颧红，五心烦热，潮热盗汗，舌红少津，脉细数为心阴虚。

（2）分析：心阴（血）不足，心失所养，故心悸失眠、健忘多梦；心血不足，不能上荣及充盈于脉，故面白无华、眩晕、唇舌色淡、脉细；心阴虚，心阳偏亢，虚热内扰，故颧红、五心烦热、潮热盗汗、舌红少津、脉细数。

### （三）心火亢盛

心火亢盛证是心火炽盛、扰乱心神所表现出的证候。本证常因七情郁结、气郁化火，或六淫内郁化火，或嗜肥腻厚味以及烟酒所致。

（1）证候：心胸烦热，失眠多梦，面赤口渴，便干溲赤，舌尖红苔黄，脉数有力；或口舌生疮，舌体糜烂疼痛；或狂躁谵语；或吐血衄血；或肌肤生疮，红肿热痛等。

（2）分析：心火炽盛，扰乱心神，轻则见心胸烦热、失眠多梦，重则为狂躁谵语；火热炽盛，灼津耗液，故见口渴、便干溲赤；心火上炎，故见面赤、舌尖红或口舌糜烂疼痛；心火炽盛，血热妄行，则见吐血衄血；心火内盛，火毒壅滞脉络，局部气血不畅，故见肌肤生疮、红肿热痛。苔黄、脉数有力，均为里热内盛的征象。

### （四）心脉痹阻

心脉痹阻是指心脏在各种致病因素作用下导致闭阻不通所反映出的证候，常见的因素有瘀血、痰浊阻滞心脉、寒凝、气滞等。

（1）证候：心悸怔忡，心胸憋闷疼痛，痛引肩背内臂，时发时止。若痛如针刺、舌紫暗或见瘀点瘀斑、脉细涩或结代，为瘀血阻滞心脉；若体胖痰多、身重困倦、闷痛较甚、舌苔白腻、脉沉滑，为痰阻心脉；若剧痛暴作，得温痛缓，畏寒肢冷、舌淡红或黯红、苔白、脉沉迟或沉紧，为寒凝；若心胸胀痛，其发作与情志因素相关，舌淡红或黯红、苔薄白，脉弦为气郁。

（2）分析：本证多因正气先虚，阳气不足，心失温养，则心悸怔忡；阳气不足，血液运行无力，易诱发各种致病因素闭阻心脉，气血运行不畅而发生疼痛；手少阴心经之脉直行上肺，出腋下循内臂，故痛引肩背内臂，这是诊断心脉痹阻的主要依据。

瘀阻心脉的疼痛以刺痛为特点，伴见舌紫暗、紫斑、紫点，脉细涩或结代等瘀血内阻的症状；痰浊阻滞心脉的疼痛以闷痛为特点，患者多体胖痰多、身重困倦、舌苔白腻、脉象沉滑等痰浊内盛的症状；寒凝心脉的疼痛以疼痛剧烈、发作突然、得温痛缓为特点，并伴畏寒肢冷、舌淡苔白、脉沉细迟或沉紧等寒邪内盛的症状；气滞心脉的疼痛以胀痛为特点，其发作多与精神因素有关，并常伴胁胀、善太息、脉弦等气机阻滞的症状，气滞则影响血行，轻则舌淡红，重则舌黯红。

### （五）痰迷心窍

痰迷心窍是痰浊蒙闭心神所表现出的证候。本证多由七情所伤，肝气郁结，气郁生痰；或感受湿浊邪气，阻滞气机，使气结痰凝，痰浊闭阻心神所致。

（1）证候：面色晦滞，脘闷作恶，意识模糊，语言不清，喉有痰声，甚则昏不知人，舌苔白腻，脉滑；或精神抑郁，表情淡漠，神志痴呆，喃喃自语，举止失常；或突然仆地，不省人事，口吐痰涎，喉中痰鸣，两目上视，手足抽搐，口中作猪羊叫声。

（2）分析：湿浊阻滞气机，清阳不升，故见面色晦滞、脘闷作恶；心主神志，痰蒙心神则神志异常，出现意识模糊或昏迷、语言不清，或精神抑郁、表情淡漠、神志痴呆、喃喃自语、举止失常，或突然仆地、不省人事、手足抽搐；痰涎内盛，喉中痰涌，痰为气激，肝气上逆，故口吐痰涎、喉中痰鸣、口中作猪羊叫声、两目上视。苔白腻、脉滑，均是诊断痰湿的依据。

### （六）痰火扰心

痰火扰心是指痰火扰乱心神所出现的证候。

（1）证候：发热气粗，面红目赤，痰黄稠，喉间痰鸣，躁狂谵语，舌红、苔黄腻，脉滑数；或见失眠心烦，痰多胸闷，头晕目眩；或神志错乱，哭笑无常，狂妄躁动，打人毁物。

（2）分析：痰火扰心，属外感热病者以发热、痰盛、神志不清为辨证要点；内伤杂病中，轻者以失眠心烦、重者以神志错乱为辨证要点。

外感热病，多因邪热亢盛，燔灼于里，炼津为痰，上扰心窍所致。里热蒸腾，充斥肌肤，故见发热；热邪上扰，故面红目赤；热盛，机能活动亢进，故呼吸气粗；热灼津为痰，则痰液发黄、喉间痰鸣；痰热扰心，则心神昏乱，故躁狂谵语；舌红、苔黄腻、脉滑数，均是痰火内盛之征。

内伤病中，痰火扰心，常见失眠心烦；若痰阻气道，则可见胸闷痰多；清阳被遏，可见头晕目眩；若剧烈精神刺激，可使气机逆乱，心火鸱张，灼津为痰，上扰心窍，心神被蒙，而表现为神志错乱、哭笑无常、狂妄躁动、打人毁物的狂证。

### （七）小肠实热

小肠实热是心火炽盛，移热小肠所表现出的证候。

（1）证候：发热口渴，心烦失眠，口舌生疮，小便涩赤不畅，尿道灼痛，尿血，舌红、苔黄，脉数。

（2）分析：心与小肠相表里，小肠有分别清浊的功能，使水液入于膀胱。心热下移小肠，故小便赤涩、尿道灼痛；热甚灼伤血络，故见尿血；心火炽盛，热扰心神则心烦失眠；热灼津液则口渴；热燔肌肤则发热；心火上炎，故口舌生疮。舌红、苔黄，脉数为里热之征象。

## 二、肺与大肠病辨证

肺的病证有虚实之分，虚证多见于气虚和阴虚；实证多见于风寒燥热等邪气侵袭或痰湿阻肺。

### （一）肺气虚

肺气虚是指肺功能减退所表现出的证候。本证多因久病咳喘或气的生化不足所致。

（1）证候：咳喘无力，动则气短，痰液清稀，声音低怯，面色淡白，神疲体倦；或自汗畏风，易于感冒，舌淡、苔白，脉虚。

（2）分析：肺气虚，宗气不足，呼吸功能减弱，故咳喘无力、动则气短、声音低怯；肺气虚，输布水液的功能减退，水液停聚于肺系，随肺气而上逆，故见痰液清稀；肺气虚，不能宣发卫气于肌表，腠理不密，卫表不固，故见自汗畏风、易于感冒。面色淡白、神疲体倦及舌淡苔白、脉虚均为气虚之征象。

### （二）肺阴虚

肺阴虚证是肺阴不足，虚热内生所反映出的证候。本证多由久咳伤阴，或痨虫伤肺，或热病后期，肺阴损伤所致。

（1）证候：干咳无痰，或痰少而黏，口燥咽干，形体消瘦，午后潮热，五心烦热，盗汗颧红，甚则痰中带血，声音嘶哑。舌红少津，脉细数。

（2）分析：肺阴不足，内生虚热，肺为热蒸，气机上逆而为咳嗽；津为热灼，炼津成痰，故痰少质黏；虚热灼伤肺络，故痰中带血；肺阴虚，上不能滋润咽喉则口燥咽干、声音嘶哑，外不能濡养肌肉则形体消瘦；虚热内炽，故午后潮热、五心烦热；热扰营阴，故盗汗；虚热上扰则见颧红。舌红少津、脉细数，皆是阴虚内热之象。

### （三）风寒束肺

风寒束肺证是感受风寒，肺气被束所表现出的证候。

（1）证候：咳嗽痰稀色白，鼻塞流清涕；或兼恶寒发热，无汗，头身痛，舌苔薄白，脉浮紧。

（2）分析：外感风寒，肺气被束不得宣发，逆而为咳；风寒犯肺，肺失宣肃，水液失于敷布，聚而为痰，寒属阴，故痰液稀白；鼻为肺窍，肺气失宣，鼻窍不畅，故鼻塞流清涕；寒邪客于肺卫，卫气被遏则恶寒，正气抗邪则发热，毛窍郁闭则无汗，营卫失和则头身痛。舌苔薄白、脉浮紧均为寒邪束表之征象。

### （四）风热犯肺

风热犯肺证是由风热之邪侵犯肺系，卫气受病所表现出的证候。

（1）证候：咳嗽，痰黄稠，鼻塞流黄浊涕，口干咽痛，发热，微恶风寒，舌尖红、苔薄黄，脉浮数。

（2）分析：风热袭肺，肺失宣降，肺气上逆则咳嗽、鼻窍不利则鼻塞；热灼津液为痰，故痰黄稠、流黄浊涕；咽喉为肺之门户，风热上壅，故咽喉痛；邪热伤津则口干；肺卫受邪，卫气抗邪则发热，卫气被遏则恶风寒。舌尖红、苔薄黄，脉浮数均为风热外感之象。

### （五）燥邪犯肺

燥邪犯肺证是燥邪侵犯肺卫所表现出的证候。多因秋令燥邪犯肺，耗伤肺津所致。

（1）证候：干咳无痰，或痰少而黏不易咳出，唇、舌、鼻、咽处干燥欠润，大便干结，或身热恶寒，胸痛咯血。舌红或干、苔白或黄，脉数或浮数。

（2）分析：燥邪耗伤肺津，肺失滋润，清肃失职，故干咳无痰或痰少而黏不易咯出；燥伤肺津，津液不布，故唇、舌、鼻、咽处干燥欠润，大便干结；燥邪袭肺，肺卫失宣，故有身热恶寒、脉浮之表证；燥邪化火，灼伤肺络，故见胸痛咯血。燥邪有凉燥、温燥之分，凉燥性近寒，故证似风寒，温燥性近热，故证似风热。若为温燥，则舌红、苔薄黄、脉数；若为凉燥，则舌干、苔薄白。

### （六）热邪壅肺

热邪壅肺证是热邪内壅于肺，肺失宣肃所表现出的证候。多由温热之邪从口鼻而入，或风寒、风热之邪入里化热，内壅于肺所致。

（1）证候：咳嗽气喘，呼吸气粗，甚则鼻翼煽动，咳痰黄稠，或痰中带血，或咳吐腥臭血痰，发热，胸痛，烦躁不安，口渴，小便短赤，大便秘结，舌红、苔黄腻，脉滑数。

（2）分析：热邪炽盛，内壅于肺，炼津成痰，痰热郁阻，肺失宣降，故有咳嗽气喘、呼吸气粗、鼻翼煽动、痰黄稠；痰热阻滞肺络，气滞血壅，脉络气血不畅，故发热胸痛；血腐化脓，则咳吐腥臭血痰；里热炽盛，津液被耗，故口渴、小便短赤、大便干结；热扰心神，则烦躁不安。舌红、苔黄腻，脉滑数均为里热或痰热的征象。

### （七）痰湿阻肺

痰湿阻肺证是痰湿阻滞肺系所表现出的证候。常因脾气亏虚、水湿停聚，或久咳伤肺、肺不布津，或感受寒湿之邪，肺失宣降，水湿停聚所致。

（1）证候：咳嗽痰多，痰黏色白易咯出，胸闷，甚则气喘痰鸣，舌淡、苔白腻，脉滑。

（2）分析：痰湿阻肺，肺气上逆，故咳嗽痰多、痰黏色白易咯出；痰湿阻滞气道，肺气不利，故胸闷，甚则气喘痰鸣。舌淡苔白腻、脉滑是痰湿内阻之征象。

### （八）大肠湿热

大肠湿热证是湿热侵犯大肠所表现出的证候。多因感受湿热外邪，或饮食不节或不洁，暑湿热毒侵犯大肠所致。

（1）证候：腹痛，泻泄秽浊；或下痢脓血，里急后重；或暴注下泄，色黄臭。伴见肛门灼热，小便短赤，口渴；或有恶寒发热，或但热不寒，舌红苔黄腻，脉滑数。

（2）分析：湿热蕴结大肠，气机阻滞，故腹痛；湿热熏灼肠道，脉络损伤，血腐为脓，故下痢脓血；湿热下注大肠，传导失职，故泄泻秽浊或暴注下泄、色黄臭；热灼肠道，故肛门灼热；水液从大便外泄，故小便短赤；热盛伤津，故口渴。若表邪未解，则可见恶寒发热；邪热在里，则但热不寒。舌红苔黄腻，脉滑数均为湿热之象。

## 三、脾胃病辨证

脾和胃的病证，有寒热虚实之不同。脾病以阳气虚衰、运化失调、水湿痰饮内生、不能统血、气虚下陷为常见病变；胃病以受纳腐熟功能障碍、胃气上逆为主要病变。

### （一）脾气虚

脾气虚证是脾气不足，运化失健所表现出的证候。本证多由饮食不节，或饮食失调，过度劳倦以及其他急慢性疾病耗伤脾气所致。

（1）证候：食少纳呆，口淡无味，腹胀便溏，少气懒言，肢体倦怠，面色萎黄，或浮肿，或消瘦，舌淡苔白，脉缓弱。

（2）分析：脾气虚弱，运化失健，故食少纳呆、口淡无味；脾虚水湿内生，脾气反为所困，故形成虚性腹胀；水湿不化，流注肠间，故大便溏薄或先干后溏；脾气虚，中气不足，故少气懒言；脾主肌肉四肢，脾气虚肢体失养，故见肢体倦怠；脾虚水湿浸淫肌表则见浮肿；脾胃为后天之本，气血生化之源，脾虚化源不足，肌体失养，故面色萎黄、消瘦及舌淡苔白、脉缓弱。

### （二）脾阳虚

脾阳虚证是脾阳虚弱，阴寒内盛所表现出的证候。本证多由脾气虚发展而来。

（1）证候：腹胀纳少，脘腹冷痛，喜暖喜按，形寒肢冷，大便溏薄或清稀，或肢体困重浮肿，或白带清稀量多，舌淡胖、苔白滑，脉沉迟无力。

（2）分析：脾之阳气虚弱，运化失健，则腹胀纳少；阳虚阴寒内生. 寒凝气滞，故脘腹冷痛、形寒肢冷，且喜暖喜按；脾阳气虚，水湿不化，流注肠中则大便溏薄或清稀，溢于肌肤四肢则肢体困重浮肿，水湿下注，妇女带脉不固则白带清稀量多。舌淡胖、苔白滑，脉沉迟无力，均为脾阳气虚，水寒之气内盛之征。

### （三）中气下陷

中气下陷证是指脾气亏虚，升举无力而反下陷所表现出的证候。本证多由脾气虚发展而来，或久泻久痢、劳累过度所致。

（1）证候：脘腹重坠作胀，食后益甚；或便意频数，肛门坠重；或久痢不止，甚或脱肛；或内脏下垂；或小便混浊如米泔。伴头晕，气短乏力，肢体倦怠，食少便溏。舌淡苔白，脉虚弱。

（2）分析：脾气虚，升举无力，内脏无托，故脘腹重坠作胀、便意频数、肛门坠重，甚或脱肛、内脏下垂；脾气虚陷，精微不能正常输布，固摄无权，故久痢不止，或小便混浊如米泔；清阳不能上升头目，故头晕；中气不足，全身机能活动减退，故气短乏力、肢体倦怠、食少便溏、舌淡苔白、脉虚弱。

### （四）脾不统血

脾不统血证是指脾气虚不能统摄血液所表现出的证候。本证多由久病，或劳倦伤脾，使脾气虚弱所致。

（1）证候：便血、尿血、肌衄、鼻衄、齿衄，或妇女月经过多、崩漏等，常伴有头晕，神疲乏力，气短懒言，面色无华，食少便溏。舌淡，脉细弱。

（2）分析：脾气虚，不能统摄血液，血不循经而行，故出现出血诸症；溢于胃肠为便血，溢于膀胱为尿血，溢于皮下为肌衄；脾失统血，冲任不固，故妇女月经过多，甚或崩漏；脾气虚，运化失健，故食少便溏；中气不足，机体机能活动减退，故神疲乏力、气短懒言、脉细弱；反复出血，营血虚少，肌肤失养，故面色无华、舌淡。

### （五）寒湿困脾

寒湿困脾证是指寒湿内盛，脾阳受困而表现出的证候。多由饮食不节，过食生冷，淋雨涉水，居处潮湿，或内湿素盛所致。

（1）证候：脘腹胀闷，食少便溏，泛恶欲吐，口黏不爽，头身困重；或肌肤面目发黄，黄色晦暗；或肢体浮肿，小便短少。舌淡胖苔白滑，脉濡缓。

（2）分析：脾为湿困，运化失司，升降失常，故脘腹胀闷、食欲减退、泛恶欲吐；湿注肠中，则便溏；湿性黏滞重着，湿邪困阻，故头身困重、口黏不爽；脾为寒湿所困，阳气不宣，胆汁，随之外泄，故肌肤面目发黄、黄色晦暗；中阳被水湿所困，水湿溢于肌肤，故肢体浮肿；阳气被遏，膀胱气化失司，故小便短少。舌淡胖苔白滑、脉濡缓均为寒湿内盛之征象。

### （六）脾胃湿热

脾胃湿热证是湿热蕴结脾胃所表现出的证候。常因感受湿热外邪，或过食肥甘厚味，使湿热蕴结脾胃，受纳运化失职所致。

（1）证候：脘腹痞闷，恶心欲吐，口黏而甜，肢体困重，大便溏泻，小便短赤不利；或面目肌肤发黄，色泽鲜明如橘皮；或皮肤发痒；或身热起伏，汗出热不解。舌红、苔黄腻，脉濡数。

（2）分析：湿热之邪蕴结脾胃，受纳运化失职，升降失常，故脘腹痞闷、恶心欲吐；湿热上犯，故口黏而甜；湿性黏滞重浊，湿热阻遏，故肢体困重、大便溏泻、小便短赤不利；湿性黏滞，湿热互结，则身热起伏，汗出而不解；湿热内蕴脾胃，熏蒸肝胆，胆汁不循常道而外溢，故面目肌肤发黄、色鲜如橘皮、皮肤发痒。舌红、苔黄腻、脉濡数皆是湿热之征象。

### （七）胃阴虚

胃阴虚证是胃阴亏虚所表现出的证候。多由于胃病久延不愈，或热病后期阴液未复，或素食辛辣积热于胃，或情志不遂，气郁化火等，使胃阴耗伤所致。

（1）证候：胃脘部隐痛，饥不欲食，口燥咽干，大便干结；或脘痞不舒；或干呕呃逆。舌红少津，脉细数。

（2）分析：胃阴不足，胃阳偏亢，虚热内盛，胃气不和，而致胃脘隐痛、饥不欲食；胃阴亏虚，上不能滋润咽喉、下不能濡瞤大肠，故口燥咽干、大便干结；胃失阴液滋润，胃气不和，故脘痞不舒；阴虚热扰，胃气上逆，故见干呕呃逆。舌红少津、脉细数均为阴虚内热的征象。

### （八）胃火炽盛

胃火炽盛证是胃中火热炽盛所表现出的证候。多由素食辛辣油腻，化火生热；或情志不遂，气郁化火；或邪热内犯等所致。

（1）证候：胃脘部灼热疼痛，吞酸嘈杂；或食入即吐，渴喜冷饮，消谷善饥；或牙龈肿痛溃烂，齿衄，口臭，大便秘结，小便短赤。舌红、苔黄，脉滑数。

（2）分析：胃火内炽，煎灼津液，故胃脘部灼热疼痛、渴喜冷饮；肝经郁热，肝胃火盛上逆，故吞酸嘈杂、呕吐或食入即吐；胃火炽盛，腐熟水谷功能亢进，故消谷善饥；胃的经脉上络于齿龈，胃热上蒸，气血壅滞，故牙龈肿痛，甚至化脓溃烂；血络受损，血热妄行，故可见齿衄；胃中浊气上逆，故口臭；热盛伤津，肠道失润，故大便秘结；小便化源不足，则小便短赤。舌红、苔黄为热证；热则气血运行加速，故脉滑数而有力。

### （九）寒滞胃脘

寒滞胃脘证是阴寒凝滞胃脘所表现出的证候。多由于脘腹部受凉，或过食生冷，或劳倦伤中，复感寒邪，以致寒凝胃脘所致。

（1）证候：胃脘冷痛，痛势较剧，遇冷加重，得热则减，口泛清水，畏寒肢冷，舌淡、苔白滑，脉迟或紧。

（2）分析：寒邪凝滞胃脘，络脉收引，气机郁滞，故胃脘疼痛，且疼痛较剧；寒为阴邪，得热则散，遇寒则更凝滞不行，故疼痛遇冷加重、得热则减；寒邪伤胃，胃阳被遏，水饮不化，随胃上逆，故口泛清水；阳气被遏，肢体失于温煦，故畏寒肢冷。舌淡苔白滑、脉迟或紧为寒邪内盛，阻滞气机之象。

### （十）食滞胃脘

食滞胃脘证是饮食物停滞胃脘不能腐熟所表现出的证候。多因饮食不节、暴饮暴食，或过食不易消化的食物，致宿食停滞胃脘，阻滞气机所致。

（1）证候：胃脘胀闷，甚则疼痛，嗳腐吞酸，或呕吐酸腐食物，吐后胀痛得减，厌食；或矢气便溏，泻下物酸腐臭秽，舌苔厚腻，脉滑。

（2）分析：饮食停滞胃脘，气机阻滞，故胃脘胀闷疼痛；胃失和降而上逆，胃中腐败食物挟浊气上泛，故嗳腐吞酸或呕吐酸腐食物、厌食；吐后实邪得消，胃气通畅，故胀痛得减；若食浊下趋，积于肠道，则矢气便溏、泻下物酸腐臭秽；胃中浊气上腾，则舌苔厚腻；正气抗邪，气血充盛，故脉来滑利。

## 四、肝与胆病辨证

肝的病证有虚实之分，虚证多见于肝阴、肝血的不足；实证多见于气郁火盛及寒邪、湿热等侵犯。至于肝阳上亢、肝风内动，则多为虚实夹杂之证。

### （一）肝气郁结

肝气郁结证是肝失疏泄，气机郁滞所表现出的证候。多因情志抑郁，或突然的精神刺激等因素，导致肝的疏泄功能失常所致。

（1）证候：情志抑郁易怒，胸胁脘腹胀闷窜痛，善太息；或咽部有梗阻感；或胁下痞块；妇女可见乳房作胀疼痛，痛经，月经不调，甚或闭经，脉弦。

（2）分析：肝主疏泄，调节情志。气机郁滞，经气不利，则肝不得条达疏泄，故情志抑郁；久郁不解，失其柔顺舒畅之性，故急躁易怒；肝脉布于胁肋，肝气郁结，气机不利，故胸胁脘腹胀闷窜痛、善太息；气郁生痰，痰随气逆，循经上行，搏结于咽，故咽部有梗阻感；肝气郁久，气病及血，气滞血瘀，则成癥瘕痞块；肝郁气滞，气血不畅，冲任失调，故妇女经前乳房作胀疼痛、痛经、月经不调，甚或闭经。脉弦为肝郁之象。

### （二）肝火上炎

肝火上炎证是肝经气火上逆所表现出的证候。多因情志不遂，肝郁化火，或外感火热之邪所致。

（1）证候：头晕胀痛，面红目赤，急躁易怒，口苦咽干，失眠多梦，胁肋灼痛，耳鸣如潮，尿黄便秘，或吐血衄血。舌红苔黄，脉弦数。

（2）分析：火性上炎，肝火循经上攻于头目，气血涌盛于络脉，故头晕胀痛、面红目赤；肝火循经上扰于耳，故耳鸣如潮；肝胆互为表里，肝热传胆，胆气循经上溢，故口苦；肝火内盛，失于条达柔顺之性，故急躁易怒；肝火内扰心神，则失眠多梦；肝火内炽，气血壅滞肝络，故胁肋部灼热疼痛；热盛耗津，故尿黄便秘；热灼血络，血热妄行，故吐血衄血。咽干、舌红苔黄、脉弦数均为肝火内盛之征。

### （三）肝血虚

肝血虚证是指因肝藏血不足，导致肝血亏虚所表现出的证候。多因脾肾亏虚，生化之源不足；或慢性病耗伤肝血；或失血过多所致。

（1）证候：眩晕耳鸣，面白无华，爪甲不荣，夜寐多梦，两目干涩，视力减退或雀盲；或见肢体麻木，筋脉拘挛，手足震颤；妇女常见月经量少色淡，闭经。舌淡、苔白，脉细。

（2）分析：肝血虚不能上荣于头目，故眩晕、面白无华；肝主筋，肝血亏虚，血不养筋，则爪甲不荣，肢体麻木，筋脉拘挛，手足震颤；血虚，血不养神，故夜寐多梦；肝血虚，目失所养，故两目干涩，视力减退或雀盲；肝血虚，不能充盈冲任，故妇女月经量少色淡，或闭经。舌淡、苔白，脉细，均为血虚之征象。

### （四）肝阴虚

肝阴虚证是指肝阴不足，虚热内扰所表现出的证候。多由情志不遂，气郁化火，或肝病、温热病后期耗伤肝阴所致。

（1）证候：头晕耳鸣，两目干涩，胁肋隐痛，视物模糊，五心烦热，潮热盗汗，咽干口燥，舌红少津，脉弦细数。

（2）分析：肝阴不足，不能上滋头目，故头晕耳鸣，两目干涩，视物模糊；肝阴不足，肝络失养，故胁肋隐痛；阴虚则生内热，虚热内蒸，故五心烦热，潮热盗汗；阴液亏虚不能上润，故咽干口燥。舌红少津，脉弦细数为肝阴虚，虚热内炽之征象。

### （五）肝阳上亢

肝阳上亢证是指肝失疏泄，肝气亢奋，或肝肾阴虚，阴不潜阳，肝阳偏亢，上扰头目所表现出的证候。多因肝肾阴虚，肝阳失潜，或恼怒焦虑，气郁化火，暗耗阴津，以致阴不制阳所致。

（1）证候：头晕耳鸣，头目胀痛，面部烘热，急躁易怒，面红目赤，失眠多梦，口苦咽干，便秘，尿黄，舌红，脉弦有力或弦细数。

（2）分析：肝失疏泄，肝气亢奋，或肝阴不足，阴虚阳亢，使肝阳上扰头目，故头晕耳鸣，头目胀痛，面部烘热；肝阳化火，火热上扰，故急躁易怒，面红目赤，失眠多梦，口苦咽干；阴虚内热，热灼津耗，故便秘尿黄。舌红，脉弦有力或弦细数均为肝肾阴虚，肝阳上亢之征象。

### （六）肝风内动

肝风内动证是指患者出现眩晕欲仆、抽搐震颤等具有“动摇”特点的症状。临床常见的有肝阳化风，热极生风和血虚生风。

1. 肝阳化风

肝阳化风证是肝阳亢逆无制而表现动风的证候。多因肝肾阴虚日久，肝阳失潜而暴发。

（1）证候：眩晕欲仆，头摇而痛，项强肢颤，语言謇涩，手足麻木，步履不稳；或猝然昏倒，不省人事，口眼歪斜，半身不遂，舌强不语，喉中痰鸣。舌红，脉弦有力。

（2）分析：肝阳化风，肝风内旋，上扰头目，故天旋地转，眩晕欲仆，或头摇动不能自制；气血随风阳上逆，壅滞络脉，故头痛不止；肝主筋，肝风内动，故项强肢颤；足厥阴肝脉络舌本，风阳窜扰络脉，故语言謇涩；肝肾阴虚，筋脉失养，故手足麻木；风动于上，阴亏于下，上盛下虚，故步履不稳，行走漂浮；风阳暴升，气血逆乱，肝风挟痰上蒙清窍，心神昏瞶，故猝然昏倒，不省人事；风痰窜扰络脉，患侧气血运行不利，弛缓不用，反受健侧牵拉，故半身不遂，口眼歪斜而偏向一侧，不能随意运动；痰阻舌根，则舌体僵硬，舌强不语；痰随风升，故喉中痰鸣。舌红为阴虚之象，脉弦有力是风阳扰动的病理反应。

2. 热极生风

热极生风证是热邪亢盛引动肝风所引起的抽搐等动风的证候。多由外感温热之邪，邪热鸱张，燔灼肝经所致。

（1）证候：高热烦渴，躁扰不宁，手足抽搐，颈项强直，甚则角弓反张，两目上翻，牙关紧闭，神志不清，舌红或绛，脉弦数。

（2）分析：热邪蒸腾，充斥肌肤，故高热；热传心包，心神愦乱，则神志不清、躁扰不宁；热灼肝经，津液受烁，筋脉失养，则见口渴，手足抽搐，颈项强直，角弓反张，两目上翻，牙关紧闭等筋脉挛急的表现；热邪燔灼营血，则舌红绛。脉弦数为肝经风热之征象。

3. 血虚生风

血虚生风证是指血虚筋脉失养所表现出的动风证候。多由急慢性出血过多，或久病血虚所引起。

本证的证候、证候分析见“肝血虚”。

### （七）肝胆湿热

肝胆湿热证是湿热蕴结肝胆所表现出的证候。多由感受湿热之邪，或过食肥甘厚腻，化湿生热所致。

（1）证候：胁肋部胀痛或灼热，口苦厌食，呕恶腹胀，大便不调，小便短赤，舌红苔黄腻，脉弦数；或寒热往来；或身目发黄；或阴囊湿疹，瘙痒难忍；或睾丸肿胀热痛；或带下黄臭，外阴瘙痒等。

（2）分析：湿热蕴结肝胆，疏泄失职，气机郁滞，故胁肋胀痛或灼热；湿热熏蒸，胆气上溢，故口苦；湿热郁滞，则脾胃升降功能失常，故厌食、呕恶腹胀；湿热内蕴，湿偏重则大便稀溏，热偏重则大便干结；湿热下注，膀胱气化功能失常，故小便短赤。舌红、苔黄腻，脉弦数则为湿热内蕴肝胆之征象。湿热蕴结，枢机不利，正邪相争，故寒热往来；湿热熏蒸，胆汁不循常道而外溢，则身目发黄；肝脉绕阴器，湿热下注，故见湿疹，瘙痒难忍，或睾丸肿胀热痛，妇女带下黄臭，外阴瘙痒等。

### （八）寒滞肝脉

寒滞肝脉证是指寒邪凝滞肝脉所表现出的证候。多因外感寒邪侵袭肝经，使气血凝滞而发病。

（1）证候：少腹胀痛，睾丸坠胀，或阴囊收缩，痛引少腹，遇寒加重，得热则缓，舌苔白滑，脉沉弦或迟。

（2）分析：足厥阴肝经绕阴器抵少腹，寒邪侵袭肝经，阳气被遏，气血凝滞，故少腹胀痛、睾丸坠胀；寒性收引，寒邪侵袭则筋脉拘急，故阴囊收缩，痛引少腹；寒凝则气血凝涩，得热则气血通利，故疼痛遇寒加剧，得热减缓。舌苔白滑，脉沉弦或迟均为寒邪内盛之征象。

## 五、肾与膀胱病辨证

肾为先天之本，内藏元阴元阳，只宜固藏，不宜泄露。肾为人体生长发育之根，脏腑机能活动之本，一有耗伤，则诸脏皆病；同时任何疾病发展到严重阶段，都可累及到肾。所以肾病多虚证。肾病常见的有肾阳虚、肾气不固、肾不纳气、肾虚水泛、肾阴虚、肾精不足等证，膀胱则多见膀胱湿热证。

### （一）肾阳虚

肾阳虚证是肾脏阳气虚衰所表现出的证候。多由素体阳虚，或年高肾亏，房劳伤肾等因素引起。

（1）证候：腰膝酸软，畏寒肢冷，尤以下肢为甚，头目眩晕，神疲乏力，面色苍白或黧黑；或阳痿不育，宫寒不孕；或大便溏泄，完谷不化；或尿少浮肿，腰以下为甚，甚则全身浮肿。舌淡胖、苔白，脉沉弱。

（2）分析：腰为肾之府，肾阳虚衰，不能温养腰府，故腰膝酸软；阳虚不能温煦肌肤，故畏寒肢冷；肾居下焦，阳气不足，阴寒盛于下，故两下肢发冷更为明显；阳气不足，心神无力振奋，故神疲乏力；气血运行无力，不能上荣于面，故面色苍白；肾阳极度虚衰，浊阴弥漫肌肤，则面色黧黑无泽；肾主生殖，肾阳虚，命门火衰，则生殖机能减退而见阳痿不育、宫寒不孕；肾阳虚，脾阳失于温煦，健运失司，故大便溏泄，完谷不化；肾阳虚，膀胱气化功能障碍，故尿少；水液内停，溢于肌肤则发水肿。肾居下焦，水湿下趋，故腰以下肿为甚。舌淡胖、苔白，脉沉弱均为肾阳虚衰，气血运行无力的表现。

### （二）肾气不固

肾气不固证是肾气亏虚，固摄无权所表现出的证候。多因年高肾气亏虚，或年幼肾气未充，或房劳过度，或久病伤肾所致。

（1）证候：小便频数清长，或小便失禁，或尿后余沥不尽，或遗尿，或夜尿频多，滑精早泄，白带清稀，或胎动易滑。伴腰膝酸软，面白神疲。舌淡、苔白，脉沉弱。

（2）分析：肾与膀胱相表里，肾气虚膀胱失约，故小便频数清长、遗尿，甚至小便失禁；肾气虚，排尿无力，故尿后余沥不尽；夜间为阴盛阳衰之时，肾气虚，则阴寒更甚，故夜尿多。肾气虚，封藏失职，精关不固，故滑精或早泄；带脉不固，则带下清稀；任脉失养，胎元不固，故胎动易滑；肾气虚，气血运行无力，不能上荣面部，机能活动减退，故面白神疲；腰为肾之府，肾气虚腰部失于温养，故腰膝酸软。舌淡、苔白，脉沉弱是肾气虚衰之象。

### （三）肾不纳气

肾不纳气证是肾气虚衰，气不归元所表现出的证候。多由久病咳嗽、肺虚及肾，或年老体衰，肾气不足，或劳伤肾气等因素所致。

（1）证候：久病咳嗽，呼多吸少，气不得续，动则喘息益甚，自汗神疲，声音低怯，腰膝酸软，舌淡、苔白，脉沉弱。

（2）分析：肾气虚则摄纳无权，气不归元，故呼多吸少，气不得续，动则喘息益甚；肺气虚，卫外不固，故自汗；气虚机能活动减退，故神疲，声音低怯；腰为肾之府，肾虚腰部失于温煦，故腰膝酸软。舌淡、苔白，脉沉弱为气虚之象。

### （四）肾阴虚

肾阴虚证是肾脏阴液不足所表现出的证候。多由久病伤肾，或禀赋不足，房事过度，或过服温燥之品，或情志内伤，耗伤肾阴等因素所致。

（1）证候：腰膝酸痛，头晕耳鸣，失眠多梦，男子遗精，女子经少或经闭，或见崩漏，咽干舌燥，形体消瘦，潮热盗汗，五心烦热，溲赤便干，舌红少津，脉细数。

（2）分析：肾阴不足，髓海失充，骨骼失养则腰膝酸痛，脑髓空虚则头晕耳鸣。肾阴虚而精少，故见女子经少或闭经；虚热内扰精室则男子遗精，虚热迫血妄行则女子崩漏；肾阴不足，虚热内生，故咽干舌燥，失眠多梦，形体消瘦，潮热盗汗，五心烦热，溲赤便干。舌红少津，脉细数均为阴虚内热之征象。

### （五）肾精不足

肾精不足证是肾精亏损所表现出的证候。多因禀赋不足、先天元气不充，或后天调养失宜，或房事过度，或久病伤肾所致。

（1）证候：发育迟缓，身材矮小，智力和动作迟钝，囟门迟闭，骨骼痿软；或男子精少不育，女子经闭不孕，性机能减退；或成人早衰，发脱齿摇，耳鸣耳聋，健忘眈惚，足痿无力，精神呆钝等。

（2）分析：肾主骨生髓，主生长发育，若肾精不足，则精虚髓少，不能充骨养脑，故见小儿五迟（立迟、行迟、发迟、语迟、齿迟）、五软（头软、项软、手足软、肌软、口软）；成年人则见皁衰，发脱齿摇，耳鸣耳聋，健忘恍惚，足痿无力，精神呆钝等；肾藏精，主生殖，肾精亏少，则性机能减退，男子精少不育，女子经闭不孕。

### （六）膀胱湿热

膀胱湿热证是湿热蕴结膀胱所表现出的证候。多由于外感湿热之邪，或饮食不节，内生湿热，下注膀胱所致。

（1）证候：尿频，尿急，尿道灼热疼痛，尿黄赤短少；或尿混浊，或尿血，或尿有砂石，可伴有发热腰痛，舌红、苔黄腻，脉数。

（2）分析：湿热侵袭，热迫尿道，故尿频，尿急，尿道灼热疼痛；湿热内蕴，膀胱气化失司，故尿黄赤短少，尿液混浊；热伤血络，则尿血；湿热煎熬津液，渣滓沉结而成砂石，故尿中见砂石；湿热郁蒸，热淫肌肤，可见发热；膀胱与肾相表里，腑病及脏，湿热阻滞于肾，故见腰痛。舌红、苔黄腻，脉数均为湿热内蕴之象。

## 六、脏腑兼病辨证

人体各脏腑之间在生理上是相互滋生、相互制约的。当某一脏或腑发生病变时，不仅表现出本脏腑的证候，同时，还时常影响到其他脏腑，致使多脏腑同时发生病变。凡两个以上脏腑相继或同时发生病变时，即为脏腑兼病。脏腑病证的传变，一般以具有表里、生克、乘侮关系的脏腑兼病容易发生。掌握脏腑病证的一般传变规律，对临床分析判断病情的发展变化具有重要意义。除具有表里关系的脏腑之病变在五脏辨证中已论述外，尚有其他脏与脏、脏与腑的兼病，现将常见的兼证述于下。

### （一）心肺气虚

心肺气虚证是心肺两脏气虚所表现出的证候。多由久病咳嗽，耗伤心肺，或禀赋不足，年高体弱等因素引起。

（1）证候：心悸咳喘，气短乏力，动则尤甚，胸闷，咳痰清稀，面白无华，头晕神疲，自汗声怯，舌淡、苔白，脉沉弱或结代。

（2）分析：肺主呼吸，心主血脉，二者赖宗气的推动、协调。肺气虚，宗气生成不足，则心气亦虚；心气先虚，宗气耗散，亦可致肺气不足。心气不足，心的鼓动无力，故心悸、脉沉弱或结代；肺气虚弱，肃降无权，气机上逆，则为咳喘。气虚则气短乏力，动则耗气，故喘息亦甚。肺气虚，呼吸机能减退，故胸闷；肺气虚不能输布精微，水液停聚，故痰液清稀；气虚全身机能活动减退，气虚血弱不能上荣，故面白无华，头晕神疲，舌淡、苔白；卫外功能减退则自汗；宗气不足则声怯。

### （二）心脾两虚

心脾两虚证是心血不足，脾气虚弱所表现出的证候。多由久病失调，或劳倦思虑，或慢性出血，以致心血耗伤，脾气受损。

（1）证候：心悸健忘，失眠多梦，食欲不振，腹胀便溏，神疲乏力，面色萎黄，或皮下出血，月经量少色淡，或崩漏，或经闭，舌淡，脉细弱。

（2）分析：心血不足，无以化气，则脾气亦虚；脾气虚弱，生血不足，或统血无权，血溢脉外，则又可致心血虚。心血不足，心神失养，故心悸健忘，失眠多梦；脾气虚，健运失司，故食欲不振，腹胀便溏。气血虚弱，血不上荣，机体机能活动减退，故面色萎黄，神疲乏力。脾气虚，失于统血，则皮下出血，崩漏；脾气虚，气血生化无源，故月经量少色淡，闭经。舌淡，脉细弱均为心脾两虚、气血虚弱之象。

### （三）心肾不交

心肾不交证是心肾水火既济失调所表现出的证候。多由久病伤阴，或房事不节，或思虑太过，情志郁而化火，或外感热病心火独亢等因素所致。

（1）证候：心烦失眠，心悸健忘，头晕耳鸣，咽干口燥，腰膝酸软，多梦遗精，五心烦热，舌红、少苔，脉细数。

（2）分析：肾水不足，不能上滋心阴，则心火偏亢；或心火亢于上，内耗阴精，致肾阴亏于下，使心肾阴阳水火既济失调，而成心肾不交的病理变化。肾水亏于下，心火亢于上，心神不宁，故心烦失眠，心悸；肾阴亏虚，骨髓不充，脑髓失养，故头晕耳鸣，健忘；腰为肾府，肾阴虚则腰失所充，故腰膝酸软；虚热内扰，精关不固，则多梦遗精。咽干口燥，五心烦热，舌红、少苔，脉细数均为阴虚内热之象。

## （四）心肾阳虚

心肾阳虚证是心肾两脏阳气虚衰．阴寒内盛，失于温煦所表现出的虚寒证候，多由久病不愈，或劳倦内伤所致。

（1）证候：心悸怔忡，畏寒肢冷，小便不利，肢面浮肿，下肢为甚，或唇甲淡暗青紫，舌青紫淡暗、苔白滑，脉沉细微。

（2）分析：肾阳为机体阳气之根本，心阳为气血运行的动力。心肾阳虚，阴寒内盛，心失温养则心悸怔忡，不能温煦肌肤则畏寒肢冷；肾阳虚衰，膀胱气化失司，则小便不利，水液停聚，泛溢肌肤，则肢面浮肿；而水液趋于下，故下肢肿甚；心阳虚，血液运行无力，血行瘀滞，故唇甲淡暗青紫。舌青紫淡暗，苔白滑，脉沉细微均为心肾阳气衰微，阴寒内盛，血行瘀滞，水气内盛之征象。

## （五）肺脾气虚

肺脾气虚证是肺脾两脏气虚所表现出的证候。多由久病咳嗽，肺虚及脾，或饮食不节，劳倦伤脾不能输精于肺所致。

（1）证候：久咳不止，痰多稀白，气短而喘，食欲不振，腹胀便溏，声低懒言，疲倦乏力，面色无华，甚则面浮足肿，舌淡、苔白，脉细弱。

（2）分析：肺主一身之气，脾主运化，为气血生化之源。脾气虚不能输精于肺，终致肺气虚；肺气虚宣降失常，脾气受困，亦可致脾气虚。久咳不止，肺气受损，故咳嗽气短而喘；气虚水津不布，聚湿生痰，故咳痰多稀白；脾气虚，运化失司，故见食欲不振，腹胀便溏；脾肺气虚，气血虚弱，机体机能活动减退，故声低懒言，疲倦乏力，面色无华；脾不化湿，水湿泛滥，故面浮足肿。舌淡、苔白，脉细弱均为气虚之象。

## （六）肺肾阴虚

肺肾阴虚证是肺肾两脏阴液不足所表现出的证候。多因久咳肺阴受损，肺虚及肾；或肾阴亏虚，或房事伤肾，肾虚及肺所致。

（1）证候：咳嗽痰少，或痰中带血，口燥咽干或声音嘶哑，腰膝酸软，形体消瘦，五心烦热，潮热盗汗，或遗精，月经量少，舌红、少苔，脉细数。

（2）分析：肺肾阴液互相滋养，病理上无论病起何脏，均可形成肺肾阴虚之证。肺肾阴虚，津液不能上承，肺失清润，故咳嗽痰少，口燥咽干或声音嘶哑；阴虚内热，热灼肺络，故咳痰带血；肾阴亏虚，失其濡养，故腰膝酸软；虚热内蒸，则五心烦热，潮热盗汗；肺肾阴虚，阴精不足，机体失养，故形体消瘦；虚热扰动精室则遗精；阴血不足则月经量少。舌红、少苔，脉细数则均为阴虚内热之征象。

## （七）肝火犯肺

肝火犯肺证是肝火炽盛，上逆犯肺所表现出的证候。多因情志郁结，肝郁化火，肝经热邪上逆犯肺，肺失肃降所致。

（1）证候：胸胁灼痛，急躁易怒，咳嗽阵作，痰黏量少色黄，甚则咳血，头晕目赤，烦热口苦，舌红、苔薄黄，脉弦数。

（2）分析：肝性升发，肺主肃降，升降相配，则气机协调平衡。肝脉贯膈上肺，若肝气升发太过，气火上逆，则可循经犯肺，而成肝火犯肺证。肝郁化火，热壅气滞，故胸胁灼痛；肝气升发太过，失于柔顺之性，故急躁易怒；肝火上炎，则头晕目赤；郁热内蒸，胆气上溢，故烦热口苦；肝火犯肺，肺失肃降，气机上逆则为咳嗽；热灼肺津，炼津为痰，故痰黏量少色黄；火灼肺络，故咳血。舌红、苔薄黄，脉弦数均为肝火炽盛之象。

### （八）肝脾不调

肝脾不调证是肝失疏泄，脾失健运所表现出的证候。多由情志不遂，郁怒伤肝，或饮食不节，劳倦伤脾所致。

（1）证候：胁肋胀满窜痛，情志抑郁或急躁易怒，善太息，纳呆腹胀，便溏，肠鸣矢气，或腹痛欲泻，泻后痛减，舌苔白腻，脉弦。

（2）分析：肝之疏泄，有助于脾的运化；脾之运化，使气机通畅，亦有助于肝气的疏泄。肝失疏泄，气机郁滞，故胁肋部胀满窜痛，情志抑郁或急躁易怒；太息则气郁得畅，胀闷得舒，故善太息；脾失健运，气机郁滞，故纳呆腹胀；气滞湿阻，故便溏，肠鸣矢气；肝郁脾虚，气机失调，故腹痛，欲泻；泻后气滞得畅，故泻后痛减。苔白腻，脉弦均为肝脾不调之象。

### （九）肝胃不和

肝胃不和证是肝失疏泄，胃失和降所表现出的证候。多由情志不遂，肝郁化火，横逆犯胃；或饮食伤胃，胃失和降，影响了肝的疏泄功能所致。

（1）证候：胸胁胃脘胀满疼痛，嗳气呃逆，嘈杂吞酸，烦躁易怒，舌红、苔薄黄，脉弦。

（2）分析：肝郁化火，横逆犯胃，肝郁气滞，故胸胁胃脘胀满疼痛；胃失和降，气机上逆，故嗳气呃逆；气郁于胃，郁而化火，故嘈杂吞酸；肝气郁滞，失于条达，故烦躁易怒。舌红、苔薄黄，脉弦为气郁化火之象。

### （十）肝肾阴虚

肝肾阴虚证是肝肾两脏阴液不足所表现出的证候。多由久病失调，房事不节，情志内伤所致。

（1）证候：头晕耳鸣，视物模糊，失眠健忘，腰膝酸软，胁痛，咽干口燥，五心烦热，颧红盗汗，遗精，月经不调，舌红、少苔，脉细数。

（2）分析：肝肾阴液相互滋生，若肝阴不足，可下及肾阴，使肾阴不足；肾阴不足，不能上滋肝阴，亦可致肝阴虚，故肝肾两脏的阴液盈亏，往往表现为盛则同盛，衰则同衰。肝肾阴虚，肝阳上亢，故头晕耳鸣；虚热内扰，心神不宁，故失眠健忘；肝阴不足，肝脉和目系失养，故胁痛，视物模糊；阴虚内热，虚热内盛，故咽干口燥，五心烦热，两颧发红；热迫营阴，故盗汗；虚热内扰精室，则遗精；冲任脉隶属于肝肾，肝肾阴虚，冲任失调，故月经不调。舌红、少苔，脉细数均为阴虚内热之征象。

### （十一）脾肾阳虚

脾肾阳虚证是脾肾两脏阳气亏虚所表现出的证候。多由脾肾久病，或久泻、久痢，或水湿久居等耗气伤阳所致。

（1）证候：面色苍白，畏寒肢冷，腰膝或小腹冷痛，久泻，久痢；或五更泄泻，下利清谷；或小便不利，面浮肢肿，甚则出现腹水。舌淡胖、苔白滑，脉沉细。

（2）分析：脾为后天之本，主运化，有赖于肾阳之温煦；肾为先天之本，温养全身脏腑组织，又赖脾精的供养。两脏任一脏虚久，均可病及另一脏，最终导致脾肾阳虚。脾肾阳虚，不能温煦形体，故面色苍白，畏寒肢冷；肾阳虚，腰部失于温养，阴寒内盛，气机凝滞，故腰膝、小腹冷痛；命门火衰，脾阳衰微，故久泻，久痢，或五更泄泻，下利清谷；阳气虚衰，气化不利，水湿内停，故小便不利，腹水；水湿泛溢肌肤，故面浮肢肿。舌淡胖、苔白滑，脉沉细均为阳虚阴盛，水湿内停之象。

## 第四节　八纲辨证

八纲，即阴、阳、表、里、寒、热、虚、实八类证候。八纲辨证是根据四诊所收集的资料，进行分析、综合，以概括病变的大体类别、部位、性质以及邪正盛衰等方面的情况，从而将疾病归纳为阴证、阳证、表证、里证、寒证、热证、虚证、实证八类基本证候。八纲是分析疾病共性的辨证方法，是各种辨证的总纲，在诊断疾病的过程中，起着执简驭繁、提纲挈领的作用，它是根据病人整体证候表现的总和概括出来的辨证规律。

八纲各有其独特的内容，但由于疾病的错综复杂性，使得八纲之间又是相互联系、密不可分的。如辨别表里必须结合寒热虚实，辨别寒热也必须结合表里虚实等。在运用八纲辨证时，除要掌握八纲各自的特点，更要注意它们之间的相互联系而灵活运用，才能做出准确的辨证。

## 一、表里辨证

表里是辨别疾病病位内外和病势深浅的两个纲领，它是一个相对的概念。一般皮毛、肌腠、经络在外，属表；五脏六腑在内，属里。外邪犯表，多为疾病初起，一般比较轻浅；脏腑受病，多是病邪深入，一般比较深重。表里辨证，可了解疾病的轻重深浅及病理变化趋势，借以确立解表或攻里的治疗方法。

### （一）表证

表证是六淫邪气经皮毛、口鼻侵入机体，病邪浅在肌肤的证候。表证是外感病邪的初期阶段，多具有起病急、病程短、病位浅的特点。

（1）证候：发热恶寒（或恶风寒），舌苔薄白，脉浮。常兼鼻塞流涕，头身痛，咳嗽等症状。

（2）分析：六淫邪气客于皮毛肌表，阻遏卫气不得宣发，故发热；卫气受遏，肌肤失于温煦，故恶寒或恶风；邪气郁滞经络，气血不畅，则头身痛；邪未入里，故舌象尚无变化，出现薄白苔；外邪袭表，正气奋起抗邪，脉气鼓动于外，故脉浮；肺主皮毛，鼻为肺窍，外邪从皮毛、口鼻而入，内应于肺，肺失宣肃，故出现鼻塞流涕、咳嗽。

### （二）里证

里证是疾病深入于里（脏腑、气血、骨髓）所表现出的一类证候。多由表邪不解，内传于里，或外邪直中脏腑，或七情内伤、饮食劳倦等，使脏腑气血功能失调所致。里证包括的证候范围广泛，临床表现多种多样，但概括起来则以脏腑的证候为主。里证病程长，不恶风寒，脉象不浮，多有舌质、舌苔的变化，可以此与表证相鉴别。具体内容将在脏腑辨证部分介绍。

### （三）表证和里证的关系

（1）表里同病：表证和里证同时在一个病人身上出现，多见于表证未解，邪已入里；或旧病未愈，复感外邪；或先见外感，又伤饮食；或病邪同时侵犯表里。临床表现出既有发热、恶寒、头痛、无汗等表证，又有腹胀、便秘、小便黄等里证。

（2）表里转化：在一定条件下，表证、里证可以互相转化，即“由表入里”和“由里出表”，这主要取决于正邪斗争的结果。机体正气不足、抵抗力减弱，或邪气过盛，或护理不当，或失治误治等均可使表邪入里。若治疗及时，或护理得当，使正气渐复，抵抗力增强，则邪气也可由里出表。凡病邪由表入里，表示病势加重；病邪由里出表，则表示病势减轻。

## 二、寒热辨证

寒热是辨别疾病性质的两个纲领。寒证与热证反映了机体阴阳的偏盛与偏衰，辨寒热就是辨阴阳之盛衰。阴盛或阳虚的表现为寒证，阳盛或阴虚的表现为热证。辨别疾病的寒热属性，是确立治疗选用温热药或寒凉药的依据。

### （一）寒证

寒证是感受寒邪，或阳虚阴盛，机体机能活动减退所表现出的证候。

（1）证候：各类寒证表现不尽一致，但一般都会出现恶寒喜暖，面色苍白，肢冷蜷卧，口淡不渴，小便清长，大便稀溏，痰、涎、涕等分泌物清稀，舌淡、苔白而润滑，脉迟或紧等。

（2）分析：阳气不足或外感寒邪，机体失于温煦，故见形寒肢冷、面色苍白、肢冷蜷卧；阴寒内盛，津液不化，故口淡不渴；阳虚不能温化水液，以致痰、涎、涕、尿、粪便等分泌物或排泄物澄澈清冷；阳虚不化，寒湿内生，故舌淡、苔白而润滑；阳气虚弱，无力推动血液运行则脉迟；寒主收引，受寒则脉道收缩，故又见脉紧。

### （二）热证

热证是感受热邪，或阳盛阴虚，人体机能活动亢进所表现出的证候。

（1）证候：各类热证表现不尽一致，但一般都会出现恶热喜凉，口渴喜冷饮，面红目赤，烦躁不宁，痰、涕黄稠，大便干结，小便短赤，舌红、苔黄而干，脉数等。

（2）分析：阳热偏盛，则恶热喜冷；热邪伤阴，津液被耗，故大便干结、小便短赤、口渴饮冷；火性上炎，故见面红目赤；热扰心神，则见烦躁不宁；津液被阳热煎熬，故痰、涕黄稠；舌红、苔黄为热证，舌干、少津为伤阴；阳热亢盛，加速血液运行，故见数脉。

### （三）寒证与热证的鉴别

寒证与热证，不能孤立地根据某一症状作出判断，应对疾病的全部表现进行综合观察，尤其是寒热的喜恶、口渴与不渴、面色的赤白、四肢的温凉以及二便、舌脉等方面的变化进行辨别（表 2–1）。

**表 2–1 寒证、热证鉴别表**

| 证型 | 寒热 | 口渴 | 面色 | 四肢 | 大便 | 小便 | 舌象 | 脉象 |
|---|---|---|---|---|---|---|---|---|
| 寒证 | 恶寒喜热 | 不渴 | 苍白 | 冷 | 大便清稀 | 小便清长 | 舌淡苔白腻 | 迟或紧 |
| 热证 | 恶热喜冷 | 渴喜冷饮 | 红赤 | 热 | 大便干结 | 小便短赤 | 舌红苔黄干 | 数 |

### （四）寒证与热证的关系

寒证与热证虽有阴阳盛衰的本质区别，但又相互联系，它们既可在病人身上同时出现，表现为寒热错综复杂的证候，又可以在一定条件下互相转化，出现寒证化热、热证转寒，在疾病危重阶段，还会出现假象。寒证与热证同时并存，称为寒热错杂。临床可表现为上热下寒、上寒下热、表寒里热、表热里寒等。如患者既见胸中烦热、频欲呕吐，又见腹痛喜暖、大便稀薄等症即为上有热、下有寒的上热下寒证。

寒热同时并见，除了要分清表里上下经络脏腑之外，还要分清寒热孰多孰少和标本先后主次，这些区别对处方用药具有十分重要的意义。

先出现寒证，后出现热证，热证出现，寒证消失，是寒证转化为热证；先出现热证，后出现寒证，寒证出现，热证消失，是热证转化为寒证。

寒热证的互相转化，反映了邪正的盛衰。由寒证转化为热证，是人体正气尚盛，寒邪郁而化热；热证转化为寒证，多属邪盛正虚，正不胜邪。

在疾病的过程中，一般其本质与所反映的症状是一致的，即热证见热象，寒证见寒象。但在疾病发展到危重阶段，有时会出现与疾病的本质相反的一些假象，如“寒极似热”“热极似寒”，即所谓的真寒假热、真热假寒的证候，这些假象常出现在病人生死存亡的关键时刻，如不细察，易导致误诊。’

真热假寒是内有真热而外见假寒的证候。其产生机理是内热过盛、格阴于外，也称“阳盛格阴”。临床表现为四肢厥冷、脉沉等似属寒证，但身寒不喜加衣被，脉沉而有力，并且见口渴喜冷饮、咽干口臭、谵语、小便短赤、大便燥结等热象。说明内热炽盛是真，外见寒象是假。

真寒假热是内有真寒而外见假热的证候。其产生机理是阴寒内盛、格阳于外，也称“阴盛格阳”。临床表现为身热、面红、口渴、脉大等似属热，但身热反欲盖衣被，口渴喜热饮，饮亦不多，脉大而无力，并且还可见到四肢厥冷、大便稀溏、小便清长，舌淡、苔白等寒象。说明阴寒内盛是真，外见热象是假。

## 三、虚实辨证

虚实是辨别邪气强弱和正气盛衰的两个纲领。虚指正气不足，实指邪气盛实。虚证主要取决于正气虚方面，实证主要取决于邪气盛方面。正如《素问·通评虚实论篇》所说，“邪气盛则实，精气夺则虚”。辨别疾病的虚实，是治疗疾病时确定扶正或祛邪的依据。

### （一）虚证

虚证是指人体正气不足，脏腑生理功能衰退所表现出的证候。虚证的形成，有先天不足和后天失调两个方面，但以后天失调为主。如饮食失调，后天之本不固；或七情内伤，脏腑气血损伤；或房事过度，肾精耗损；或久病失治误治，正气受损等，均可成为虚证。根据气血阴阳虚损的程度不同，临床又分为气虚、血虚、阴虚、阳虚等。

1. 气虚证

气虚证是机体元气不足，全身或某一脏腑机能减退所表现出的证候。

（1）证候：疲倦乏力，少气懒言，语声低微，自汗，动则诸症加重，舌淡，脉虚弱无力。

（2）分析：元气不足，人体机能活动减退，故见疲倦乏力、少气懒言、语声低微；气虚卫表不固，故自汗出；劳则气耗，故在活动后诸症加重；气为血之帅，气虚血失鼓动及充盈，故舌淡、脉虚弱无力。

2. 血虚证

血虚证是指血液亏虚，不能濡养脏腑、经脉、组织、器官而出现的证候。

（1）证候：面色无华或萎黄，唇色淡白，爪甲苍白，头晕眼花，心悸失眠，手足麻木，妇女月经量少或闭经，舌质淡，脉细无力。

（2）分析：血虚不能上荣于头面，故面色无华或萎黄、唇淡、头晕眼花；血虚心失所养，则心悸失眠；血虚筋脉失养，则爪甲苍白、手足麻木；血虚冲任失充，故妇女月经量少或闭经；血虚不能上荣于舌则舌淡，脉管失于充盈则脉细无力。

3. 阴虚证

阴虚证是指机体阴精亏虚、阴不制阳、虚热内生所表现出的证候。

（1）证候：午后潮热，盗汗，颧红，咽干，五心烦热，小便短黄，大便干结，舌红、少苔，脉细数。

（2）分析：阴虚则内热，虚热内扰，故五心烦热、午后潮热、颧红；热逼津泄，故盗汗出；虚热伤津，则咽干、溲赤、便干；阴虚内热，故舌红、少苔，脉细数。

4. 阳虚证

阳虚证是机体阳气不足，失于温煦推动，脏腑机能活动减退所表现出的证候。

（1）证候：形寒肢冷，面色苍白，神疲乏力，自汗，口淡不渴，小便清长或尿少浮肿，大便稀溏，舌淡胖、苔白，脉沉迟。

（2）分析：阳气不足，机体失于温煦，故形寒肢冷；阳气虚，无力推动气血运行，血不上荣则面色苍白，气虚失于鼓动则神疲乏力；阳气虚，腠理不固，故自汗出；阳虚则阴寒内生，水液不化，故口淡不渴、小便清长或尿少浮肿、大便稀溏；阳气虚，水湿内生，故舌淡胖、苔白；阳气虚，血运无力，故脉沉迟。

### （二）实证

实证是指邪气过盛，脏腑功能活动亢盛所表现出的证候。实证的形成多由于外感六淫之邪亢盛，正邪剧争；或脏腑功能失调，致使痰湿、瘀血、宿食等病理产物停滞所致。由于邪气的性质及所在的部位不同，临床表现亦不尽一致。

（1）证候：一般常表现出发热，形体壮实，声高气粗，精神烦躁，胸胁脘腹胀满，疼痛拒按，大便秘结或热痢下重，小便不利或淋漓涩痛，舌苔厚腻，脉实有力等。

（2）分析：邪气盛，正气奋起抗邪，或阳热内盛，故发热；邪实正盛，故形体壮实、声高气粗；实热扰心，故精神烦躁；实邪停滞于脏腑，腑气不通，故胸胁脘腹胀满、疼痛拒按、大便秘结；湿热下注则热痢下重、小便淋漓涩痛；实邪停滞，气血壅盛，故舌苔厚腻，脉实有力。

### （三）虚证与实证的鉴别

辨别虚实，主要看病人的形体盛衰、精神好坏、声音气息强弱、痛处喜按与拒按以及二便、舌脉的变化（表 2–2）。

表 2-2 虚证、实证鉴别表

| 证型 | 病程 | 体质 | 声息 | 形态 | 疼痛 | 二便 | 舌象 | 脉象 |
|---|---|---|---|---|---|---|---|---|
| 虚证 | 久病 | 虚弱 | 声低息微 | 精神萎靡<br>身倦乏力<br>气弱懒言 | 疼痛喜按 | 大便稀溏<br>小便清长 | 舌淡胖、少苔 | 虚细无力 |
| 实证 | 新病 | 壮实 | 声高息粗 | 精神兴奋<br>声高气粗 | 疼痛拒按 | 大便干结<br>小便短赤 | 苔厚腻 | 实而有力 |

### （四）虚证与实证的关系

疾病是一个复杂的过程，由于体质、治疗、护理等诸因素的影响，使虚证与实证发生虚实夹杂、虚实转化等证候表现，临床上应加以细察。凡虚证与实证同时出现者，称为虚实夹杂。临床上有以实证为主而夹有虚证的，也有以虚证为主而夹有实证的，还有虚证与实证并重的。如肝硬化腹水的病人，可见腹部胀大、青筋暴露、二便不利等实证表现，又有形体消瘦、气短乏力、脉沉细弦等虚证表现，这即是虚实夹杂证。

在疾病发展过程中，由于正邪相争，在一定的条件下，虚证和实证还可相互转化，实证转化为虚证，虚证也可转化为实证。实证失治误治，或邪气久留、过盛伤及正气，可使实证转化为虚证。如外感热证，见高热、口渴、烦躁、脉洪大等实证，若日久不愈，邪气久留损伤正气，可见气短乏力、面色苍白、消瘦、脉细弱等虚证。虚证转化为实证，临床比较少见，多见的是先为虚证，而后转化为虚实夹杂证。主要由于正气虚，脏腑功能减退，致痰、食、血、水等病理产物凝结阻滞，而因虚致实。如心脾气虚证，见心悸气短，若久治未愈，可突然心痛不止，成为气虚血滞、心脉瘀阻的虚中夹实证。

## 四、阴阳辨证

阴阳是概括病证类别的一对纲领。阴阳是八纲辨证的总纲，即表、热、实属阳，里、寒、虚属阴。一切病证尽管千变万化，但总起来不外阴证与阳证两大类。

### （一）阴证与阳证

阴证是体内阳气虚衰，或寒邪凝聚的证候，其病属寒、属虚。机体反映多呈衰退的表现。主要表现为：精神萎靡不振，面色苍白，畏寒肢冷，气短声低，口不渴，便溏，小便清长，舌淡胖嫩、苔白，脉迟弱等。

阳证是体内热邪壅盛，或阳气亢盛的证候，其病属热、属实。机体反映多呈亢盛的表现。主要表现为：精神烦躁不安，身热面赤，气壮声高，口渴喜冷饮，呼吸气粗，大便秘结，小便短赤，舌红绛、苔黄，脉洪滑实等。

### （二）亡阴证与亡阳证

亡阴证与亡阳证是疾病过程中的危重证候，一般在高热大汗，或发汗太过，或吐泻过度，或失血过多等阴液或阳气迅速亡失的情况下发生。

亡阴证是指体内阴液过度消耗而表现出的阴液衰竭的病变和证候。临床主要表现为：汗出而黏，呼吸短促，身热，手足温，烦躁不安，渴喜冷饮，面色潮红，舌红而干，脉细数无力。

亡阳证是指体内阳气严重消耗而表现出的阳气虚脱的病变和证候。临床主要表现为：大汗淋漓，面色苍白，精神淡漠，身畏寒，手足厥逆，气息微弱，口不渴或渴喜热饮，舌淡，脉微欲绝。

亡阴可迅速导致亡阳，亡阳之后也可出现亡阴，只是先后主次不同而已。因此，临床上应分别亡阴亡阳的主次矛盾，才能及时正确地抢救。

## 五、八纲之间的相互关系

八纲在临床应用时，虽然每一纲各有其独特的内容，但八纲之间又是相互联系而不能分割的。如表证有表寒、表热、表虚、表实之别，里证同样有里寒、里热、里虚、里实之分，表里辨证还有表寒里热及表实里虚等错综复杂的变化。其他虚证、实证、热证、寒证也是如此。另外，表里、虚实、寒热在一定条件下，又是可以互相转化的。因此，在应用八纲辨证时，只有掌握八纲各自不同的证候特点，注意八纲之间的相兼、转化、夹杂、真假等情况，才能对疾病作出全面正确的判断。

## 第五节　气血津液辨证

气血津液是脏腑正常生理活动的产物，受脏腑支配，同时它们又是人体生命活动的物质基础，一旦气血津液发生病变，它不仅会影响脏腑的功能，亦会影响人体的生命活动。反之，脏腑发生病变，必然也会影响气血津液的变化。气血津液辨证可分为气病辨证、血病辨证和津液病辨证。

### 一、气病辨证

气病的常见证候，可以概括为气虚证、气陷证、气滞证和气逆证。

#### （一）气虚证

是指体内营养物质受损或脏腑功能活动衰退所出现的证候。

（1）症状：头晕目眩、少气懒言、疲倦乏力、自汗、活动时诸症加剧、舌淡、脉虚无力。

（2）病因病机：多由久病、饮食失调或年老体弱等因素引起。

#### （二）气陷证

是气虚病变的一种，以气虚无力升举为主的证候。

（1）症状：头昏眼花、少气倦怠、腹部有坠胀感、脱肛或子宫脱垂等，舌淡苔白，脉虚弱。

（2）病因病机：气虚则脏腑功能衰减，出现清阳不升，气陷于下，升举无力，内脏下垂。

#### （三）气滞证

指体内某些部位或某一脏腑气机阻滞，运行不畅引起的病变证候。

（1）症状：闷胀、疼痛、时重时轻、走窜不定，得嗳气或矢气后胀痛减轻。

（2）病因病机：外感六淫，或内伤七情，或饮食劳倦，或跌仆闪挫等皆可引起气机不畅，出现气滞证。

#### （四）气逆证

指气上逆不顺而出现的病变证候。一般多见肺胃肝之气上逆。

（1）症状：肺气上逆主要以咳嗽喘息为特征；胃气上逆主要以呃逆、嗳气、恶心呕吐为特征；肝气上逆主要以头痛、眩晕、昏厥、呕血为特征。

（2）病因病机：外邪犯肺，或痰浊壅肺等致肺失宣降，故上逆为咳喘。外邪犯胃，或饮食积滞，或气郁等而致胃失和降，其气上逆，则呃逆、嗳气、呕吐。情志不遂，郁怒伤肝，肝气上逆，火随气升，故头痛、眩晕、昏厥、甚则呕血。

### 二、血病辨证

血病的常见证候，可概括为血虚证、血瘀证和血热证。

#### （一）血虚证

指机体内血液亏虚或其功能下降所引起的症状。

（1）症状：面色萎黄或苍白、唇色淡白、神倦乏力、头晕眼花、心悸失眠、手足麻木、妇女经量少、衍期甚或闭经，舌质淡、脉细无力。

（2）病因病机：久病耗伤或病失血（吐、衄、便、溺血、崩漏等），或后天脾胃虚弱，生化不足等诸因皆能令人血虚。

### （二）血瘀证

凡体内血行受阻，血液瘀滞，或血离于经而瘀阻于体内所引起的病变证候，均属血瘀证。

（1）症状：局部痛如针刺，部位固定，拒按，或有肿块，或见出血，血色紫暗，有血块，面色晦暗，口唇及皮肤甲错，舌质紫暗，或有瘀斑、脉涩等。

（2）病因病机：因气滞而血凝，或血受寒而脉阻，或热与血而相结，或外伤等血溢于经，导致瘀血内停，出现血瘀证。

### （三）血热证

即血分有热，或热入血分的症状。

（1）症状：心烦，躁扰发狂，口干喜饮，身热以夜间为甚，舌红绛，脉细数，或见吐、衄、便、尿血及斑疹等，妇女月经提前、量多、色深红等。

（2）病因病机：外感热邪侵入，或五志郁火等所致。血分热盛，心神受扰，故烦躁，甚则发狂；血属阴，热入于内，入夜交争甚，所以发热至夜尤甚；阴血受灼，则口干喜饮；热盛血耗，不能充盈于脉，故脉细数；热迫血妄行，血络受损，必见出血，妇人月经亦必见量多而提前等。

## 三、津液病辨证

各种原因所致水液代谢障碍，或津液耗损证候，均可称之为津液病。津液病变，一般可概括为津液不足和水液停聚两方面。

### （一）津液不足证

又称津伤证，是指津液受劫所致的病变证候。

（1）症状：唇、舌、咽喉、皮肤干燥，肌肉消瘦，口渴，便秘，尿少，舌红少津、苔薄黄，脉细数。

（2）病因病机：多因大汗、出血、吐泻、多尿以及燥热灼伤津液等所致。

### （二）水液停聚证

多由肺、脾、肾和三焦等脏腑功能失常，使津液代谢发生障碍，造成水湿潴留，而形成痰、饮、水肿等病证。积水成饮，饮凝成痰；痰者稠黏，饮者清稀。虽二者皆由津液停聚而致，但痰与饮临床表现却颇多差异。

1. 痰

痰证一般又分风痰、热痰、寒痰、湿痰和燥痰，临床表现各有特征。

（1）风痰：阴虚阳亢，风阳内动，嗜食肥甘，痰涎内盛，痰盛而动风。症见头晕目眩，喉中痰鸣，突然仆倒，口眼歪斜，舌强不语，四肢麻木，偏瘫等。

（2）热痰：热邪入侵或阳气亢盛，炼液成痰，痰热互结而成。症见烦热，咳痰黄稠，喉痹，便秘，或发癫狂，苔黄腻，脉滑数等。

（3）寒痰：感受寒邪，或阴盛阳衰，水津结而成寒痰，或痰与寒结为病。症见畏寒厥冷，咳吐稀白痰，四肢不举，或骨痹刺痛，脉沉迟等。

（4）湿痰：脾虚不运，湿聚成痰，痰湿并而为病。症见胸痞，纳少，呕恶，痰多，身重困倦，脉濡滑，舌苔厚腻等。

（5）燥痰：燥邪内干，或热灼伤津化燥，炼液而成痰，燥与痰合而为病。症见咯痰黏稠如块如珠如线，量少，难咯，甚或痰中带血丝，口鼻干燥，咽干痛，便秘，脉细数而滑，舌干少津。

2. 饮

饮证可分为痰饮、悬饮和溢饮。

（1）痰饮：中阳不振，水湿内停聚而成饮，留于胃肠。症见胸胁支满，胃脘有振水声，呕吐痰涎清稀，口不渴或渴不多饮，头目眩晕，心悸短气，苔白滑，脉弦滑等。

（2）悬饮：阳不化水，水饮留于胁肋。症见胁痛，咳唾更甚，转则呼吸牵引而痛，肋间胀满，气短息促，脉沉而弦。

（3）溢饮：阳气不振，脾肺输布失职，水湿成饮，流溢于四肢肌肉。症见肢体疼痛而沉重，甚则肢体浮肿，小便不利，或见发热恶寒而无汗，咳喘痰多上逆，胸满气促，倚息不得平卧，浮肿多见于面部，痰多而色白，苔白腻，脉弦紧。

# 第六节　法则与治法

## 一、治则

治则是治疗疾病时所必须遵守的总的法则。

### （一）早治防变

是指在疾病发生的初期阶段，应力求做到早期诊断、早期治疗，把疾病消灭于萌芽状态，防止其深入传变或危变。

1. 早期治疗　在疾病的初期阶段，病位较浅，病情多轻，病邪伤正程度轻浅，正气抗邪、抗损害和康复能力均较强，因而早期治疗有利于疾病的早日痊愈。

2. 控制传变　疾病一般都有其一定的传变规律和途径，要密切观察病情变化，掌握疾病的传变规律，早期治疗，阻截其病传途径，先安未受邪之地。如《金匮要略》提出的“见肝之病，知肝传脾，当先实脾”，这就是应用五行相克规律预防疾病传变的临床应用。

### （二）治病求本

是指在治疗疾病时，必须寻求出疾病的本质，并针对其本质进行治疗。

标与本相对应，标指现象，本指本质，标本在不同的情况下具有多种含义。以邪正关系言，则正气为本，邪气为标；就病因与症状言，则病因为本，症状为标；以先后病言，则先病为本，后病为标；原发病为本，继发病为标；就表里病位言，则脏腑病为本，肌表经络病为标。在临床实践中，应抓住疾病的本质进行治疗。

1. 标本缓急　由于疾病变化的复杂性，标本与疾病矛盾双方主次关系往往处于运动变化中，治疗和护理就要根据主要矛盾及矛盾的主要方面来确定其先后主次关系。临床运用治病求本原则时需遵循“急则先治其标”“缓则先治其本”“标本兼治”的原则。

（1）急则先治其标：指标病甚急，危及患者生命时，应采取急则先治其标法。例如针对大出血患者，危及患者生命安全，应首先采取紧急措施止血，即先止血以护其标，待血止之后，再针对导致其出血的具体原因，治其本。

（2）缓则先治其本：指症状与病势较缓时，应针对疾病本质进行治疗的一种方法。如阴虚内热患者，阴虚是本，发热是标，发热不甚，症状不急，治疗上采用滋阴以清热的方法。

（3）标本兼治：在标本俱急的情况下，可采用标本兼治法。如热极生风证，本为热邪亢盛，标为肝风内动，治宜清热凉肝、息风止痉、标本兼顾。

2. 正治　正治是指疾病的临床表现与它的本质相一致的情况下所实施的治疗方法，又称逆治法，即逆其证候表现而采取的一种治疗方法。

（1）寒者热之：是指寒证出现寒象，用温热的方法来治疗。如外感风寒所致表寒证用辛温解表法。

（2）热者寒之：是指热证出现热象，用凉寒的方法来治疗。如外感风热所致表热证运用辛凉解表法。

（3）虚则补之：是指虚证出现虚象，用补益的方法来治疗。如阳气亏虚者用温阳益气法。

（4）实则泻之：是指实证出现实象，用攻逐的方法来治疗。如饮食停滞于胃脘所导致的胃实证用消食导滞法。

3. 反治　反治是指疾病的临床表现与它的本质不相一致的情况下所实施的治疗方法，又称从治法，即顺从其疾病的现象而采取的一种治疗方法。

（1）寒因寒用：指用寒凉的方法来治疗具有寒的症状表现的病症，适用于“真热假寒”证。其实质为热证，寒证是假象，故宜取寒凉法。如热邪内炽，格阴于外，阳气不能畅达四肢，出现四肢厥冷的假象，针对热的本质，这时宜采取凉寒的治疗方法。

（2）热因热用：指用温热的方法治疗具有热的症状表现的病症，适用于“真寒假热”证。其实质为寒证，热证是假象，故宜取温热法。如阴邪内盛，格阳于外，往往可出现阳气上浮，两颧潮红的假热症状，针对寒的本质，这时宜采取温热的治疗方法。

（3）塞因塞用：指用补塞的方法治疗具有闭塞不通症状表现的病症。其实质上闭塞不通为假象，故治宜取补塞法。如脾虚运化功能下降所致腹胀满闷等症状，宜用补脾益气的治疗方法，脾气健运，胀满自除。

（4）通因通用：指用具有通利的方法治疗具有通泻症状表现的病症。其实质通泻症状的病因本质是实证，故宜取通利法。如食积所致腹泻，宜采用消导通下的治疗方法，通过下法去其积滞，则腹泻可止；又如瘀血崩漏，可采用活血去瘀，去其瘀血，则崩漏可止；湿热痢疾可采用清利湿热法。

### （三）扶正祛邪

疾病的过程，从邪正关系来说，是正邪斗争的过程。正邪斗争的消长盛衰决定着疾病的发生、发展、变化及其转归。因而，治疗疾病的一个基本原则，就在于扶助正气祛除邪气，使疾病早日向好转、痊愈的方面转归，使机体早日康复。

扶正，是扶助机体的正气，增强体质，提高机体抗邪、抗病能力的一种治疗原则。扶正主要适用于虚证，即所谓“虚则补之”。益气、滋阴、养血、温阳，以及脏腑补法等，均是在扶正指导下确立的治疗方法。其具体措施与手段，除内服汤药外，还包括针灸、推拿、气功、食养、精神调摄、体育锻炼等。

祛邪，是祛除邪气，排除或削弱病邪侵袭和损害的一种治疗原则。祛邪主要适用于实证，即所谓“实则泻之”。在祛邪治则指导下确立的治疗方法很多，如：发汗、涌吐、攻下、清热、利湿、消导、祛痰、活血化瘀等，其具体措施与手段也是丰富多样的。

临床应用过程中必须先分析正邪盛衰情况，分别予以扶正、祛邪或扶正祛邪并举的方法。一般来说，扶正法适用于正虚而无外邪者，祛邪法适用于有邪而正虚不显著者。扶正祛邪并举的方法适用于正虚邪实的病症，在实施过程中要注意遵循“扶正不留邪、祛邪不伤正”的原则。

### （四）调整阴阳

疾病的发生，是由于机体阴阳的相对平衡遭到破坏，出现阴阳偏盛偏衰所致。因此，在治疗疾病时，应调整阴阳，恢复阴阳的相对平衡，才能使疾病痊愈。

1. 损其有余　损其有余是针对阴或阳的一方过盛有余的病症。例如阳偏盛，表现出的阳盛而阴相对未虚的实热证，应采用清泻阳热的方法治疗。阴偏盛，表现出的阴盛而阳相对未虚的实寒证，应采用温散阴寒的方法治疗。

2. 补其不足　补其不足是针对阴或阳的一方虚损不足的病症。如对阴虚、阳虚、阴阳两虚的病症，分别采用滋阴、补阳、阴阳双补的方法以补其不足。如阴虚患者常表现为虚热证，则应滋阴制阳。

在阴阳偏盛偏衰的疾病过程中，一方的偏盛偏衰，亦可导致另一方的相对有余或不足，因此在损其有余、补其不足的同时，还要兼顾另一方面，以免造成新的失衡。

### （五）调理气血

气血是各脏腑及其他组织功能活动的主要物质基础，气血各有其功能，又相互为用。在生理上气能生血、行血、摄血，故称“气为血帅”。而血能为气的活动提供物质基础，血能载气，故称“血为气母”。当气血相互为用，相互促进的关系失常时，就会出现各种气血失调病症。调理气血关系的原则为“有余泻之，不足补之”，从而使气血关系恢复协调。

气能生血，气旺则血生，气虚生血不足，可致血虚，或气血两虚，治疗以补气为主，兼顾补血养血，而不能单纯补血。

气能行血，气虚或气滞，可致血行减慢而瘀滞不畅，是为气虚血瘀或气滞血瘀。治宜补气行血或理气活血化瘀。气机逆乱，则血行也随之逆乱，如肝气上逆，血随气逆，则常可导致昏厥或咯血，治疗则宜降气和血。

气能摄血，气虚不能摄血，可导致血离经脉而出血，治宜补气摄血。

血为气母，故血虚气亦虚。血脱者，气常随血脱。治疗应根据血脱先益气的原则，急宜补气固脱。

### （六）调理脏腑

人体是一个有机整体，脏与脏、脏与腑、腑与腑之间在生理上是相互协调、相互促进的，在病理上则相互影响。当某一脏腑发生病变时，会影响别的脏腑功能。故在治疗脏腑病变时，不能单纯考虑一个脏腑，而应注意调整各脏腑之间的关系。如肺的病变，既可因本脏受邪而发病，亦可因心、肝、脾、肾及大肠的病变所引起。如因心气不足，心脉瘀阻，而致肺失宣降的喘咳，应以温心阳为主；因肝火亢盛，气火上逆所致的咳血，则应以泻肝火为主；因脾虚湿聚生痰，痰湿壅肺，以致肺失宣肃的咳嗽痰多，应以健脾燥湿为主；因肾阴虚不能滋肺，肺失津润而致干咳、口咽干燥，则应滋肾瞯肺；因肾不纳气而致肺气上逆的气喘，应以温肾纳气为主；若因大肠热结，肺气不降而致的气喘，则宜通腑以泻大肠实热。又如脾脏病变，除本脏病变外，亦可由肝、心、肾及胃等病变引起。肝失疏泄，而致脾失健运者，应疏肝为主；脾土虚，则肝木乘之，治宜扶土抑木；命火不足，火不生土，应补火生土；胃失和降，以致脾失健运，则应着重和胃，以促进脾胃升降功能的协调。同样，其他脏腑的病变，也要根据各脏腑生理上的相互联系、病理上相互影响，注意调整各脏腑之间的关系，使其功能协调，才能收到较好的治疗效果。

### （七）三因制宜

包括因时制宜、因地制宜和因人制宜。

1. 因时制宜　四时气候变化，对人体生理、病理有一定影响。根据不同的季节、气候特点来决定治疗的原则，称为因时制宜。如夏天人体肌腠疏泄，汗出较多，不可过服辛温解表药，服药后要注意患者发汗的情况，以防汗出太多，损伤津气。而冬天人体肌腠致密，不易发汗，可适当重用辛温解表药，服药后，可稍加衣被，喝热稀粥以助药力，使邪从汗解。

因时制宜，还应注意昼夜变化对人体的影响。夜间阴盛阳衰，机体功能由兴奋转向抑制，病邪乘机加甚，因此很多疾病都是昼轻夜重。这就要求多注意夜间病情变化。另外，有些慢性病常常在气候剧变或季节交换之时发作或加重，如哮喘、中风等。因此，临床上就应提前采取措施，防止疾病的发作或加重。

2. 因地制宜　不同的地理环境可以影响人体的生理和病理变化。地理环境不同，人们的生活习惯也各不相同。根据不同的地理环境及生活习惯来确定治疗的原则，称为因地制宜。如东南地区气候潮湿温暖，病多湿病、热病，在治疗上宜用清热与化湿法。另外某些地方性疾病，与地理环境关系密切，如瘿病（相当于地方性甲状腺肿），在我国西北高原较为多见。

3. 因人制宜　根据患者的年龄、性别、体质精神状态的不同特点，来确定治疗的原则，称为因人制宜。不同的患者有不同的特点。一般来说，老年人气血亏虚，生理功能减退，治疗多　用补益之法；小儿气血未充，脏腑娇嫩，病情变化较快，要密切注意病情变化，用量宜轻；胖人多　痰湿，应给予清淡利湿之品，忌食油腻甜食，以防助湿生痰；瘦人多火盛，应给予养阴清火之品，忌食辛辣热性食物，以防煎灼阴津，助生火热；素体阳虚患者，应注意避寒保暖，给予滋补温热　之品；素体阴虚患者，给予清补养阴之品；妇女用药，当考虑其经、带、胎、产等情况，用药及饮食　禁用或慎用峻下、破血、滑利、走窜之品。

因时、因地、因人制宜三环节是密切不可分割的，是要求在治疗疾病时，不能孤立地看待病症，要全面考虑个体因素及人与自然环境的统一性，具体情况具体分析，只有这样，才能更有效地实施适宜的治疗。

## 二、治法

治法，即汗、吐、下、和、温、清、消、补八种传统的内服药物治疗方法，简称“八法”。

1. 汗法　又称解表法，是通过开泄腠理、调和营卫、发汗祛邪，以解除表邪的方法。汗法主要适用于一切外感表证，某些水肿和疮疡病初起，以及麻疹透发不畅而兼表证者。对于表邪已尽，或自汗、盗汗、失血、吐泻、热病后期津亏者，均不宜使用汗法。

2. 吐法　亦称催吐法。是通过涌吐，使停留在咽喉、胸膈、胃脘等部位的痰涎、宿食或毒物从口中吐出的一种方法。吐法主要适用于误食毒物尚在胃中，宿食停留胃脘不化或痰涎壅盛，阻塞气道者。吐法由于易伤人体正气，凡体质素虚、年老体衰、孕产妇及出血患者，均不宜应用吐法。

3. 下法　亦称泻下法。是通过运用泻下药泻下通便，以攻逐实邪，排除积滞，治疗里实证的一种方法。主要适用于胃肠积滞、实热内结、瘀血、积水内停等病症。下法易损伤人体正气，凡老年体弱、脾胃虚弱、妇女胎前产后及经期均应慎用或禁用。

4. 和法　亦称和解法。是通过和解或调和的作用，以祛除病邪，使气血调和的一种方法。主要适用于半表半里之少阳证、肝脾不和、肠胃不和等证。凡邪在肌表而未入少阳，或邪已入里而阳明热盛者，均不宜使用和法。

5. 温法　亦称温阳法。温法是通过温中祛寒、回阳通络等的作用，使寒气去、阳气复、经络通、血脉和的一种方法。主要适用于中焦虚寒、阳衰阴盛、亡阳、寒凝经脉等证。温法所用药物性多燥热，易耗阴血，故实热证，阴虚火旺、津血亏虚者忌用，孕妇及气候炎热时慎用。

6. 清法　亦称清热法。是通过清热泻火，使邪热外泄，以清除里热证的一种方法。适用于各种里热证。清法所用药物性多寒凉，易损伤脾胃阳气，故不宜久用。

7. 消法　亦称消导法。即通过消食导滞和消坚散结作用，对气、血、痰、食、水、虫等积聚而成的有形之邪逐渐消散的一种治法。针对不同的病因，消法可治疗不同的病症，如消食导滞、消痞化症、消痰祛水、消疳杀虫、消疮散痈等。体质较弱者使用消法时，为防损伤正气，宜攻补兼施。

8. 补法　亦称补益法。是针对人体气血阴阳，或脏腑虚损，给以补养的一种治疗方法。根据气血阴阳的虚损情况，可分为补气、补血、补阴、补阳四大类；还可几法兼用，如气血双补等；还可以根据某一脏腑的虚损情况，进行相应的补益，如补肝、补心、补脾、补肾等。

# 第三章

# 诊断方法

## 第一节　望诊

望诊，是医生运用视觉观察病人的神色形态、局部表现，舌象、分泌物和排泄物色质的变化来诊察病情的方法。望诊应在充足的光线下进行，以自然光线为佳。

### 一、全身望诊

全身望诊主要是望病人的精神、面色、形体、姿态等，从而对病性的寒热虚实，病情的轻重缓急，形成总体的认识。

#### （一）望神

神，广义是指高度概括的人体生命活动的外在表现，狭义是指神志、意识、思维活动。望神即是通过观察人体生命活动的整体表现来判断病情。

1. 得神

多见精力充沛，神志清楚，表情自然，言语正常，反应灵敏，面色明润含蓄，两目灵活明亮，呼吸顺畅，形体壮实，肌肉丰满等。

2. 少神

多见于神气不足，精神倦怠，动作迟缓，气短懒言，反应迟钝，面色少华等。

3. 失神

多见于神志昏迷，或烦躁狂乱，或精神萎靡；目睛呆滞或晦暗无光，转动迟钝；形体消瘦，或全身浮肿；面色晦暗或鲜明外露；还可见到呼吸微弱，或喘促鼻扇，甚则猝然仆倒，目闭口开，手撒遗尿，或搓空理线，寻衣摸床等。

4. 假神

多见大病、久病、重病之人，精神萎靡，面色暗晦，声低气弱，懒言少食，病未好转，突然见精神转佳，两颊色红如妆，语声清亮，喋喋多言，思食索食等。也称“回光返照”“残灯复明”。

#### （二）望色

望色是指通过观察皮肤色泽变化以了解病情的方法。能了解脏腑功能状态和气血盛衰、病邪的性质及邪气部位。

1. 常色

正常的面色与皮肤色，包括主色与客色。

（1）主色：终生不变的色泽。

（2）客色：受季节、气候、生活和工作环境、情绪及运动的因素影响所致气色的短暂性改变。

2. 病色

病色包括五色善恶与五色变化。五色善恶主要通过色泽变化反映出来，明润光泽而含蓄为善色；晦暗枯槁而显露为恶色。五色变化主要表现有青、赤、黄、白、黑五色，主要反映主病、病位、病邪性质和病机。

（1）青色：主寒证、痛证、惊风、血瘀。

（2）赤色：主热。

（3）黄色：主湿、虚、黄疸。

（4）白色：主虚、寒，失血。

（5）黑色：主肾虚、水饮、瘀血。

### （三）望形体

形体指病人的外形和体质。

1. 胖瘦

主要反映阴阳气血的偏盛偏衰的状态。

2. 水肿

面浮肢肿而腹胀为水肿证；腹胀大如裹水，脐突、腹部有青筋是臌胀之证。

3. 瘦瘪

大肉削瘦，肌肤干瘪，形肉已脱，为病情危重之恶病质。小儿发育迟缓，面黄肌瘦，或兼有胸廓畸形，前囟迟闭等，多为疳积之证。

### （四）望动态

动态指病人的行、走、坐、卧、立等体态。

1. 动静

阳证、热证、实证者多以动为主；阴证、寒证、虚证者多以静为主。

2. 咳喘

呼吸气粗，咳嗽喘促，难于平卧，坐而仰首者，是肺有痰热，肺气上逆之实证；喘促气短，坐而俯首，动则喘甚，是肺虚或肾不纳气；身肿心悸，气短咳喘，喉中痰鸣，多为肾虚水泛，水气凌心射肺之证。

3. 抽搐

多为动风之象。手足拘挛，面颊牵动，伴有高热烦渴者，为热盛动风。伴有面色萎黄，精神萎靡者为血虚风动；手指震颤蠕动者，多为肝肾阴虚，虚风内动。

4. 偏瘫

猝然昏仆，不省人事，偏侧手足麻木，运动不灵，口眼　斜，为中风偏枯。

5. 痿痹

关节肿痛，屈伸不利，沉重麻木或疼痛者多是痹证；四肢痿软无力，行动困难，多是痿证。

## 二、局部望诊

局部望诊是对病人的某些局部进行细致的观察，而了解病情的方法。

### （一）望头面

头部过大过小均为异常，多由先天不足而致；囟门陷下或迟闭，多为先天不足或津伤髓虚；面肿者，或为水湿泛溢，或为风邪热毒；腮肿者，多为风温毒邪，郁阻少阳；口眼　斜者，或为风邪中络，或为风痰阻络，或为中风。

### （二）望五官

1. 望眼

眼部内应五脏，可反映五脏的情况。其中目眦血络属心，白睛属肺，黑睛属肝，瞳子属肾，眼胞属脾。望眼主要包括望眼神、色泽、形态的变化以了解人体气血盛衰的变化。

2. 望耳

主要反映肾与肝胆情况。

3. 望鼻

主要反映肺与脾胃的情况。

4. 望口唇

主要反映脾胃的情况。

5. 望齿龈

主要反映肾与胃的情况。

### （三）望躯体

见瘿瘤者，为肝气郁结，气结痰凝；见瘰疬者，为肺肾阴虚，虚火灼津，或感受风火时毒，郁滞气血；项强者，为风寒外袭，经气不利，或为热极生风；鸡胸者，多为先天不足，或为后天失养；腹部深陷，多为久病虚弱，或为新病津脱；腹壁青筋暴露者，多属肝郁血瘀。

### （四）望皮肤

主要观察皮肤的外形变化及斑疹、痘疮、痈疽、疔疖等情况。

### （五）望毛发

主要为色泽、分布及有无脱落等情况。

## 三、望排出物

包括望排泄物和分泌物。如痰、涎、涕、唾，呕吐物，大小便等，通过观察性状、色泽、量的多少等辨别疾病的寒热虚实，脏腑的盛衰和邪气的性质。

## 四、望小儿指纹

望小儿指纹适用于3岁以内的小儿，与成人诊寸口脉具有相同的诊断意义。小儿指纹是手太阴肺经的分支，按部位可分为风、气、命三关。示指第一节为风关，第二节为气关，第三节为命关。正常指纹为红黄隐隐于示指风关之内。其临床意义可概括为纹色辨寒热，即红紫多为热证，青色主惊风或疼痛，淡白多为虚证；淡滞定虚实，即色浅淡者为虚证，色浓滞者为实证；浮沉分表里，即指纹浮显者多表证，指纹深沉者多为里证；三关测轻重，即指纹突破风关，显至气关，甚至显于命关，表明病情渐重，若直达指端称为“透关射甲”，为临床危象。

## 五、望舌

舌诊对了解疾病本质，指导辨证论治有重要意义。

望舌时应注意光线充足，以自然光线为佳。病人应自然伸舌，不可太过用力。并注意辨别染苔。正常舌象可概括为淡红舌，薄白苔，即舌质淡红明润，胖瘦适中，柔软灵活；舌苔薄白均匀，干湿适中，不黏不腻，揩之不去。

### （一）望舌质

1. 舌色

（1）淡白舌：舌色红少白多，色泽浅淡，多为阳气衰弱或气血不足，为血不盈舌，舌失所养而致。主虚证、寒证。

（2）红舌：舌色鲜红或正红，多由热邪炽盛，迫动血行，舌之血脉充盈所致。主热证。

（3）绛舌：舌色红深，甚于红舌。主邪热炽盛，主瘀。

（4）青紫舌：色淡紫无红者为青舌，舌深绛而暗是紫舌，二者常常并见。青舌主阴寒，瘀血；紫舌主气血壅滞，瘀血。

2. 望舌形

（1）老嫩：舌质粗糙，坚敛苍老，主实证或热证，多见于热病极期；浮胖娇嫩，或边有齿痕，主虚证或寒证，多见于疾病后期。

（2）胖瘦：舌体肥大肿胀为胖肿舌，舌体瘦小薄瘪为瘦瘪舌。

（3）芒刺：舌乳头增生、肥大高起，状如草莓星点，为热盛之象。

（4）裂纹：舌面有裂沟，深浅不一，浅如划痕，深如刀割，常见于舌面的前半部及舌尖侧，多因阴液耗伤。

（5）齿印：舌边有齿痕印记称为齿痕舌，多属气虚或脾虚。

（6）舌疮：以舌边或舌尖为多，形如粟粒，或为溃疡，局部红痛，多因心经热毒壅盛而成。

（7）舌下络脉：舌尖上卷，可见舌底两侧络脉，呈青紫色。若粗大迂曲，兼见舌有瘀斑瘀点，多为有瘀血之象。

3. 望舌态

（1）痿软：舌体痿软无力，伸卷不灵，多为病情较重。

（2）强硬：舌体板硬强直，活动不利，言语不清，称舌强。

（3）震颤：舌体震颤抖动，不能自主。常因热极生风或虚风内动所致。

（4）歪斜：舌体伸出时，舌尖向左或向右偏斜，多为风中经络，或风痰阻络而致。

（5）卷缩：舌体卷缩，不能伸出，多为危重之证。

（6）吐弄：舌体伸出，久不回缩为吐舌。舌体反复伸出舐唇，旋即缩回为弄舌，为心脾经有热所致。

（7）麻痹：舌体麻木，转动不灵称舌麻痹。常见于血虚风动或肝风挟痰等证。

（8）舌纵：舌体伸出，难以收回称为舌纵，多属危重凶兆。

### （二）望舌苔

1. 苔质

（1）厚薄：透过舌苔能隐约见到舌质者为薄，不见舌质者为厚。苔质的厚薄可反映病邪的浅深和轻重。

苔薄者多邪气在表，病轻邪浅；苔厚者多邪入脏腑，病较深重。由薄渐厚，为病势渐增；由厚变薄，为正气渐复。

（2）润燥：反映津液之存亡。苔润表示津液未伤；太过湿润，水滴欲出者为滑苔，主脾虚湿盛或阳虚水泛。苔燥多为津液耗伤，或热盛伤津，或阴液亏虚。舌质淡白，口干不渴，或渴不欲饮，多为阳虚不运，津不上承。

（3）腐腻：主要反映中焦湿浊及胃气的盛衰情况。颗粒粗大，苔厚疏松而厚，易于刮脱者，称为腐苔，多为实热蒸化脾胃湿浊所致；颗粒细小，状如豆腐渣，边缘致密而黏，中厚或糜点如渣，多为湿热或痰热所致；苔厚，刮之不脱者，称为腻苔，多为湿浊内蕴，阳气被遏所致。

2. 苔色

（1）白苔：多主表证、寒证、湿证。

（2）黄苔：多主里证、热证。黄色越深，热邪越重。

（3）灰苔：多主痰湿、里证。

（4）黑苔：主里证，多见于病情较重者。苔黑干焦而舌红，多为实热内炽；苔黑燥裂，舌绛芒刺，为热极津枯；苔薄黑润滑，多为阳虚或寒盛。

3. 苔形

舌苔布满全舌者为全苔，分布于局部者为偏苔，部分剥脱者为剥苔。全苔主痰湿阻滞；偏苔，多属肝胆病证；苔剥多处而不规则称花剥苔，主胃阴不足；小儿苔剥，状如地图者，多见于虫积；舌苔光剥，舌质绛如镜面，为肝肾阴虚或热邪内陷。

## 第二节　闻诊

闻诊是通过听声音和嗅气味来诊察疾病的方法。

### 一、听声音

#### （一）声音

实证和热证，声音重浊而粗、高亢洪亮、烦躁多言；虚证和寒证，声音轻清、细小低弱，静默懒言。

#### （二）语言

1. 谵语

神志不清，语无伦次，语意数变，声音高亢。多为热扰心神之实证。

2. 郑声

神志不清，声音细微，语多重复，时断时续。为心气大伤，精神散乱之虚证。

3. 独语

喃喃自语，喋喋不休，逢人则止。属心气不足之虚证，或痰气郁结清窍阻蔽所致。

4. 狂言

精神错乱，语无伦次，不避亲疏。多为痰火扰心。

5. 言謇

舌强语謇，言语不清。多为中风证。

#### （三）呼吸

1. 呼吸

主要与肺肾病变有关。呼吸声高气粗而促，多为实证和热证；呼吸声低气微而慢，多为虚证和寒证。呼吸急促而气息微弱，为元气大伤的危重证候。

2. 气喘

呼吸急促，甚则鼻翼扇动，张口抬肩，难以平卧，多为肺有实邪或肺肾两虚所致。

3. 哮

呼吸时喉中有哮鸣音。哮证有冷热之别，多时发时止，反复难愈，多为缩痰内状，或外邪所诱发。

4. 上气

气促咳嗽，气逆呕呃。多为痰饮内停，或阴虚火旺，气道壅塞而致。

5. 太息

时发长吁短叹，以呼气为主。多为情志抑郁，肝不疏泄。

#### （四）咳嗽

有声无痰为咳，有痰无声为嗽，有痰有声为咳嗽。暴咳声哑为肺实；咳声低弱而少气，或久咳喑哑，多为虚证。

#### （五）呕吐

胃气上逆，有声有物自口而出为呕吐，有声无物为干呕，有物无声为吐。虚证或寒证，呕吐来势徐缓，呕声低微无力；实证或热证，呕吐来势较猛，呕声响亮有力。

#### （六）呃逆

气逆于上，自咽喉出，其声呃呃，不能自主，俗称“打呃”。虚寒者，呃声低沉而长，气弱无力；实热者，呃声频发，高亢而短，响而有力。

## 二、嗅气味

### （一）口气

酸馊者是胃有宿食；臭秽者，是脾胃有热，或消化不良；腐臭者，可为牙疳或内痈。

### （二）汗气

汗有腥膻味为湿热蕴蒸；腋下汗臭者，多为狐臭。

### （三）痰涕气味

咳唾浊痰脓血，味腥臭者为肺痈；鼻流浊涕，黄稠有腥臭为肺热鼻渊。

### （四）二便气味

大便酸臭为肠有积热；大便溏薄味腥为肠寒；失气奇臭为宿食积滞；小便臭秽黄赤为湿热；小便清长色白为虚寒。

### （五）经带气味

白带气味臭秽，多为湿热；带下清稀腥臊多为虚寒。

# 第三节 问诊

问诊包括询问一般情况、主诉、既往史、个人生活史、家族史并围绕主诉重点询问现在证候等。

## 一、问寒热

（1）恶寒发热：恶寒与发热同时出现，多为外感病初期，是表证的特征。

（2）但寒不热：多为里寒证。新病畏寒为寒邪直中；久病畏寒为阳气虚衰。

（3）但热不寒：高热不退，为壮热，多为里热炽盛；按时发热，或按时热盛为潮热，（日晡潮热者，为阳明腑实证；午后潮热，入夜加重，或骨蒸痨热者，为阴虚）。

（4）寒热往来：恶寒与发热交替而发，为正邪交争于半表半里，见于少阳病和疟疾。

## 二、问汗

主要诊察有是否汗出，汗出部位、时间、性质、多少等。

（1）表证辨汗：表实无汗，多为外感风寒；表证有汗，为表虚证或表热证。

（2）里证辨汗：汗出不已，动则加重者为自汗，多因阳气虚损，卫阳不固；睡时汗出，醒则汗止为盗汗，为阴虚内热；身大热大汗出，为里热炽盛，迫津外泄；汗热味咸，脉细数无力，为亡阴证；汗凉味淡，脉微欲绝者，为亡阳证。

（3）局部辨汗：头汗可因阳热或湿热；半身汗出者，多无汗部位为病侧，可因痰湿或风湿阻滞，或中风偏枯；手足心汗出甚者，多因脾胃湿热，或阴经郁热而致。

## 三、问疼痛

### （一）疼痛的性质

新病疼痛，痛势剧烈，持续不解而拒按者为实证；久病疼痛，痛势较轻，时痛时止而喜按者为虚证。

### （二）疼痛的部位

头痛，痛连项背，病在太阳经；痛在前额或连及眉棱骨，病在阳明经；痛在两颞或太阳穴附近，为少阳经病；头痛而重，腹满自汗，为太阴经病；头痛连及脑齿，指甲微青，为少阴经病；痛在巅顶，牵引头角，气逆上冲，甚则作呕，为厥阴经病。胸痛多为心肺之病。常见于热邪壅肺，痰浊阻肺，气滞血瘀，肺阴不足及肺痨、肺痈、胸痹等证。胁痛，多与肝胆病关系密切，可见于肝郁气滞、肝胆湿热、肝胆火盛、瘀血阻络及水饮内停等病证。脘腹痛，其病多在脾胃。可因寒凝、热结、气滞、血瘀、食积、虫积、气虚、血虚、阳虚所致。喜暖为寒，喜凉为热，拒按为实，喜按为虚。腰痛，或为寒湿痹证，或为湿热阻络，或为瘀血阻络，或为肾虚所致。四肢痛，多见于痹证。疼痛游走者，为行痹；剧痛喜暖者，为寒痹；重着而痛者，为湿痹；红肿疼痛者，为热痹。足跟或胫膝酸痛为气血亏虚，经气不利常见。

### 四、问饮食口味

主要问食欲好坏，食量多少，口渴饮水，口味偏嗜，冷热喜恶，呕吐与否等情况，以判断胃气有无及脏腑虚实寒热。

### 五、问睡眠

主要有失眠与嗜睡。不易入睡，或睡而易醒不能再睡，或睡而不酣，易于惊醒，甚至彻夜不眠者为失眠，为阳不入阴，神不守舍所致。时时欲睡，眠而不醒，精神不振，头沉困倦者为嗜睡，多见于痰湿内盛、困阻清阳、阳虚阴盛或气血不足。

### 六、问二便

主要了解二便的次数、便量、性状、颜色、气味以及便时有无疼痛、出血等方面。

### 七、问小儿及妇女

#### （一）问小儿

主要应了解出生前后的情况，及预防接种和传染病史和传染病接触史，小儿常见致病因素有易感外邪、易伤饮食、易受惊吓等。

#### （二）问妇女

应了解月经的初潮、月经周期、行经天数、经量、经色、经质、末次月经，或痛经、带下、妊娠、产育以及有无经闭或绝经年龄等情况。

## 第四节　切诊

### 一、脉诊的部位和方法

脉诊的常用部位是手腕部的寸口脉，并分为寸、关、尺三部。通常以腕后高骨为标记，其内侧为关，关前（腕侧）为寸，关后（肘侧）为尺。其临床意义大致为左手寸候心、关候肝胆，右手寸候肺、关候脾胃，两手尺候肾。

以中指定关位，示指切寸位，环指（无名指）切尺位。诊脉时用轻力切在皮肤上称为浮取或轻取；用力不轻不重称中取；用重力切按筋骨间称为沉取或重取。诊脉时，医生的呼吸要自然均匀，以医生正常的一呼一吸的时间去计算病人的脉搏数。切脉的时间必须在 50s 以上。

### 二、正常脉象

正常脉象：三部有脉，沉取不绝，一息 4 至（每分钟 70 ~ 80 次），不浮不沉，不大不小，从容和缓，流畅有力。临床所见斜飞脉、反关脉均为脉道位置的变异，不属于病脉。

## 三、常见病脉及主病

### （一）浮脉

1. 脉象

轻取即得，重按反减；举之有余，按之稍弱而不空。

2. 主病

主表证，为卫阳与邪气交争，脉气鼓动于外而致。也见于虚证，多因精血亏损，阴不敛阳或气虚不能内守，脉气浮散于外而致。内伤里虚见浮脉，为虚象严重。

### （二）洪脉

1. 脉象

脉形宽大，状如波涛，来盛去衰。

2. 主病

气分热盛。证属实证，乃邪热炽盛，正气抗邪有力，气盛血涌，脉道扩张而致。

### （三）大脉

1. 脉象

脉体阔大。但无汹涌之势。

2. 主病

邪盛病进，又主正虚。根据脉之有力与无力，辨别邪正的盛衰。

### （四）沉脉

1. 脉象

轻取不应，重按始得。

2. 主病

里证。里实证可见于气滞血瘀、积聚等，为邪气内郁，气血困阻，阳气被遏，不能浮应于外而致，多脉沉而有力按之不衰。里虚证，为气血不足，阳气衰微，不能运行营气于脉外所致，多脉沉无力。

### （五）弱脉

1. 脉象

轻取不应，重按应指细软无力。

2. 主病

气血不足，元气耗损。阳气衰微鼓动无力而脉沉。阴血亏虚，脉道空豁而脉细无力。

### （六）迟脉

1. 脉象

脉来缓慢，一息脉动不足四至。

2. 主病

寒证。脉迟无力，为阳气衰微的里虚寒证。脉迟有力，为里实寒证。

### （七）缓脉

1. 脉象

一息 4 至，应指徐缓。

2. 主病

湿证、脾虚、亦可见正常人。

### （八）结脉

1. 脉象

脉来缓中时止，止无定数。

2. 主病

主阴盛气结，寒痰瘀血，气血虚衰。实证者脉实有力，迟中有止，为实邪郁遏，心阳被抑，脉气阻滞而致。虚证者脉虚无力，迟中有止，为气虚血衰，脉气不相顺接所致。

### （九）数脉

1. 脉象

脉来急促，一息5至以上（每分钟90次以上）。

2. 主病

热证。若数而有力，多因邪热鼓动，气盛血涌，血行加速而致。数而无力，多因精血亏虚、虚阳外越、致血行加速、脉搏加快。

### （十）促脉

1. 脉象

往来急促，数而时止，止无定数。

2. 主病

实证多为阳盛热实或邪实阻滞，见脉促有力。前者因阳热亢盛，迫动血行而脉数，热灼阴津，津血衰少，致急行血气不相接续，故脉有歇止。后者由气滞、血瘀、痰饮、食积等有形之邪阻闭气机，脉气不相接续而致；虚证多为脏气衰败，可见脉促无力。多因阴液亏耗，真元衰惫，气血不相接续而致。

### （十一）虚脉

1. 脉象

举之无力，按之空虚，应指软弱。

2. 主病

虚证，多见于气血两虚。因气虚则血行无力，血少则脉道空虚而致。

### （十二）细脉

1. 脉象

脉细如线，应指明显，按之不绝。

2. 主病

主气血两虚，诸虚劳损；又主伤寒、痛甚及湿证。虚证因营血亏虚，脉道不充，血运无力而致。实证因暴受寒冷或疼痛，则脉道拘急收缩，细而弦紧。湿邪阻遏脉道，则见脉象细缓。

### （十三）代脉

1. 脉象

脉来迟缓力弱，时发歇止，止有定数。

2. 主病

虚证多脉代而无力，良久不能自还，为脏气衰微，脉气不复所致。实证多脉代而有力，多为痹证、痛证、七情内伤、跌打损伤等邪气阻遏脉道，血行涩滞而致。

### （十四）实脉

1. 脉象

脉来坚实，三部有力，来去俱盛。

2. 主病

实证。乃邪气亢盛，正气不衰，正邪剧烈交争，气血涌盛，脉道坚满而致。若虚证见实脉则为真气外越之险候。

### （十五）滑脉

1. 脉象

往来流利，应指圆滑，如盘走珠。

2. 主病

痰饮、食积、实热。为邪正交争，气血涌盛，脉行通畅所致。脉滑和缓者，可见于青壮年的常脉和妇人的孕脉。

### （十六）弦脉

1. 脉象

形直体长，如按琴弦。

2. 主病

肝胆病、诸痛、痰饮、疟疾。弦为肝脉，以上诸因致使肝失疏泄，气机失常，经脉拘急而致；老年人脉象多弦硬，为精血亏虚，脉失濡养而致。此外，春令平脉亦见弦象。

### （十七）紧脉

1. 脉象

脉来绷紧有力，屈曲不平，左右弹指，如牵绳转索。

2. 主病

寒证、痛证、宿食。乃邪气内扰，气机阻滞，脉道拘急紧张而致。

### （十八）濡脉

1. 脉象

浮而细软。

2. 主病

主诸虚，又主湿。

### （十九）涩脉

1. 脉象

脉细行迟，往来艰涩不畅，如轻刀刮竹。

2. 主病

气滞血瘀，伤精血少，痰食内停。

## 四、按诊

按诊是医生用手直接触摸或按压病人某些部位，以了解局部冷热、润燥、软硬、压痛、肿块或其他异常变化，从而推断疾病部位、性质和病情轻重等情况的一种诊病方法。

（1）按胸胁：主要了解心、肺、肝的病变。

（2）按虚里：虚里位于左乳下心尖搏动处，反映宗气的盛衰。

（3）按脘腹：主要检查有无压痛及包块。腹部疼痛，按之痛减，局部柔软者为虚证；按之痛剧，局部坚硬者为实证。

（4）按肌肤：主要了解寒热、润燥、肿胀等内容。肌肤灼热为热证，清冷为寒证。

（5）按手足：诊手足的冷暖，可判断阳气的盛衰。

（6）按俞穴：通过按压某些特定俞穴以判断脏腑的病变。

# 第四章

# 肺系病证

## 第一节　感冒

### 一、概述

感冒是由卫表不和引起，以鼻塞、流涕、喷嚏、咳嗽、头痛、恶寒、发热、全身不适等为主要临床表现的外感疾病。

感冒又有伤风、冒风、伤寒、冒寒、重伤风等名称。

“感冒”一词首见于北宋《仁斋直指方·诸风》，此后历代医家沿用此名。隋代《诸病源候论》所指的“时气病”之类，应包含有“时行感冒”。

《内经》认识到感冒主要是外感风邪所致，《素问·骨空论》：“风从外入，令人振寒，汗出，头痛，身重，恶寒。”汉代《伤寒论》已经论述了寒邪所致感冒。《诸病源候论·风热候》指出：“风热之气，先伤皮毛，乃入于肺也……其状使人恶风寒战，目欲脱，涕唾出……有青黄脓涕”，已经认识到风热病邪可引起感冒并较准确地描述其临床症候。清代不少医家已认识到本病与感受时行疫毒有关，《类证治裁·伤风》就有“时行感冒”之名。

汉代张仲景《伤寒论》所列桂枝汤、麻黄汤为感冒风寒轻重两类证候的治疗作了示范。

金元时期《丹溪心法·伤风》明确指出本病病位在肺，治疗“宜辛温或辛凉之剂散之”。明代《万病回春·伤寒附伤风》说：“四时感冒风寒者宜解表也。”

清代《证治汇补·伤风》等对虚人感冒有了进一步认识，提出扶正祛邪的治疗原则。

### 二、病因病机

病机关键：卫表不和。

1. 外感风邪，时行疫毒　风邪或时行疫毒，从皮毛或口鼻侵犯人体，使卫表不和而发病。风邪虽为六淫之首，但在不同季节，往往随时气而入侵。临床上以冬、春两季发病率较高，故以夹寒、夹热为多见。疫毒指一种为害甚烈的异气，或称疫疠之气，是具有较强传染性的邪气，即指时行疫毒之邪。人感时行疫毒而病感冒则为时行感冒。由此可见，外感风邪是感冒的主要原因，但风邪多合时气或时行疫毒伤人为病。

2. 正气虚弱，卫表不和　人体感冒，除因邪气盛外，总是与人体的正气失调有关。由于正气素虚，或素有肺系疾病，不能调节肺卫而感受外邪。即使体质素健，若因生活起居不慎，如疲劳、饥饿而机体功能下降，或因汗出裹衣，或餐凉露宿、冒风沐雨，或气候变化时未及时加减衣服等，正气失调，腠理不密，邪气得以乘虚而入。

总之，风性轻扬，即“伤于风者，上先受之”。肺为脏腑之华盖，其位最高，开窍于鼻，职司呼吸，外主皮毛，其性娇气，不耐邪侵，故外邪从口鼻、皮毛入侵，肺卫首当其冲。感冒病位在肺卫，主要在卫表，其基本病机是外邪影响肺卫功能失调，导致卫表不和，肺失宣肃，尤以卫表不和为主要方面。

## 三、诊断与鉴别

### （一）诊断

1. 病史　四季皆有，以冬春季为多见，气候突然变化，有伤风受凉、淋雨冒风的经过，或时行感冒正流行之际；起病较急，病程较短，病程 3 ～ 7 天，普通感冒一般不传变。

2. 证候　典型的肺卫症状，初起鼻咽部痒而不适，鼻塞，流涕，喷嚏，语声重浊或声嘶，恶风，恶寒，头痛等。继而发热，咳嗽，咽痛，肢节酸重不适等。部分患者病及脾胃，而兼有胸闷，恶心、呕吐，食欲减退，大便稀溏等症。时行感冒呈流行性发病，多人同时发病，迅速蔓延。可有咽部充血，扁桃体肿大。

3. 理化检查　血常规、胸部 X 线检查。

### （二）鉴别诊断

1. 风温　二者均有发热，风温早期更与风热感冒相似。但感冒一般病情轻微，发热不高或不发热，病势少有传变，服解表药后多能汗出热退，病程较短，四时可发；而风温其病情较重，必有发热，甚至高热寒战，服解表药后热虽暂减，但旋即又起，多有传变，由卫而气，入营入血，甚则神昏、谵妄、惊厥等，有明显季节性。

2. 鼻渊　二者均可见鼻塞流涕，或伴头痛等症。但鼻渊多流浊涕腥臭，眉额骨处胀痛、压痛明显，一般无恶寒发热，病程漫长，反复发作；而感冒一般多流清涕，并无腥臭味，寒热表证明显，头痛范围不限于前额或眉骨处，病程短，治疗后症状很快消失。

## 四、辨证论治

### （一）辨证要点

1. 辨风寒感冒与风热感冒　感冒常以风邪夹寒、夹热而发病，因此临床上应首先分清风寒、风热两证。二者均有恶寒、发热、鼻塞、流涕、头身疼痛等症，但风寒证多见恶寒重发热轻，无汗，有时无汗恶寒，可伴高热，头身疼痛不适症状明显，鼻流清涕，口不渴，舌苔薄白，脉浮或浮紧；风热证发热重恶寒轻，有汗，鼻流浊涕，口渴，舌苔薄黄，脉浮数。

2. 辨普通感冒与时行感冒　普通感冒呈散发性发病，肺卫症状明显，但病情较轻，全身症状不重，少有传变；时行感冒呈流行性发病，传染性强，肺系症状较轻而全身症状显著，症状较重，且可以发生传变，入里化热，合并他病。

3. 辨常人感冒与虚人感冒　普通人感冒后，症状较明显，但易康复。平素体虚之人感冒之后，缠绵不已，经久不愈或反复感冒。在临床上还应区分是气虚还是阴虚。气虚感冒，兼有倦怠乏力，气短懒言，身痛无汗，或恶寒甚，咳嗽无力，脉浮弱等症。阴虚感冒，兼有身微热，手足心发热，心烦口干，少汗，干咳少痰，舌红，脉细数。

### （二）治疗原则

感冒，邪在肺卫，治疗当因势利导，从表而解，以解表达邪为原则。解表之法应根据所感外邪寒热暑湿的不同，而分别选用辛温、辛凉、清暑解表法。时行感冒的病邪以时行疫毒为主，解表达邪又很重视清热解毒。虚人感冒应扶正祛邪，不可专事发散，以免过汗伤正。病邪累及胃肠者，又应辅以化湿、和胃、理气等法治疗，照顾其兼证。

### （三）分证论治

1. 风寒感冒

证候：恶寒重，发热轻，无汗，头痛，肢节酸痛，鼻塞声重，时流清涕，喉痒，咳嗽，咳痰稀薄色白，舌苔薄白，脉浮或浮紧。

病机：风寒外袭，肺气失宣，故咳嗽，咯痰清稀色白；肺气失宣，窍道不利，故鼻塞声重，流清涕，咽痒；风寒之邪外束肌表，卫阳被郁，故见恶寒发热，无汗；清阳不展，络脉失和，则头痛，肢节酸痛；

寒为阴邪，故口不渴或喜热饮；苔薄白而润，脉浮紧，俱为表寒之象。

治法：辛温解表，宣肺散寒。

方药：荆防败毒散。

加减：风寒重，恶寒明显，加麻黄、桂枝；头痛，加白芷；项背强痛，加葛根；风寒夹湿，身热不扬，身重苔腻，脉濡，用羌活胜湿汤加减；风寒兼气滞，胸闷呕恶，用香苏散加减。

2. 风热感冒

证候：发热，微恶风寒，或有汗，鼻塞，喷嚏，流稠涕，头痛，咽喉疼痛，咳嗽痰稠，舌苔薄黄，脉浮数。

病机：风热犯表，热郁肌腠，卫表不和，故身热，微恶风寒，汗出不畅；风热上扰，则见头胀痛；风热之邪熏蒸清道，则咽喉肿痛，咽燥口渴，鼻流黄涕；风热犯肺，肺失清肃，则咳嗽，痰黄黏稠；舌苔薄黄，脉浮数，为风热侵于肺卫之征。

治法：辛凉解表，宣肺清热。

方药：银翘散。

加减：发热甚，加黄芩、石膏、大青叶；头痛重，加桑叶、菊花、蔓荆子；咽喉肿痛，加板蓝根、玄参；咳嗽痰黄，加黄芩、知母、浙贝母、杏仁、瓜蒌皮；口渴重，重用芦根，加花粉、知母。

时行感冒，呈流行性发生，寒战高热，全身酸痛，酸软无力，或有化热传变之势，重在清热解毒，方中加大青叶、板蓝根、蚤休、贯众、生石膏等。

3. 暑湿感冒

证候：发生于夏季，面垢身热汗出，但汗出不畅，身热不扬，身重倦怠，头昏重痛，或有鼻塞流涕，咳嗽痰黄，胸闷欲呕，小便短赤，舌苔黄腻，脉濡数。

病机：夏季感冒，感受当令暑邪，暑多夹湿，每多湿热并重，暑湿伤表，卫表不和，故发热，汗出热不解；暑湿犯肺，肺气不清，窍道不利，故鼻塞流浊涕；暑邪夹湿上犯，则面垢，头昏重胀痛；暑热内扰，热盛津伤，则心烦口渴，小便短赤；暑湿阻滞，气机不展，故身重倦怠，胸闷泛恶；舌苔黄腻，脉濡数为暑热夹湿之象。

治法：清暑祛湿解表。

方药：新加香薷饮。

加减：暑热偏盛，加黄连、青蒿、鲜荷叶、鲜芦根；湿困卫表，身重少汗恶风，加藿香、佩兰；小便短赤，加六一散、赤茯苓。

4. 体虚感冒

（1）气虚感冒

证候：素体气虚，易反复感冒，恶寒，发热，热势不高，鼻塞流涕，头痛，汗出，倦怠乏力，气短，咳嗽咯痰无力，舌质淡苔薄白，脉浮无力。

病机：老年人多病者，气虚则卫表不密，故恶风，易汗出；腠理不固，易受邪侵，风寒外袭，卫表不和，故恶寒发热，头痛鼻塞；气虚腠理不固，易受邪侵，故反复发作，稍有不慎即易感冒；肺气失宣，则咳嗽，咯痰无力；素体气虚体弱，故见倦怠无力，气短；舌质淡苔薄白，脉浮无力为气虚邪在卫表之征。

治法：益气解表。

方药：参苏饮。

加减：表虚自汗，加黄芪、白术、防风；表证轻，气虚明显，用补中益气汤。

（2）阴虚感冒

证候：微恶风寒，少汗，身热，手足心热，头昏心烦，口干，干咳少痰，鼻塞流涕，舌红少苔，脉细数。

病机：由于素体阴虚，感受外邪后邪从热化，故见身热头痛，微恶风等证；阴虚生内热，故头晕心悸，手足心热；虚热迫津外泄，则盗汗；虚火上扰，心神不安，故心烦，失眠；肺阴不足，气失宣肃，故干咳少痰；阴虚津少，津不上承，故口干咽燥；舌红少苔，脉细数均为阴虚内热之象。

治法：滋阴解表。

方药：加减葳蕤汤。

加减：阴伤明显，口渴心烦，加沙参、麦冬、黄连、天花粉。

### （四）其他

1. 单验方

（1）生姜 10g，红糖适量，煎水服用。适用于风寒感冒轻证。

（2）蒲公英、大青叶各 30g，草河车 15g，薄荷 5g（或荆芥 10g），水煎服。适用于风热感冒热毒较重者。

（3）柴胡、炒黄芩、青蒿各 15g，大青叶 30g，水煎服。适用于感冒身热持续，或发热起伏不退者。

（4）贯众、紫苏、荆芥各 10g，甘草 3g，水煎顿服，连服 3 天。适用于预防冬春季节流行性感冒。

（5）藿香、佩兰各 5g，薄荷 2g，煎汤代茶口服。适用于预防夏季暑湿感冒。

2. 中成药

（1）通宣理肺丸：每次 1 丸，每日 2 次口服。适用于风寒感冒。

（2）感冒退热冲剂：每次 1 ~ 2 袋，每日 3 次，开水冲饮。适用于风热感冒。

（3）银翘解毒片：每次 4 片，每日 2 ~ 3 次。适用于风热感冒。

（4）正柴胡饮冲剂：每次 1 袋，每日 3 次，开水冲服。适用于外感风寒初起。

（5）藿香正气软胶囊：每次 2 ~ 3 粒，每日 3 次口服。适用于外感风寒，内伤湿滞之头痛昏重、脘腹胀满、呕吐泄泻等症。也可用藿香正气的其他剂型。

（6）板蓝根冲剂：每次 1 包，每日 2 ~ 3 次口服。适用于风热感冒，发热、咽喉肿烂，以及时行感冒。

（7）玉屏风滴丸：每次 1 袋，每日 3 次口服。适用于气虚易感冒患者。

3. 外治法

（1）刮痧：用边缘光滑的瓷汤匙蘸润滑油（花生油或麻油）刮颈背，颈白风池穴向下，骨从背脊两旁由上而下。刮时要用力均匀，不要太重，防止刮破皮肤，刮到出现紫色出血点为止。感冒周身酸痛者，可以均匀力量反复刮胸背、腋窝、腘窝处至皮肤出现红色斑点或紫色斑片。

（2）拔火罐：选大椎、身柱、大杼、肺俞，拔罐后留罐 15min 后起罐，或用闪罐法。适用于风寒感冒。

（3）刺络拔罐：选大椎、风门、身柱、肺俞，常规消毒后，用三棱针点刺，使其自然出血，待出血颜色转淡后，加火罐于穴位上，留罐 10min 后起罐，清洁局部并再次消毒针眼。适用于风热感冒。

4. 针灸

（1）主穴：列缺合谷大椎太阳风池。

配穴：风寒感冒者加风门、肺俞；风热感冒者加曲池、尺泽、鱼际；夹湿者加阴陵泉；夹暑者加委中；体虚感冒者加足三里。鼻塞流涕者加迎香；咽喉疼痛者加少商；全身酸楚者加身柱。

（2）耳针：选肺、内鼻、屏尖、额，用中强刺激，适用于感冒初期。咽痛加咽喉、扁桃体，毫针刺。

## 五、辨病思路

（1）感冒有普通感冒与时行感冒之分，中医感冒与西医学感冒基本相同，普通感冒相当于西医学的普通感冒、上呼吸道感染，时行感冒相当于西医学的流行性感冒。

（2）反复感冒，引起正气耗散，由实转虚，或在素体亏虚的基础上，反复感邪，以致正气愈亏，而风邪易侵，均可导致本虚标实之证。

# 第二节　咳嗽

## 一、概述

咳嗽是指肺气不清，肺失宣肃而上逆，发出咳声或咳吐痰液为主要表现的一种病证。

历代将有声无痰称为咳，有痰无声称为嗽，有痰有声谓之咳嗽。临床上多为痰声并见，很难截然分开，故以咳嗽并称。

《黄帝内经》对咳嗽的成因、症状及证候分类、证候转归及治疗等问题已作了较系统的论述，阐述了气候变化、六气影响及肺可以致咳嗽，如《素问·宣明五气》说："五气所病……肺为咳。"《素问·咳论》更是一篇论述咳嗽的专篇，指出"五脏六腑皆令人咳，非独肺也"。强调了肺脏受邪以及脏腑功能失调均能导致咳嗽的发生。对咳嗽的症状按脏腑进行分类，分为肺咳、心咳、胃咳、膀胱咳等，并指出了证候转归和治疗原则。

汉代张仲景所著《伤寒论》《金匮要略》不仅拟出了不少治疗咳嗽行之有效的方药，还体现了对咳嗽进行辨证论治的思想。

隋代《诸病源候论·咳嗽候》在《黄帝内经》脏腑咳的基础上，又论述了风咳、寒咳等不同咳嗽的临床证候。唐宋时期，如《备急千金要方》《外台秘要》《太平惠民和剂局方》等收集了许多治疗咳嗽的方药。

明代《景岳全书》将咳嗽分为外感、内伤两类，《明医杂著》指出咳嗽"治法须分新久虚实"，至此咳嗽的理论渐趋完善，切合临床实际，

## 二、病因病机

病机关键：肺气不清。

咳嗽分外感咳嗽与内伤咳嗽，外感咳嗽病因为外感六淫之邪；内伤咳嗽病因为饮食、情志等内伤因素致脏腑功能失调，内生病邪。外感咳嗽与内伤咳嗽，均是病邪引起肺气不清，失于宣肃，迫气上逆而作咳。

1. 外感　由于气候突变或调摄失宜，外感六淫从口鼻或皮毛侵入，使肺气被束，肺失肃降，《河间六书·咳嗽论》谓："寒、暑、湿、燥、风、火六气，皆令人咳嗽"即是此意。风为六淫之首，其他外邪多随风邪侵袭人体，所以外感咳嗽常以风为先导，或夹寒，或夹热，或夹燥，其中尤以风邪夹寒者居多。《景岳全书·咳嗽》说："外感之嗽，必因风寒。"

2. 内伤　内伤病因包括饮食、情志及肺脏百病。饮食不当，嗜烟好酒，内生火热，熏灼肺胃，灼津生痰；或生冷不节，肥甘厚味，损伤脾胃，致痰浊内生，上千于肺，阻塞气道，致肺气上逆而作咳。情志刺激，肝失调达，气郁化火，气火循经上逆犯肺，致肺失肃降而作咳。肺脏自病者，常由肺系疾病日久，迁延不愈，耗气伤阴，肺不能主气，肃降无权而肺气上逆作咳；或肺气虚不能布津而成痰，肺阴虚而虚火灼津为痰，痰浊阻滞，肺气不降而上逆作咳。

《素问·咳论》说："五脏六腑皆令人咳，非独肺也。"说明咳嗽的病变脏腑不限于肺，凡脏腑功能失调影响及肺，皆可为咳嗽病证相关的病变脏腑。但是其他脏腑所致咳嗽皆须通过肺脏，肺为咳嗽的主脏。肺主气，咳嗽的基本病机是内外邪气干肺，肺气不清，肺失宣肃，肺气上逆迫于气道而为咳。

## 三、诊断与鉴别

### （一）诊断

1. 病史　有外感病史或脏腑失调表现。
2. 证候　以咳逆有声，或咳吐痰液为主要临床症状；听诊可闻及两肺野呼吸音增粗，或干湿啰音。
3. 理化检查　血常规、胸部 X 线、肺 CT 或肺功能检查。

### （二）鉴别诊断

1. 哮病、喘病　共同点是均有咳嗽。哮病和喘病虽然也会兼见咳嗽，但各以哮、喘为其主要临床表现。哮病主要表现为喉中哮鸣有声，呼吸气促困难，甚则喘息不能平卧，发作与缓解均迅速；喘病主要表现为呼吸困难，甚至张口抬肩，鼻翼翕动，不能平卧。

2. 肺胀　二者均有咳嗽症状。但肺胀有久患咳、哮、喘等病证的病史，除咳嗽症状外，还有胸部膨满，喘逆上气，烦躁心慌，甚至颜面紫黯、肢体浮肿等症，病情缠绵，经久难愈。

3. 肺痨　二者均有咳嗽，咳嗽是肺痨的主要症状之一，但尚有咯血、潮热、盗汗、身体消瘦等主要症状，具有传染性，X 线胸部检查有助鉴别诊断。

4. 肺癌　二者均有咳嗽，但肺癌常以咳嗽或咯血为主要症状，多发于 40 岁以上吸烟男性，咳嗽多为刺激性呛咳，病情发展迅速，呈恶液质，一般咳嗽病证不具有这些特点。肺部 X 线检查及痰细胞学、气管镜检查有助于确诊。

## 四、辨证论治

### （一）辨证要点

1. 辨外感内伤　外感咳嗽，多为新病，起病急，病程短，常伴肺卫表证。内伤咳嗽，多为久病，常反复发作，病程长，可伴见他脏见证。

2. 辨证候虚实　外感咳嗽以风寒、风热、风燥为主，均属实，而内伤咳嗽中的痰湿、痰热、肝火多为邪实正虚，阴津亏耗咳嗽则属虚，或虚中夹实。另外，咳声响亮者多实，咳声低怯者多虚；脉有力者属实，脉无力者属虚。

### （二）治疗原则

外感咳嗽，为邪气壅肺，多为实证，故以祛邪利肺为治疗原则，根据邪气为风寒、风热、风燥的不同，应分别采用疏风、散寒、清热、润燥治疗。内伤咳嗽，多属邪实正虚，故以祛邪扶正、标本兼顾为治疗原则，根据病邪为“痰”与“火”，祛邪分别采用祛痰、清火为治，正虚则养阴或益气为宜，又应分清虚实主次处理。

咳嗽的治疗，除直接治肺外，还应从整体出发注意治脾、治肝、治肾等。外感咳嗽一般均忌敛涩留邪，当因势利导，肺气宣畅则咳嗽自止；内伤咳嗽应防宣散伤正，注意调理脏腑，顾护正气。咳嗽是人体祛邪外达的一种病理表现，治疗决不能单纯见咳止咳，必须按照不同的病因分别处理。

### （三）分证论治

1. 外感咳嗽

（1）风寒袭肺

证候：咳声重浊，气急，喉痒，咯痰稀薄色白，常伴鼻塞、流清涕、头痛、肢体酸楚、恶寒发热、无汗等表证，舌苔薄白，脉浮或浮紧。

病机：风寒之邪外束肌表，内袭于肺，肺卫失宣，肺气闭郁，不得宣通，故咳嗽声重，气急咽痒；寒邪郁肺，气不布津，凝聚为痰，故痰白清稀；风寒束表，皮毛闭塞，卫阳被郁，故见鼻塞，流清涕，头痛，肢体酸楚，恶寒发热，无汗等风寒表证；舌苔薄白，脉浮或浮紧均为风寒袭肺之象。

治法：疏风散寒，宣肺止咳。

方药：三拗汤合止嗽散。

加减：痒甚，加牛蒡子、蝉蜕；鼻塞声重，加辛夷花、苍耳子；夹痰湿，咳而痰黏，胸闷，苔腻，加半夏、茯苓、厚朴；表证明显，加防风、苏叶；表寒未解，里有郁热，热为寒遏，咳嗽音嗄，气急似喘，痰黏稠，口渴心烦，身热，加生石膏、桑白皮、黄芩。

（2）风热犯肺

证候：咳嗽咳痰不爽，痰黄或稠黏，喉燥咽痛，常伴恶风身热、头痛肢楚、鼻流黄涕、口渴等表热证，舌苔薄黄，脉浮数或浮滑。

病机：风热犯肺，肺失清肃而见咳嗽频剧，气粗或咳声嘶哑；肺热伤津，则见口渴，喉燥咽痛；肺热内郁，蒸液成痰，故咳痰不爽，痰黄或稠黏；风热犯表，卫表不和而见鼻流黄涕，头痛，汗出，四肢酸楚，恶风身热等表热证；舌苔薄黄，脉浮数或浮滑，均为风热犯肺之征。

治法：疏风清热，宣肺止咳。

方药：桑菊饮。

加减：咳嗽甚，加前胡、瓜蒌、枇杷叶、浙贝；表热甚，加银花、荆芥、防风；咽喉疼痛，声音嘎哑，加射干、牛蒡子、山豆根、板蓝根；痰黄稠，肺热甚，加黄芩、知母、石膏；鼻衄或痰中带血，加白茅根、生地；咽燥口干，加沙参、麦冬；夏令暑湿，加六一散、鲜荷叶。

（3）风燥伤肺

证候：喉痒干咳，无痰或痰少而黏连成丝，咳痰不爽，或痰中带有血丝，咽喉干痛，唇鼻干燥，口干，常伴鼻塞，头痛，微寒，身热等表证，舌质红干而少津，苔薄白或薄黄，脉浮。

病机：风燥犯肺，肺失清肃故见干咳作呛；燥热灼津则咽喉口鼻干燥，痰黏不易咯吐；燥热伤肺，肺络受损，则痰中夹血；本病多发于秋季，乃燥邪与风热并见的温燥证，故见风燥外客，卫气不和的表证；舌质红干而少津，苔薄白或薄黄，脉浮，均为温燥伤肺的表现。

治法：疏风清肺，润燥止咳。

方药：桑杏汤。

加减：表证较重，加薄荷、荆芥；津伤较甚，加麦冬、玉竹；肺热重，加生石膏、知母；痰中带血丝，加生地、白茅根。

干咳而少痰或无痰，咽干鼻燥，兼有恶寒发热，头痛无汗，舌苔薄白而干，用杏苏散加减；恶寒甚、无汗，加荆芥、防风。

2. 内伤咳嗽

（1）痰湿蕴肺

证候：咳嗽反复发作，尤以晨起咳甚，咳声重浊，痰多，痰黏腻或稠厚成块，色白或带灰色，胸闷气憋，痰出则咳缓、憋闷减轻，常伴体倦，脘痞，腹胀，大便时溏，舌苔白腻，脉濡滑。

病机：痰湿蕴肺，肺失宣降，故咳嗽痰多，咳声重浊，痰黏腻或稠厚成块，色白或带灰色；晨间痰壅，故咳痰尤甚，痰出则咳缓、憋闷减轻；湿痰中阻，脾为湿困，故见胸闷，体倦，脘痞，腹胀，大便时溏等症；舌苔白腻，脉濡滑，为痰湿内盛之象。

治法：燥湿化痰，理气止咳。

方药：二陈汤合三子养亲汤。

加减：肺气不宣，加桔梗、杏仁、枳壳；胸闷脘痞，加苍术、厚朴；寒痰较重，痰黏白如泡沫，怯寒背冷，加干姜、细辛；脾虚证候明显，加党参、白术；有表寒，加紫苏、荆芥、防风；病情平稳后可服六君子汤加减调理。

（2）痰热郁肺

证候：咳嗽气息急促，或喉中有痰声，痰多稠黏或为黄痰，咳吐不爽，或痰有热腥味，或咳吐血痰，胸胁胀满，或咳引胸痛，面赤，或有身热，口干欲饮，舌苔薄黄腻，舌质红，脉滑数。

病机：痰热壅阻肺气，肺失清肃，故咳嗽气息粗促，痰多稠黏或为黄痰，咳吐不爽；痰热郁蒸，则痰有腥味；热伤肺络，故咳吐血痰，胸胁胀满，或咳引胸痛；肺热内郁，则有身热，口干欲饮；舌苔薄黄腻，舌质红，脉滑数，均为痰热壅肺之征。

治法：清热肃肺，化痰止咳。

方药：清金化痰汤。

加减：痰黄如脓或有热腥味，加鱼腥草、金荞麦根、象贝母、冬瓜仁等；便秘，加葶苈子、风化硝；咳痰不爽，加北沙参、麦冬、天花粉。

（3）肝火犯肺

证候：上气咳逆阵作，咳时面赤，常感痰滞咽喉，咯之难出，量少质黏，或痰如絮状，咳引胸胁胀痛，咽干口苦，症状可随情绪波动而增减，舌红或舌边尖红，舌苔薄黄少津，脉弦数。

病机：肝失调达，郁结化火，上逆侮肺，肺失宣肃以致气逆作咳，咳则连声；肝火上炎，故咳时面红，咽干口苦；木火刑金，炼液成痰，肺热津亏，则痰黏或痰如絮状，难以咳出；胁肋为肝经循行的区域，故咳引胸胁胀痛；舌红或舌边尖红，舌苔薄黄少津，脉弦数，皆为肝火肺热之征。

治法：清肝泻火，化痰止咳。

方药：黛蛤散合黄芩泻白散。

加减：火旺，加山栀、丹皮；胸闷气逆，加葶苈子、瓜蒌、枳壳；咳引胁痛，加郁金、丝瓜络；痰黏难咯，加海浮石、浙贝母、冬瓜仁；咽燥口干，咳嗽日久不减，加北沙参、百合、麦冬、天花粉、诃子。

（4）肺阴亏耗

证候：干咳，咳声短促，痰少黏白，或痰中带血丝，或声音逐渐嘶哑，口干咽燥，常伴有午后潮热，手足心热，夜寐盗汗，口干，舌质红少苔，或舌上少津，脉细数。

病机：肺阴不足，虚火内灼，肺失滋润，肃降无权，肺气上逆，则干咳，咳声短促；虚火灼津为痰，肺损络伤，故痰少黏白，或痰中带血丝；阴虚肺燥，津液不能濡润上承，则咳声逐渐嘶哑，口干咽燥；阴虚火旺，故午后潮热，手足心热，颧红，夜寐盗汗；阴精不能充养而致形瘦神疲；舌质红少苔，或舌上少津脉细数，为肺阴亏虚，阴虚内热之征。

治法：滋阴润肺，化痰止咳。

方药：沙参麦冬汤。

加减：久热久咳，用桑白皮易桑叶，加地骨皮；咳剧，加川贝母、杏仁、百部；咳而气促，加五味子、诃子；咳吐黄痰，加海蛤粉、知母、瓜蒌、竹茹、黄芩；痰中带血，加山栀、丹皮、白茅根、白及、藕节；低热，潮热骨蒸，加功劳叶、银柴胡、青蒿、白薇；盗汗，加糯稻根须、浮小麦。

### （四）其他

1. 单验方

（1）川贝母 3g，白梨 2 个，白冰糖适量，水煎服用。适用于燥热咳嗽。

（2）蚕茧 2 个剪碎，用棉籽油 30g 炸焦后，打入鸡蛋 1 个，炒热，1 次吃完，每日 1 次。适用于慢性咳嗽。

（3）生梨 1 个，洗净连皮切碎，加冰糖炖水服，或用大生梨 1 个，切去盖，挖去心，加入川贝母 3g，仍旧盖上，以竹签插定，放碗内隔水蒸 2h，喝汤吃梨，每日 1 个。适用于肺燥咳嗽，痰量少，咯痰不爽者。

（4）佛耳草、苏子、莱菔子各 6g，煎服。适用于咳嗽痰浊壅盛证。

（5）桑皮、枇杷叶各 12g，煎服。适用于咳嗽痰热证。

（6）矮地茶 30g，每日 1 次，服 20 ～ 30 天。适用于咳嗽肺热证。

2. 中成药

（1）二冬膏每次 9 ～ 15g，每日 2 次口服。适用于咳嗽阴虚证。

（2）二陈丸每次 9 ～ 15g，每日 2 次口服。适用于咳嗽痰湿停滞证。

（3）川贝枇杷糖浆每次 10mL，每日 3 次口服。适用于感冒、咳嗽风热犯肺，内郁化火证。

（4）止嗽定喘口服液每次 10mL，每日 2 ～ 3 次口服，儿童酌减。适用于咳嗽表寒里热证。

（5）蛇胆川贝散每次 0.3 ～ 0.6g，每日 2 ～ 3 次口服。适用于咳嗽肺热痰多证。

（6）蛇胆陈皮口服液每次 10mL，每日 2 ～ 3 次口服。适用于咳嗽痰热证。

（7）清肺消炎丸 1 袋，每日 2 ～ 3 次口服，适用于咳嗽痰热阻肺证。

3. 外治法

（1）石白散（熏洗法）：石菖蒲、麻黄、生姜、葱白、艾叶各适量。上药共研粗末，入锅内炒热后，用纱布包裹备用。取药袋趁热在胸背上，由上而下，反复热熨。凉后再炒用，每次热熨 10 ～ 15min。每日 1 次。适用于咳嗽，兼有喘促者。

（2）药蛋熨法：半夏、苍术、麻黄各 25g，鸡蛋（连壳）1 枚。将药放入砂锅内，加清水适量（水超出药面 1cm），入鸡蛋，以文火煎沸 15min，待药性深入鸡蛋后取出鸡蛋备用。趁热取鸡蛋掖熨背部的心俞、肺俞及足部涌泉双侧穴位。蛋凉再入药液中煮之再熨，每次热熨 10 ~ 15min，每日 1 ~ 2 次。适用于咳嗽肺气上逆证。

（3）熏洗法：款冬花（适量）。蛋拌、晾干，将药放入有嘴壶中点燃烧之，吹熄盖住壶口，备用。将壶嘴对准患者口咽吸之。若胸中发闷，抬起头，以指掩盖嘴，稍定再吸咽之，每次吸 3 ~ 5min，每日 1 次。适用于慢性咳嗽（久嗽）。

4. 针灸

（1）外感咳嗽

主穴：列缺、合谷、肺俞。

配穴：风寒加风门、太渊；风热加大椎、曲池；咽喉痛加少商放血；急性支气管炎加大椎、风门、足三里；肺炎加大椎、身柱、膻中；支气管扩张加尺泽、鱼际、孔最。

（2）内伤咳嗽

主穴：肺俞、太渊、三阴交。

配穴：痰湿阻肺加丰隆、阴陵泉；肝火灼肺加行间；肺阴亏虚加膏肓；咯血加孔最；上呼吸道感染加尺泽、鱼际；慢性支气管炎加身柱、膏肓、足三里；肺结核加尺泽、膏肓、百劳。

（3）穴位贴敷法

选肺俞、定喘、风门、膻中、丰隆。用白附子 16%、洋金花 48%、川椒 33%，樟脑 3% 制成粉剂。将药粉少许置穴位上，用胶布贴敷，每 3 ~ 4 日更换一次，最好在三伏天应用。亦可用白芥子、甘遂、细辛、丁香、苍术、川芎各等量，研成细粉，加入基质，调成糊状，制成直径 1cm 圆饼，贴在穴位上，用胶布固定，每 3 日更换 1 次，5 次为 1 个疗程。

（4）穴位注射法

选定喘、大杼、风门、肺俞，用维生素 $B_1$ 100mg 注射液或胎盘注射液，每次以 1 ~ 2 穴，每穴注入药液 0.5mL，选穴由上而下依次轮换。隔日 1 次。本法用于慢性咳嗽。

## 五、辨病思路

（1）咳嗽既是独立性的病证，又是肺系多种病证的一个症状。本节是讨论以咳嗽为主要临床表现的一类病证。西医学的上呼吸道感染、支气管炎、支气管扩张、肺炎等以咳嗽为主症者可参考本病证进行辨证论治，其他疾病兼见咳嗽者，可与本病证联系互参。

（2）咳嗽是许多肺系疾患所共有的症状，但作为中医病证之一的咳嗽，应着重与肺痨、肺胀、喘证、哮证、肺癌等病证相鉴别。

（3）外感咳嗽与内伤咳嗽可相互影响为病，病久则邪实转为正虚。外感咳嗽如迁延失治，邪伤肺气，更易反复感邪，而致咳嗽屡作，转为内伤咳嗽；肺脏有病，卫外不固，易受外邪引发或加重，特别在气候变化时尤为明显。久则从实转虚，肺脏虚弱，阴伤气耗。由此可知，咳嗽虽有外感、内伤之分，但有时两者又可互为因果。

# 第三节　肺痈

## 一、概述

肺痈是肺叶生疮，形成脓肿的一种病证，属内痈之一。其临床特征为发热、咳嗽、胸痛、咯吐腥臭脓血浊痰。

现代医学所指的多种原因引起的肺组织化脓症，如肺脓肿、化脓性肺炎、肺坏疽，以及支气管扩张继发感染等疾病，均可参照本篇辨证论治，其中，肺脓肿的临床表现与肺痈更为贴近。

## 二、临床表现

发病多急，常突发高热，咳嗽胸痛，初期咳少量黏液痰，溃脓期即病后10天左右，咯吐多量黄绿色脓痰或脓血痰，气味腥臭。并多伴有精神不振、乏力、食欲减退等全身感染中毒症状。

## 三、鉴别诊断

肺痈应注意与下列病证作鉴别。

1. 风温　由于肺痈初期与风温极为类似，故应注意区别。风温起病多急，以发热、咳嗽、烦渴，或伴气急胸痛为特征，与肺痈初期颇难鉴别。但肺痈之振寒、咯吐浊痰明显，喉中有腥味。风温经正确及时治疗后，多在气分解除，如经一周后身热不退，或热退而复升，应进一步考虑肺痈之可能。

2. 痰饮　痰饮咳嗽见弛有咳逆倚息，咳痰量多等症，易与肺痈相混，但痰饮咳嗽起病较缓，痰量虽多，然无腥臭脓痰，亦非痰血相兼，且痰饮咳嗽的热势不如肺痈亢盛。

3. 肺痿　肺痿、肺痈同属肺部疾患，症状也有相似之处，两者虽同为肺中有热，但肺痈为风热犯肺，热壅血瘀，肺叶生疮，病程短而发病急，形体多实，消瘦不甚，咳吐脓血腥臭，脉数实；肺痿为气阴亏损，虚热内灼，或肺气虚冷，以致肺叶萎缩不用，病程长而发病缓，形体多虚，肌肉消瘦，咳唾涎沫，脉数虚。两者一实一虚，显然有别。《金匮要略心典》："肺痿、肺痈二证虽同，惟胸中痛，脉滑数，唾脓血，则肺痈所独也。比而论之，痿者萎也，如草木之萎而不荣，为津烁而肺焦也，痈者壅也，如土之壅物而不通，为热聚而肺瘀也。故其脉有虚实不同，而其数则一也。"若肺痈久延不愈，误治失治，痰热壅结二焦，熏灼肺阴，可转成肺痿。《外科正宗》："久嗽劳伤，咳吐痰血，寒热往来，形体消削，咯吐瘀脓，声哑咽痛，其候传为肺痿。"

4. 肺疽　《外科精义》："其肺疮之候，口干喘满，咽燥而渴，甚则四肢微肿，咳嗽脓血，或腥臭浊沫，胸中隐隐微痛者，肺疽也。"即把肺痈亦称之谓肺疽。因此，肺痈、肺疮、肺疽有时可视为一义。然《中国医学大辞典》："肺疽：①此证生于紫宫、玉堂二穴，属仃脉之经，十日可刺，脓水黄白色者可治，如无脓或渐大旁攻，上硬下虚，自破流水不绝，咳唾引痛者，不治。②因饮酒或食辛热之物而吐血者之称。治详伤酒吐血条。"即把位于紫宫、玉堂穴之疮疡和伤酒或食辛热饮食物所致之吐血亦称之谓肺疽，与称谓肺疽之肺痈，当不难区别。

## 四、辨证论治

### （一）辨证要点

1. 掌握病性　本病为热毒瘀结于肺，成痈酿脓，故发病急，病程短，属于邪盛证实。临床以实热证候为主要表现。

2. 辨别病期　根据病程的先后不同阶段和临床表现，辨证可分为初期、成痈期、溃脓期、恢复期以作为分证的依据。

### （二）分证论治

1. 初期

主症：恶寒、发热、咳嗽、胸痛、咳则痛甚，呼吸不利，咯白色黏沫痰，痰量日渐增多，口干鼻燥。舌苔薄黄或薄白，脉象浮数而滑。

治法：疏风散热，宣肺化痰。

方药：银翘散加减。

金银花18g，连翘15g，芦根20g，竹叶10g，荆芥10g，薄荷6g（后下），瓜蒌仁15g，鱼腥草30g，甘草6g。水煎服。

头痛者，可加菊花、桑叶、蔓荆子等以疏风热，清头目；内热转甚者，可加石膏、炒黄芩以清肺热，或可加鱼腥草以加强清热解毒之力；咳甚痰多者，可加杏仁、桑白皮、冬瓜子、枇杷叶、贝母以化痰止咳；胸痛呼吸不利，可加瓜蒌皮、广郁金、桃仁以活血通络，化瘀止痛；喘甚者，可加用麻杏石甘汤以清肺平喘。

2. 成痈期

主症：身热转甚，时时振寒，继则壮热不退，汗出烦躁，咳嗽气急，胸满作痛，转侧不利，咳吐黄稠脓痰，气味腥臭，口干咽燥。舌质红苔黄腻；脉滑数或洪数。

治法：清热解毒，化瘀散结，泄肺逐痰。

方药：苇茎汤合如金解毒散加减。

苇茎30g，冬瓜仁20g，薏苡仁20g，桃仁12g，桔梗12g，黄芩12g，黄连10g，栀子10g，鱼腥草30g，红藤30g，蒲公英20g，瓜蒌仁18g，甘草6g。水煎服。

咳痰黄稠，酌配桑白皮、瓜蒌、射干、竹茹等清化之品；咳而喘满，咯痰稠浊量多，不得卧者，合葶苈大枣泻肺汤泄肺逐痰；咯脓浊痰，腥臭味严重者，可合用犀黄丸；胸痛甚者，可加乳香、没药、郁金、赤芍药、丹参等活血散结，通络定痛；烦渴甚者，可加石膏、知母、天花粉清热保津；便秘者，可加大黄、枳实荡涤积热。

3. 溃脓期

主症：咳吐大量脓痰，或如米粥，或痰血相兼，腥臭异常，有时咯血，胸中烦满而痛，甚则气喘不能平卧，有热面赤，烦渴喜饮。舌质红或绛，苔黄腻，脉象滑数或数实。

治法：清热解毒，化瘀排脓。

方药：加味桔梗汤加减。

桔梗15g，薏苡仁20g，川贝母12g，金银花18g，白及12g，鱼腥草30g，野荞麦根30g，败酱草20g，黄芩12g，甘草6g。水煎服，每日1剂。若咯血者，可加牡丹皮12g，三七末3g，紫珠草30g，藕节20g。伤津者，加沙参15g，麦冬12g，天花粉18g。气虚者，加黄芪18g。

4. 恢复期

主症：身热渐退，咳嗽减轻，咯吐脓血痰日渐减少、臭味亦减，痰液转为清稀，食纳好转，精神渐振；或见胸胁隐痛，难以久卧，短气，自汗盗汗，低热，午后潮热，心烦，口燥咽干，面色不华，形体消瘦，精神萎靡，或见咳嗽，咯血脓血痰日久不净，或痰液一度清稀而复转臭浊，病情时轻时重，迁延不愈。舌质红或淡红，苔黄或薄黄；脉细或细数无力。

治法：益气养阴，润肺化痰，扶正托邪。

方药：沙参麦冬汤加减。

北沙参18g，麦冬15g，玉竹15g，天花粉12g，桑叶12g，桔梗12g，薏苡仁18g，冬瓜仁20g，百合18g，川贝母10g，甘草6g。水煎服。

若低热者，加青蒿15g，白薇、地骨皮各12g。咯痰腥臭脓浊者，加鱼腥草30g，败酱草20g。

## 五、其他疗法

简验方：

（1）鲜薏苡根。适量、捣汁，温热服，一日3次，或加红枣煨服，可下臭痰浊脓。

（2）丝瓜水。丝瓜藤尖（取夏秋间正在生长的），折去一小段，以小瓶在断处接汁，一夜得汁若干，饮服。

（3）白及30g，生蛤壳45g，怀山药30g，共研细末，一日2次，每次3g，开水送服。

（4）白及120g，浙贝30g，百合30g，共研细末，早、晚各服6g。

前二方用于溃脓期，后二方用于恢复期。

## 六、预防与调摄

凡属肺虚或原有其他慢性疾患，肺卫不固，易感外邪者，当注意寒温适度，起居有节，以防受邪致病；并禁烟酒及辛辣炙焯食物，以免燥热伤肺。一旦发病，则当即早治疗，力求在未成脓前得到消散，或减轻病情。

肺痈患者，应做到安静卧床休息，每天观察记录体温、脉象的变化，咳嗽情况，咳痰的色、质、量、味，注意室温的调节，做好防寒保温。在溃脓后可根据肺部病位，予以体位引流；如见大量咯血，应警惕血块阻塞气道，或出现气随血脱的危症，当按“咯血”采取相应的调摄措施。

饮食宜清淡，多食蔬菜，忌油腻厚味。高热者可予半流质。多吃水果，如橘子、梨、枇杷、莱菔等，均有润肺生津化痰的作用。每天可用苡米煨粥食之，并取鲜芦根煎汤代茶。禁食一切辛辣刺激及海腥发物，如辣椒、葱、韭菜、黄鱼、鸭蛋、虾子、螃蟹等。吸烟、饮酒者一律均须戒除。

# 第五章

# 心系病证

## 第一节　心悸

心悸是以自觉心中跳动，心慌不安，甚则不能自主为特征的一种病证。或一过性、阵发性；或持续性，时间较长；或一日数发，或数日一发；或因惊恐、郁怒、激动、劳累而发。

西医学中的冠心病、风湿性心脏病、心力衰竭、心肌炎、心包炎、部分神经官能症及各种心律失常等以心悸为主证者，均可参考本篇辨证论治。

### 一、病因病机

（1）体质虚弱：先天禀赋不足，素体虚弱，或久病失养，或劳欲过度，造成气血阴阳亏虚，以致心失所养，发为心悸。

（2）饮食劳倦：恣食肥甘厚味，过度劳倦，使脾失健运，一则气血生化不足，心失所养，二则聚湿生痰，痹阻心脉，扰动心神，发为心悸。

（3）情志所伤：平素心虚胆怯，突受惊吓，惊动不已，难以自主，发为心悸。

（4）血脉瘀阻：风寒湿三气杂合而至，痹阻络脉日久，内舍于心，心脉不通；或肝气郁结、气滞血瘀，心脉阻滞，血行不畅，心失所养，发为心悸。

（5）水气凌心：脾肾阳虚，水谷转输气化失常，停聚成饮，上凌于心，心阳被遏，发为心悸。

### 二、辨证论治

心悸的辨证，首分虚实。虚证为脏腑气血阴阳亏虚所致，实证为痰饮、瘀血、火邪为患；再辨轻重，因惊恐、劳累而发，时作时止，不发时如常人，病情较轻；若终日悸动，稍劳尤甚，病情较重。

治疗原则：虚证补益气血，养心安神；实证化痰行气，活血化瘀。

#### （一）心虚胆怯

1. 证候

心悸，善惊易恐，坐卧不安，少寐多梦易醒，恶闻声响，舌苔薄白，脉虚数或细。

2. 治法

益气养心、安神宁志。

3. 方药

安神定志丸加减。方中龙骨镇惊安神；茯神、菖蒲、远志安神定志；人参益气养心；加琥铂、磁石、朱砂以增镇惊宁心之力。若伴有神疲乏力，自汗懒言，纳差，合用四君子汤以增益气养心之功；少寐加炒枣仁、夜交藤养血安神。

### （二）心脾两虚

1. 证候

心悸气短，头晕目眩，面色无华，倦怠乏力，纳差，失眠健忘，舌淡苔白，脉细弱。

2. 治法

补血养心，益气安神。

3. 方药

归脾汤加减。方中当归、龙眼肉补血养心；人参、黄芪、白术、甘草健脾益气；酸枣仁、茯神、远志宁心安神；木香理气醒脾，使补而不滞。若心动悸，脉结代者，可用炙甘草汤加减治疗，方用人参、炙甘草、大枣益气健脾；阿胶、地黄、麦冬滋养阴血；桂枝温通心阳；合则益气养血，复脉。

### （三）阴虚火旺

1. 证候

心悸不宁，少寐多梦，五心烦热，口干，盗汗，腰膝酸软，头晕目眩，耳鸣，舌红乏津，脉细数。

2. 治法

养阴清热，宁心安神。

3. 方药

黄连阿胶汤加减。方中黄连、黄芩苦寒清泄心火；阿胶、芍药、鸡子黄滋阴养血，共奏滋阴降火，交通心肾，清心定悸之功。临证时可加酸枣仁、珍珠母、龙骨安神定志。若心悸不宁，烦躁不安，加朱砂镇心安神；若阴虚火旺，而兼腰酸梦遗者，可用知柏地黄丸加减，以滋阴降火。

### （四）心阳不振

1. 证候

心悸不宁，胸闷气短，动则尤甚，形寒肢冷，自汗，面色苍白，舌淡苔白，脉细弱。

2. 治法

温补心阳，安神定悸。

3. 方药

桂枝甘草龙骨牡蛎汤加减。方中桂枝、甘草温补心阳；龙骨、牡蛎安神定悸。若形寒肢冷者，加人参、附子温阳益气；若病情严重，汗出肢冷，面青唇紫，喘不得卧，为真阳欲脱之象，急煎服参附汤以回阳救逆。

### （五）水饮凌心

1. 证候

心悸眩晕，胸脘痞满，小便短少，或下肢浮肿，渴不欲饮，恶心吐涎，舌淡苔滑，脉弦滑。

2. 治法

振奋心阳，化气行水。

3. 方药

苓桂术甘汤加减。方中茯苓淡渗利水；桂枝、甘草通阳化气；白术健脾祛湿。若兼见恶心呕吐加半夏、陈皮、吴茱萸降逆止呕；尿少肢肿者加泽泻、猪苓、茯苓、防己、大腹皮利水消肿。若水肿甚、心悸、喘息不得卧者，合真武汤加减应用，以温阳利水。

### （六）心血瘀阻

1. 证候

心悸，胸闷，心痛如针刺，唇甲青紫，舌质紫暗，或有瘀点瘀斑，脉弦涩或结代。

2. 治法

活血化瘀，理气通络。

3. 方药

桃仁红花煎加减。方中桃仁、红花、丹参、赤芍、川芎活血化瘀；延胡索、香附、青皮理气通脉；

生地、当归养血活血。若气滞血瘀者加柴胡、枳壳行气化滞；阳虚寒凝致瘀者加附子、桂枝通阳散寒；胸闷苔腻者加栝蒌、薤白通阳散结、化痰宽胸。

## 三、针灸治疗

（1）主穴：内关、心俞、神门。

（2）加减：心血不足，加脾俞、足三里，针刺补法；阴虚火旺加三阴交、肾俞，针刺补法；阳气虚弱加灸关元、足三里；痰热上扰加肺俞、尺泽、丰隆，针刺泻法。

## 四、调摄与预防

轻症患者，应避免剧烈活动及强体力劳动。重症患者，则应卧床休息，并严密观察病情，注意脉象变化，如有异常应及时处理。积极治疗原发病，饮食以清淡为主，忌烟、酒、茶。注意情志调节，防止一切诱发因素。保持心情愉快，饮食有节，起居有常，注意劳逸结合。

# 第二节　真心痛

真心痛是指以突然发作的剧烈而持久的胸骨下部后方或心前区压榨性、闷胀性或窒息性疼痛为临床表现特点的一种严重病症，是胸痹的进一步发展。疼痛可放射到左肩、左上肢前内侧及无名指和小指，一般持续时间较长，常伴有心悸、水肿、肢冷、喘促、面色苍白、汗出、焦虑和恐惧感等症状，甚至危及生命。多因劳累、情绪激动、饱食、受寒等因素诱发。《灵枢·厥病篇》描述了真心痛的发作和预后，称："真心痛，手足青至节，心痛甚，旦发夕死，夕发旦死。"

现代医学的冠状动脉粥样硬化性心脏病、心肌梗死、心律失常、心源性休克等，出现真心痛的临床表现时，可参考本节进行辨证论治。

## 一、病因病机

真心痛病因病机和"胸痹"类同，与年老体衰，阳气不足，七情内伤，气滞血瘀，痰浊化生，寒邪侵袭，血脉凝滞等因素有关。如寒凝气滞，血瘀痰浊，闭阻心脉，心脉不通，可出现心胸疼痛（胸痹），严重者部分心脉突然闭塞，气血运行中断，可见心胸猝然大痛，而发为真心痛。

真心痛之病位在心，其本在肾。总的病机是本虚标实，本虚是发病基础，标实是发病条件，急性发作时以标实为主，总由心之气血失调、心脉痹阻不畅而致。

## 二、诊断要点

### （一）症状

突然发作胸骨后感心前区剧痛，呈压榨性或窒息性疼痛。疼痛常可放射至左肩背和前臂，持续时间可长达数小时或数天，可兼心悸、恶心、呕吐等。

### （二）检查

1. 心电图检查

根据 ST 段或 T 波的异常变化来判断心肌缺血的部位及程度，同时根据相应导联所出现病理性 Q 波及 ST 段抬高的表现，来确定心肌梗死的部位。

2. 胸部 X 线平片

胸部 X 线平片以及冠状动脉造影有助于诊断。

## 三、辨证

本病病位在心，其本在肾，本虚标实是其发病的主要机制，而在急性期则以标实为主。

若心气不足，运血无力，心脉瘀阻，或心血亏虚，气血运行不利，可见心动悸，脉结代（心律失常）；若心肾阳虚，水邪泛滥，水饮凌心射肺，可出现心悸、水肿、喘促（心力衰竭），或亡阳厥脱，亡阴厥脱（心源性休克），或阴阳俱脱，最后导致阴阳离决。

### （一）气虚血瘀

证候：心胸刺痛，胸部闷窒，动则加重，伴短气乏力，汗出心悸，舌体胖大，边有齿痕，舌质黯淡或瘀点瘀斑，舌苔薄白，脉弦细无力。

分析：元气素虚，无力推动血液运行，血行缓慢而滞涩，闭阻小脉，心脉不通，则心胸刺痛，胸部闷窒；动则耗气更甚，故短气乏力，汗出；气虚心搏加快，故心悸；舌体胖大，边有齿痕，苔薄白为气虚之象；舌质黯淡，有瘀点瘀斑为血瘀之征。

### （二）寒凝心脉

证候：胸痛彻背，胸闷气短，心悸不宁，神疲乏力，形寒肢冷，舌质淡黯，苔白腻，脉沉迟，迟缓或结代。

分析：寒邪内侵，阳气不运，气机阻痹，故见胸痛彻背；胸阳不振，气机不利，故见胸闷气短，心悸不宁；阳气不足，上不荣头面，外不达四肢，故面色苍白，形寒肢冷；舌淡黯，苔白腻，脉沉迟缓或结代，均为寒凝心脉、阳气不运之候。

### （三）正虚阳脱

证候：心胸绞痛，胸中憋闷或有窒息感，喘促不宁，心慌，面色苍白，大汗淋漓，烦躁不安或表情淡漠；重则神志昏迷，四肢厥冷，口开目合，手撒尿遗，脉疾数无力或脉微欲绝。

分析：阳气虚衰，胸阳不运，痹阻气机，血行瘀滞，故见胸憋闷、绞痛或有窒息感；少气不续，不能维持正常心搏，故心慌，喘促不宁；大汗淋漓，烦躁不安或表情淡漠，乃为阳脱阴竭；阳气消乏，清阳不升，或失血过多，血虚不能上承，故见神志昏迷；气血不能达四末，则四肢厥冷；营阴内衰，正气不固，故口开目合，手撒遗尿；脉疾数无力或脉微欲绝，乃亡阳伤阴之征。

## 四、治疗

本病在发作期必须选用有速效止痛作用之药物，以迅速缓解心痛症状。疼痛缓解后予以辨证施治，常以补气活血、温阳通脉为法。

### （一）中药治疗

1. 气虚血瘀

治法：益气活血，通脉止痛。

处方：保元汤合血府逐瘀汤加减。

方中人参、黄芪补气益心；桃仁、红花、川芎活血祛瘀；赤芍、当归、牛膝养血活血；柴胡、枳壳、桔梗行气豁痰宽胸；生地黄、肉桂敛汗温阳定悸；甘草调和诸药。

另外，可选用速效救心丸，每日 3 次，每日 4 ~ 6 粒，急性发作时每次 10 ~ 15 粒。

2. 寒凝心脉

治法：温补心阳，散寒通脉。

处方：当归四逆汤加减。

方中当归补血活血；芍药养血和营；桂枝温经散寒；细辛祛寒除痹止痛；炙甘草、大枣益气健脾，通行血脉。

本证寒象明显，可加干姜、蜀椒、荜茇、高良姜；气滞加白檀香；痛剧急予苏合香丸，每服 1 ~ 4 丸。

3. 正虚阳脱

治法：回阳救逆，益气固脱。

处方：四味回阳饮加减。

方中以红参大补元气；附子、炮姜回阳；可加肉桂、山萸肉、龙骨、牡蛎温助心阳，敛汗固脱；加玉竹配炙甘草养阴益气。阴竭亡阳，合生脉散。

另外，可选用丹参滴丸，10 ~ 15 粒，每日 3 次。或用参附注射液 100mL 加 5% 葡萄糖注射液 250mL，静脉滴注。

### （二）针灸治疗

1. 基本处方

内关、郄门、阴郄、膻中。

内关、郄门同经相配，郄门、阴郄二郄相配，更和心包之募膻中，远近相配，共调心气。

2. 加减运用

（1）气虚血瘀证：加脾俞、足三里、气海以益气通络。诸穴针用补法。

（2）寒凝心脉证：加心俞、厥阴俞、命门以温经祛寒、通络止痛。诸穴针用补法，或加灸法。

（3）正虚阳脱证：重灸神阙、关元以回阳救逆固脱。余穴针用补法。

3. 其他

（1）耳针疗法：取心、神门、交感、皮质下、内分泌，每次选 3 ~ 4 穴，强刺激，留针 30 ~ 60min。

（2）电针疗法：取膻中、巨阙、郄门、阴郄，用连续波，快频率刺激 20 ~ 30min。

（3）穴位注射疗法：取心俞、厥阴俞、郄门、足三里，每次选 2 穴，用复方丹参注射液或川芎嗪注射液，每穴注射 2mL，每日 1 次。

（4）头针疗法：取额旁 1 线，平刺激，持续捻转 2 ~ 3min，留针 20 ~ 30min。

## 第三节　抑郁症

抑郁症（depressive disorder）是最为常见和多发的情感障碍疾病，以显著而持久的情绪低落为主要临床特征，且情绪低落与环境不相称，并伴有相应的行为和认知改变，严重者可出现精神症状或自杀倾向，大部分患者有反复发作的倾向，部分可有残留症状或转为慢性。抑郁症患病率和致残率相当高。1982 年的一次流行病学研究显示，抑郁性神经症的患病率为 3.11%。据 2002 年世界卫生组织报告，抑郁症已成为世界第四大疾患。在所有精神障碍中，抑郁症患病率最高，发病占所有精神障碍的 10.4%。据预测从2010年到2020年以致残水平和社会花费计算，抑郁症将仅次于缺血性心脏病，成为第二位疾病。

本章的论述侧重于原发性抑郁症和继发于神经系统疾病的抑郁症，其他抑郁症类型以此作为参考。

抑郁症属于中医学“郁证”范畴。

### 一、病因病机

#### （一）中医

郁证的中医病因主要是情志失调，病机主要是肝气郁结，《灵枢·本神》：“悉忧者，气闭塞而不行”。病位在肝，与心、脾、肾相关。病机转变，为“始发于肝，并发于心脾，上扰心神”。初期七情所伤，肝失条达，气失疏泄而成气郁，病性属实为气病，由气可及血成血郁，肝气郁结，横逆犯脾，致肝郁脾虚，久病累及心肾，致心脾两虚，肝肾两虚。

1. 肝郁气滞：七情过极，刺激过于持久，超过了机体的调节能力，导致情志失调，肝失条达，气机不畅，导致肝气郁结。

2. 肝郁脾虚：肝气郁结，横逆脾土，出现肝郁脾虚之证。

3. 心脾两虚：脾虚，生化无源，气血不足，或久病累及心脾，导致心脾两虚。

4. 肝肾两虚：肝郁久病，耗竭阴液，累及肝肾，致肝肾两虚。

5. 气滞血瘀：气郁日久，由气及血，致气滞血瘀。

### （二）西医

迄今为止，抑郁症病因与发病机制还不明确，也无明显的体征和实验室指标异常。较为公认的是抑郁症是生物、神经生化、心理社会（文化）因素相互作用的结果。

1. 遗传因素　遗传因素在抑郁症的发病中起着重要的作用，但具体作用机制尚未阐述清楚。大样本人群遗传流行病学调查显示，与患病者血缘关系愈近，患病概率越高。一级亲属患病的概率远高于其他亲属，这与遗传疾病的一般规律相符。

2. 神经生化

（1）儿茶酚胺假说：主要指抑郁症的发生可能与大脑突触间隙神经递质 5- 羟色胺（5-HT）和去甲肾上腺素（NE）的浓度下降有关；由于很多抗抑郁剂，如选择性 5- 羟色胺再摄取抑制剂（SSRIs）或者选择性 5- 羟色胺和去甲肾上腺素再摄取抑制剂（SNRI）等使用后，虽然大脑突触间隙这些神经递质的浓度很快升高，但抗抑郁的效果一般还是需要 2 周左右才会起效，因此又有了 5-HT 和 NE 受体敏感性增高（超敏）的假说。

（2）多巴胺（DA）假说：研究发现，抑郁症患者脑脊液中多巴胺代谢产物高香草酸含量下降。降低 DA 水平的药物如利血平可导致抑郁，而提高 DA 功能的药物如安非他酮可缓解抑郁症状。

（3）γ- 氨基丁酸（GABA）假说：对 GABA 与抑郁症的关系推想主要来自于许多抗癫痫药如丙戊酸钠具有稳定情绪的作用。它们的药理作用是与 GABA 的调控有关。也有研究显示抑郁症患者脑脊液和血浆中 GABA 含量降低。

3. 神经内分泌　许多研究显示，抑郁症患者下丘脑 - 垂体 - 肾上腺轴、下丘脑 - 垂体 - 甲状腺轴、下丘脑 - 垂体 - 生长激素轴的功能异常。如高糖皮质激素血症；抑郁症甲状腺素分泌昼夜节律消失或平坦，其 TSH 和 $T_3$ 血清浓度也可下降；抑郁症患者生长激素夜间高峰变得平坦，促卵泡激素和促黄体激素分泌下降，男性睾丸素水平下降。

4. 脑电生理改变　这方面的研究主要包括：睡眠出现延迟，REM 潜伏期缩短，首次 REM 睡眠时程延长、δ 波睡眠异常、P300 和 N400 潜伏期延长。抑郁症患者脑电诱发电位波幅变小，并与抑郁的严重程度相关。视觉诱发电位潜伏期较短，体感诱发电位波幅恢复较慢。

5. 神经影像学变化　有关抑郁症的脑影像学研究目前还在不断深入与重复。较为公认的是抑郁症患者脑室增大，重度抑郁症（MDD）者脑室扩大更明显；尾状核体积缩小，额叶萎缩。SPECT 显示抑郁症患者额叶皮质血流量降低，并且在多个脑区发现生化物质异常。

6. 心理 - 社会因素　各种重大生活事件突然发生，或长期持续存在会引起强烈或者（和）持久的不愉快的情感体验，导致抑郁症的产生。

## 二、临床表现

### （一）症状

1. 情感低落　显著而持久的抑郁悲观，与现实环境不相称。程度较轻的患者感到闷闷不乐，无愉快感，凡事缺乏兴趣，感到“心里有压抑感”“高兴不起来”；程度重的可悲观绝望，有度日如年、生不如死之感。更年期和老年抑郁症患者可伴有烦躁不安、心神不宁、浑身燥热、潮红多汗等，而儿童和少年可以表现为易激惹（如不耐烦、为一点小事发怒）。典型的抑郁心境还具有晨重夜轻节律的特点，即情绪低落在早晨较为严重，而傍晚时可有所减轻。常产生无用感、无希望感、无助感和无价值感。

2. 兴趣下降　患者对以前喜爱的活动缺乏兴趣。典型者对任何事物无论好坏都缺乏兴趣，离群索居，不愿见人。

3. 乐趣丧失　患者无法从生活中体验到乐趣，或快感消失。

4. 思维迟缓　患者本人可能会反馈大脑反应迟钝，或者记忆力、注意力减退，学习或T作能力下降或者犹豫不决，行动迟缓，严重者可以达到木僵状态。

5. 意志活动减退　缺乏动力，什么也不想干，以往可以胜任的工作生活现在感到无法应付。

6. 躯体症状　很多患者没有节食时会伴有食欲下降或者亢进、体重减轻或者增加（例如，一个月内体重变化超过5%），几乎每天都有失眠或睡眠过多，还有一些患者会出现性欲减退，女性患者会出现月经的紊乱。

7. 其他　焦虑，自我评价低，自责自罪，严重者可出现精神病症状，反复出现消极观念或者行为。

### （二）体征

1. 精神科检查　外表污秽，眉头紧锁，面部缺乏笑容，眼神悲伤，少动而动作迟缓，被动接触。或体型瘦弱，自发语言减少，思维缓慢，情绪低落，喜叹息。或焦虑或激越。

2. 全身体格检查　对于继发于躯体疾病的抑郁症，体格检查可发现相应的阳性体征。

## 三、实验室和其他辅助检查

1. 必需的检查项目　抑郁量表可选用汉密尔顿抑郁量表、宗氏抑郁自评量表、蒙哥马利抑郁量表（Montgomery–Asberg Depression Rating Scale，MADRS），症状自评量表。

2. 可选择的检查项目

（1）实验室检查：进行实验室检查主要是排除躯体疾病所致的抑郁发作。对于因躯体疾病引起抑郁发作的患者，注意血、尿、大便常规，血生化包括肝肾功能、血糖及电解质等，其他如血气分析、甲功检查。条件许可，做地塞米松抑制试验，促甲状腺释放急速抑制试验。

（2）医技检查：胸片、心电图、脑电图、头颅CT、MR、多导睡眠呼吸监测等根据临床情况而定。

（3）心理测量：服用相关抗抑郁药，可选择药物不良反应量表；评估自杀风险时，选用自杀态度问卷；了解焦虑症状，可选用汉密尔顿焦虑量表或宗氏焦虑自评量表；产后女性患者，可选用爱丁堡产后抑郁量表；了解家庭情况，可选用婚姻质量问卷、家庭环境量表或父母养育方式评价量表等；了解人格特点和行为模式，可选用明尼苏达多项个性测验、防御方式问卷等。

## 四、诊断要点

（1）具备情绪低落的主症。

（2）至少具备以下四项：

1）兴趣丧失、无愉快感。

2）精力减退或疲乏感。

3）精神运动性迟滞或激越。

4）自我评价过低、自责，或有内疚感。

5）联想困难或自觉思考能力下降。

6）反复出现想死的念头或有自杀、自伤行为。

7）睡眠障碍，如失眠、早醒，或睡眠过多。

8）食欲降低或体重明显减轻。

9）性欲减退。

（3）病程符合标准：至少已持续2周。可存在某些分裂性症状，但不符合分裂症的诊断。若同时符合分裂症的症状标准，在分裂症状缓解后，满足抑郁发作标准至少2周。

（4）排除既往曾有躁狂发作。

## 五、鉴别诊断

1. 躯体疾病　躯体疾病与抑郁症的关系可以分为4种：①躯体疾病是抑郁症的直接原因；②躯体疾病是抑郁症的诱因，即作为抑郁症的心理学因素存在；③躯体疾病与抑郁症同在，两者没有直接的关系；④抑郁症是躯体情况的直接原因，如抑郁症伴随的躯体症状。要把这几种情况区别开来，完善的病史追问、详细的体格检查、必要的辅助检查必不可少。它们常可提供重要的证据。即使躯体疾病诊断成立，不能认为患者的情绪低落完全是由于躯体疾病导致而不予积极治疗。因为抑郁症状的改善也有利于躯体疾病的治疗。

2. 痴呆　抑郁症尤其是老年性抑郁症可以出现假性痴呆。它与阿尔茨海默病的鉴别主要有：①起病的缓急：抑郁症痴呆症状起病较急，阿尔茨海默病起病缓慢；②回答问题的反应：抑郁症多不愿回答问题，而阿尔茨海默病患者会尽可能编造；③康复快慢：抑郁症患者经过抗抑郁治疗症状改善较快，而痴呆患者改善缓慢；④体征：痴呆患者可具有神经系统体征，抑郁症患者则无。

3. 其他精神障碍　包括精神分裂症、神经衰弱、广泛性焦虑障碍。这里重点论述抑郁症和广泛性焦虑障碍的鉴别。①严重焦虑伴发轻度抑郁，由于症状不足以诊断抑郁发作，此时应诊断焦虑障碍。②严重抑郁伴轻度焦虑，由于症状不足以诊断焦虑障碍，因此应诊断抑郁症。③抑郁与焦虑均较严重，并均符合各自的诊断标准。按照ICD-10，应记录两个诊断。出于治疗的考虑，若只能做一个诊断，抑郁症诊断应当首先考虑。焦虑的诊断需有肯定的自主神经功能紊乱，若只有烦恼或过度担心，而没有自主神经功能症状，不应考虑焦虑症的诊断。

## 六、治疗

抑郁症的治疗手段主要有西药治疗、中医治疗、心理治疗及物理治疗。西医多采用抗抑郁药或合并抗焦虑药、镇静催眠药、非典型抗精神病药。西药疗效肯定，在迅速缓解症状，尤其是伴有严重自杀倾向方面具有较大优势。但是药物使用剂量较大，疗程长，合并用药多，不良反应多见，影响患者依从性。中医治疗抑郁症是两千多年的历史，其优势在于提高临床疗效、缓解西药不良反应、降低复发率。对于轻中度抑郁症，可单独使用中医治疗，必要时结合西医治疗；重度抑郁症：以中西医结合治疗为主。抑郁症巩固、维持期，以中医治疗为主，辨证口服中药、中成药、针灸等。伴有人格、家庭、应激事件等因素的抑郁症患者，在患者配合的基础上行相关心理治疗。物理治疗多作为辅助疗法。

对于继发性抑郁症的治疗在积极治疗原发病的基础上，可参考以上内容。

### （一）辨证治疗

本病辨证首先分脏腑，然后分虚实。病位主要在肝，涉及脾、心、肾。胸胁胀痛，脉弦多责之于肝；大便稀溏，纳呆多责之于脾；心悸多责之于心；腰膝酸软，男子精少或早泄，女子经少或经闭多责之于肾。实证多为肝郁，郁久化瘀；虚证多为心肝脾肾虚。

1. 肝郁脾虚

证候特点：情绪低落，烦躁兼兴趣索然，神思不聚，善忘，忧愁善感. 时有太息，胸胁胀满，脘痞嗳气，纳呆，消瘦，稍事活动便觉倦怠，大便时溏时干，或咽中不适，舌苔薄白，脉弦细或弦滑。

治法：疏肝健脾，化痰散结。

推荐方剂：逍遥散加减。

基本处方：柴胡15g，当归15g，白芍15g，茯苓15g，白术15g，薄荷5g（后下），甘草5g。每日1剂，水煎服。

加减法：若化热见口干苦，便秘者，可加牡丹皮15g、栀子10g以清热化火。

2. 肝郁气滞

证候特点：精神抑郁，情绪不宁，胸胁作胀或脘痞，不思饮食，面色晦暗，嗳气频作，善便太息，夜寐不安，月经不调；舌质淡，苔薄白，脉弦。

治法：疏肝和胃，理气解郁。

推荐方剂：柴胡疏肝散或四七汤加减。

基本处方：柴胡 15g，香附 12g，枳壳 10g，陈皮 15g，川芎 10g，芍药 10g，甘草 5g。每日 1 剂，水煎服。

加减法：气郁化火，可加山栀子 10g、牡丹皮 15g；肝气犯胃，胃失和降，而见嗳气频作，胃脘不适，可加旋覆花 10g、代赭石 30g 和胃降逆；肝气乘脾而见腹胀、腹泻、腹痛者，可加苍术 15g、厚朴 15g、茯苓 30g 健脾化湿，理气止痛。

3. 心脾两虚

证候特点：善思多虑不解，胸闷心悸，神疲，失眠，健忘，面色萎黄，头晕，神疲倦怠，易自汗，纳谷不化，便溏；舌质淡苔白，脉细。

治法：健脾养心，补益气血。

推荐方剂：归脾丸加减。

基本处方：党参 10g，黄芪 18g，白术 10g，茯神 10g，炒酸枣仁 18g，龙眼肉 10g，木香 6g，甘草 6g，当归 12g，远志 10g，生姜 3g，大枣 10 枚。每日 1 剂，水煎服。

加减法：若心失所养，则加甘麦大枣汤养心安神；若心悸较甚者，前方基础上加生牡蛎 30g（先煎）以加强镇静安神之力。

4. 气滞血瘀

证候特点：情绪低落，眠差，面色暗晦，舌黯，女性患者可见月经不调，血色黯有血块。形体消瘦，常合并子宫肌瘤、乳腺增生、卵巢囊肿等疾病，舌质青紫，或有瘀点、瘀斑，脉沉迟或促、结、代。

治法：疏肝解郁，活血化瘀。

推荐方剂：血府逐瘀汤加减。

基本处方：生地 15g，桃仁 10g，红花 5g，炙甘草 5g，枳壳 10g，柴胡 15g，川芎 10g，牛膝 15g，牡丹皮 10g。每日 1 剂，水煎服。

加减法：若血瘀甚，可加莪术 15g、赤芍 15g 以加强活血化瘀之功；若胁痛，可加玄胡 15g、佛手 10g 以行气止痛。

5. 肝肾两虚

证候特点：情绪抑郁，精神不振，多虑，悲哀，眩晕耳鸣，目干畏光，视物昏花，卧则难寐，时伴心悸，易于惊醒。偏阴虚者：急躁易怒，腰膝酸软，男子精少或早泄，女子经少或经闭，形体消瘦，时或虚烦，午后颧红，舌红少津，脉细弦。偏阳虚者：声低息短，少气懒言，身重，畏寒，肢冷，面色青白，爪甲隐隐泛青，口吐清水，饮食无味，满口津液，不思水饮，或喝热饮，腰膝酸软，二便自利，舌青滑，或浅黄润滑，脉浮空或细数无力。

治法：滋养肝肾，或温补肝肾。

推荐方剂：偏阴虚者：六味地黄丸加减；偏阳虚者：四逆汤加减。

基本处方：偏阴虚者：熟地 30g，山药 30g，山萸肉 20g，茯苓 15g，泽泻 15g，牡丹皮 10g；偏阳虚者：熟附子 15g（先煎），干姜 15g，炙甘草 20g。每日 1 剂，水煎服。

加减法：若肝阴虚甚，可加一贯煎滋养肝阴；若阴虚化火，可加知母 15g、黄柏 10g 清虚热。

### （二）其他治疗

1. 中成药

（1）逍遥丸：功能疏肝健脾，养血调经，主治郁证属肝郁脾虚者，每次 8 丸，每日 3 次。4 周为 1 个疗程。

（2）归脾丸：益气健脾，养血安神，主治郁证属心脾两虚者，用温开水送服，每次 6g，每日 3 次。4 周为 1 个疗程。

（3）血府逐瘀口服液：活血化瘀，行气止痛，主治郁证属冲任虚寒、瘀血阻滞者，每次 1 支，每日 3 次。4 周为 1 个疗程。

（4）六味地黄丸：滋阴补肾，主治郁证属肝肾两虚者，用温开水送服，每次 8 粒，每日 3 次。4

周为 1 个疗程。

2. 针灸

（1）体针

1）肝郁脾虚

取穴：百会，印堂，内关，神门，合谷，足三里，太冲。

操作：百会、印堂、内关、神门、合谷平补平泻法，足三里用补法，太冲用泻法，留针 30 分钟，隔日 1 次，10 次 1 个疗程。

2）肝郁气滞

取穴：百会，印堂，三阴交，内关，合谷，行间，太冲。

操作：百会、印堂、三阴交用平补平泻法，内关、合谷、行间、太冲用泻法，留针 30 分钟，隔日 1 次，10 次 1 个疗程。

3）心脾两虚

取穴：百会，印堂，内关，神门，足三里，公孙，太白。

操作：百会、印堂用平补平泻法，内关、神门、足三里、公孙、太白用补法，留针 30 分钟，隔日 1 次，10 次 1 个疗程。

4）气滞血瘀

取穴：百会，印堂，气海，关元，合谷，太冲，血海，膈俞。

操作：百会、印堂、气海、关元、合谷用平补平泻法，太冲、血海、膈俞用泻法，留针 30 分钟，隔日 1 次，10 次 1 个疗程。

5）肝肾两虚

取穴：百会，印堂，内关，神门，合谷，足三里，三阴交，太冲，太溪。

操作：百会、印堂、内关、神门、合谷用平补平泻法，足三里、三阴交、太冲、太溪用泻法，留针 30 分钟，隔日 1 次，10 次 1 个疗程。

（2）电针

适应证：所有抑郁症患者。

取穴：百会，印堂，神庭，四神聪。

操作：百会与印堂，神庭与四神聪组成两组处方，交替使用。在针刺的穴位上接电针治疗仪，输出波形为连续波，80 ~ 100 次 / 分钟，强度以患者能耐受为宜，每次通电 30 分钟。每周 1 次，每周 3 ~ 5 次。

（3）耳穴压豆

适应证：所有抑郁症患者。

取穴：心，肝，脾，肾，内分泌，交感，神门。

操作：将王不留行压于耳穴，用胶布固定，嘱患者定时按压，每日 3 ~ 5 次，每次 30 ~ 60 秒，3 天更换 1 次，双耳交替。

（4）艾灸

1）肝郁脾虚

取穴：足三里。

操作：采用艾条灸，补法，以温热为度。可配合多功能艾灸仪治疗。艾灸 20 分钟，隔日 1 次，10 次 1 个疗程。

2）心脾两虚

取穴：足三里，内关，心俞，脾俞。

操作：所有穴位采用艾条灸，补法，以温热为度，艾灸 20 分钟；也可采用艾炷直接灸（无瘢痕灸），补法，共 3 壮。隔日 1 次，10 次 1 个疗程。

3）气滞血瘀

取穴：气海，关元，中脘，血海，膈俞。

操作：所有穴位可采用直接灸（无瘢痕灸），补法，共3壮，或者悬灸，以温热为度，艾灸20分钟，隔日1次，10次1个疗程。

4）肝肾两虚

取穴：三阴交，太溪。

操作：采用艾条灸，补法，以温热为度。可配合多功能艾灸仪治疗。艾灸20分钟，隔日1次，10次1个疗程。

3. 推拿按摩

适应证：所有抑郁症患者。

体位：患者俯卧位，全身放松，呼吸自然，医者立其侧方，亦可取用坐位，伏于椅背，医者立其后方。部位：督脉、足太阳膀胱经背段，背部按压。

手法：㨰法，一指禅推法、按揉法、点法（指按法）、掌按法，提捏法、掌推法、擦法。

操作：①撑腰背部：用双手掌置于大椎与腰骶部正中相对向下向外用力按压，然后两手掌分置于肩背部与对腰骶部同时用力向下撑腰背部各3遍，坐位者不可行此法。②用㨰法：㨰法施于腰背部及两侧膀胱经，掌指关节掖华佗夹背及腰眼，自上而下，往返多次，以肺俞、厥阴俞、心俞、肝俞、胆俞、脾俞、胃俞、肾俞、大肠俞等为重点穴位。③一指禅推腰背部诸穴：推腰背部督脉及膀胱经诸穴。④掌揉法：以掌根揉两侧腰背部膀胱经。⑤提捏督脉：以单手或双手拇指与示指相对，将脊柱上皮肤用力提起，边移边提，一直从长强提至大椎，操作1～3遍。⑥提捏膀胱经：用单手或双手的拇指与示指相对，将脊柱旁边的条形肌肉用力提起，边移边提，边提边拿。先自上而下（从颈部以下做到臀部以上），再自下而上（从臀部以上做到颈部以下）操作。上下反复操作2遍。操作中注意对称提捏，不宜用力抓拧。⑦点按及揉按背俞及背部压痛点：此为重点手法。将双手拇指指端放在大椎穴左右各旁开一横指的地方，用一定的力量揉按并持续数秒，上、下、左、右移1cm左右的距离再揉按。如此操作直至整个背部揉按完毕。如遇到疼痛敏感的部位可以适当加长按压时间，疼痛点提示此处经气郁滞不通，气血流通受阻，通过揉按可以疏利经气，部分缓解这些不适。郁证患者常于此时出现嗳气。⑧掌压法：用双手按压腰痛部脊柱（督脉所在）。坐位患者可不行。⑨擦法：先用手掌横擦命门区，然后用小鱼际直擦督脉，接着用手掌直擦腰背部两侧膀胱经，最后擦整个腰背部，以微热为度。

注意事项：行第7步时，自长强至大椎行梳理推拿，沿两侧膀胱经，后背部两侧，注意点按，寻找压痛点，并予重点揉按，患者常在此时出现嗳气，随着手法的进行，压痛点及嗳气渐消，患者胸中满闷消失，感觉非常舒适。第1次治疗此步骤需用1小时，故用力柔和，不宜用急劲。一次手法之后，常需1周左右方可进行1次，3～5次后患者症状明显缓解，4次为1个疗程。间隔1个月，行下一个疗程。多次治疗之后，压痛点明显减少，嗳气亦消，病情趋于稳定。

## （三）西医治疗

1. 药物治疗原则

（1）诊断要确切。

（2）全面考虑患者症状特点、年龄、经济状况、躯体状况、药物的耐受性、有无并发症，因人而异地个体化合理用药。

（3）剂量逐步递增，尽可能采用最小有效量，使不良反应减至最少，以提高服药依从性。

（4）小剂量疗效不佳时，根据不良反应和耐受情况，增至足量（有效药物上限）和足够长的疗程（＞4～6周）。

（5）如仍无效，可考虑换药，换用同类另一种药物或作用机制不同的另一类药。应注意氟西汀需停药5周才能换用单胺氧化酶抑制剂（MAOIs），其他SSRIs需2周。MAOIs停用2周后才能换用SSRIs。

（6）尽可能单一用药，应足量、足疗程治疗。当换药治疗无效时，可考虑两种作用机制不同的抗抑郁药联合使用。一般不主张联用两种以上抗抑郁药。

（7）治疗前向患者及家人阐明药物性质、作用和可能发生的不良反应及对策，争取他们的主动配合，能遵嘱按时按量服药。

（8）治疗期间密切观察病情变化和不良反应并及时处理。

（9）根据心理－社会－生物医学模式，心理应激因素在本病发生发展中起到重要作用，因此，择药物治疗基础上辅以心理治疗，可望取得更佳效果。

（10）积极治疗与抑郁共病的其他躯体疾病、物质依赖、焦虑障碍等。

（11）根据国外抑郁障碍药物治疗规则，一般推荐 SSRIs、SNRIs、NE 和特异性 5-HT 能抗抑郁剂（NaSSAs）作为一线药物选用。

（12）对于既往所用药物的疗效好，因中断用药或减药过快所致病情恶化的患者，原则上仍使用原药、恢复原有效剂量继续治疗。

2. 药物治疗　是抑郁症重要的治疗方法。

抑郁症为高复发性、慢性和长程性疾病，因此目前提倡全程治疗。全程治疗分为急性期治疗、巩固期治疗和维持期治疗。

（1）急性期治疗：控制症状，尽量达到临床痊愈。治疗严重抑郁症时，一般药物治疗 2 ~ 4 周开始起效，治疗的有效率与时间呈线性关系，“症状改善的半减期”为 10 ~ 20 天。如果患者用药治疗 6 ~ 8 周无效，改用其他作用机制不同的药物可能有效。

（2）巩固期治疗：至少 4 ~ 6 个月，在此期间患者病情不稳，复燃的风险较大。

（3）维持期治疗：抑郁症为高复发性疾病，因此需要维持治疗以防止复发。维持治疗结束后，病情稳定，可缓慢减药直至终止治疗。有关维持治疗的时间意见不一。多数意见认为首次抑郁发作维持治疗为 6 ~ 8 个月；有 2 次以上的复发，特别是近 5 年有 2 次发作者应维持治疗。维持的时间尚未有充分研究，一般倾向至少 2 ~ 3 年，多次复发者主张长期维持治疗。有资料表明，以急性期治疗剂量作为维持治疗的剂量，能更有效防止复发。如需终止维持治疗，应缓慢（数周）减量，以便观察有无复发迹象，亦可减少撤药综合征。

目前较常用的抗抑郁药物有：

（1）SSRIs: 前上临床常用的有氟西汀、帕罗西汀、舍曲林、氟伏沙明、西酞普兰。氟西汀常用剂量 10 ~ 40g，帕罗西汀常用剂量 20 ~ 50g，舍曲林常用剂量 50 ~ 150g，氟伏沙明常用剂量 100 ~ 300g，西酞普兰常用剂量 20 ~ 60g。所有药物均从小剂量开始，逐渐增加剂量。起效需 2 ~ 3 周。不能与 MAOI 合用。不良反应：主要为胃肠道反应、头疼、失眠、皮疹和性功能障碍，罕见有低钠血症、白细胞减少。

（2）SNRIs: 适应证：抑郁症、焦虑症及难治性抑郁症。禁忌证：严重肝肾疾病、高血压、癫痫患者应慎用。禁与单胺氧化酶抑制剂（MAOIs）和其他 5-HT 激活药联用。特点是起效较快，在服用后 2 周内见效。有明显的抗抑郁及抗焦虑作用。文拉法辛推荐剂量：治疗剂量为 75 ~ 300mg/d，一般为 150 ~ 200mg/d，分 2 ~ 3 次服。缓释胶囊每粒 75/150mg，有效剂量 75 ~ 300mg/d，日服 1 次。不良反应有恶心、口干、出汗、乏力、焦虑、震颤、阳痿和射精障碍。不良反应的发生存在剂量相关性，大剂量时血压可能轻度升高（药量高于 200mg/d）。

（3）NE 和特异性 5-HT 能抗抑郁剂（NaSSAs）：适应证：有良好的抗抑郁作用及抗焦虑作用，尤其适用于重度抑郁症和明显焦虑、激越、失眠的患者及老年抑郁症。禁忌证：严重心、肝、肾病，白细胞计数偏低的患者慎用。不宜与乙醇、地西泮（安定）和其他抗抑郁药联用。禁与 IAOIs 和其他 5-HT 激活药联用。常用的有米氮平。本药耐受性好，口服吸收快，起效快，无明显抗胆碱能作用和胃肠道症状，对性功能几乎没有影响，改善睡眠障碍，复发率显著低于阿米替林。开始 30mg/d，必要时可增至 45mg/d，1 次／天，晚上服用。常见不良反应：镇静、嗜睡、头晕、疲乏、口干、食欲和体重增加。少见有心悸、低血压，皮疹、震颤及水肿。

（4）三环类抗抑郁药（TCAs）：目前已经较少使用。适应证：各种类型及不同严重程度的抑郁障碍，焦虑障碍，惊恐障碍，强迫障碍（氯米帕明）。禁忌证：严重心、肝、肾病，癫痫，急性窄角型青光眼，12 岁以下儿童，孕妇，前列腺肥大者慎用；TCAs 过敏者，禁与 MAOIs 联用。常用的有米帕明、氯米帕明、阿米替林和多塞平（多虑平）。推荐剂量：一般为150～300mg/d，剂量缓慢递增，分次服。减药宜慢，突然停药可能出现胆碱能活动过度，引起失眠、焦虑、易激惹、胃肠道症状、抽动等。TCAs不良反应较多，主要是抗胆碱能和心血管等不良反应。老年和体弱的患者用药剂量要减少。过量可中毒。原有心血管疾病患者不宜使用。

（5）选择性单胺氧化酶抑制剂（MAOIs）：治疗不典型抑郁症为佳，包括非典型抑郁、恶劣心境、老年性抑郁；对社交焦虑障碍、惊恐障碍有效。主要有吗氯贝胺。常用剂量300～600mg/d，分2～3次服。不良反应有头疼、头晕、恶心、口干、便秘、失眠，少数患者血压降低。

3. 对不同类型抑郁症的治疗建议

（1）伴有明显激越的抑郁症的治疗：抑郁症患者可伴有明显激越，激越是女性围绝经期抑郁症的特征。在治疗中可考虑选用有镇静作用的抗抑郁剂，如SSRIs中的氟伏沙明、帕罗西汀，NaSSAs中的米氮平，5-$HT_2$受体拮抗剂/5-HT再摄取抑制剂（SARIs）中的曲唑酮以及TCAs中的阿米替林、氯米帕明等，也可选用SNRIs中的文拉法辛。在治疗的早期，可考虑抗抑郁药合并苯二氮革类的劳拉西泮（1～4mg/d）或氯硝西泮（2～4mg/d）。当激越焦虑的症状缓解后，可逐渐停用苯二氮革类药物，继续用抗抑郁剂治疗。

（2）伴有强迫症状的抑郁症的治疗：抑郁症患者可伴有强迫症状，强迫症的患者也可伴有抑郁，两者相互影响。有人认为，伴有强迫症状的抑郁症患者预后较差。药物治疗常使用TCAs中的氯米帕明，以及SSRIs的氟伏沙明、舍曲林、帕罗西汀和氟西汀。通常使用的剂量较大，如氟伏沙明可用至200～300m/d，舍曲林150～250mg/d，氯米帕明150～300mg/d。

（3）伴有精神病性症状的抑郁症的治疗：使用抗抑郁药物治疗的同时，可合并第二代抗精神病药或第一代抗精神病药物，如利培酮、奋乃静、舒必利等，剂量可根据精神病性症状的严重程度适当进行调整，当精神病性症状消失后，继续治疗1～2个月，若症状未再出现，可考虑减药，直至停药，减药速度不宜过快，避免出现撤药综合征。

（4）伴有躯体疾病的抑郁障碍的治疗：需有效地控制躯体疾病，并积极地治疗抑郁。抑郁障碍的治疗可选用不良反应少，安全性高的SSRIs或SNRIs药物。如有肝肾功能障碍者，抗抑郁药的剂量不宜过大。若是躯体疾病伴发抑郁障碍，经治疗抑郁症状缓解，可考虑逐渐停用抗抑郁药。若是躯体疾病诱发的抑郁障碍，抑郁症状缓解后仍需继续治疗。

4. 心理治疗　原发性抑郁症以药物治疗为主，继发性抑郁症可能涉及认知模式、家庭关系、社交关系、人格基础等。因此，应在药物治疗基础上结合心理治疗，治疗目标是改善抑郁，改善消极认知，恢复正常心理社会和工作能力，提高情绪控制能力，预防复发，改善对服药的依从性，矫正因抑郁症状发作所产生的后果（如婚姻不和睦、自卑等），提高环境应对能力，部分涉及人格障碍患者需要调整人格。常用的有以下治疗方法：

（1）自杀危机干预：如有显著自杀风险时，需要进行心理危机干预。包括与患者讨论自杀的想法、成因、接纳患者的情绪，讨论自杀可能带来的益处与坏处，讨论可否有其他方法代替自杀来应对当前的危机等。最后引导患者承诺不实施自杀的行为，以及出现严重自杀念头时可拨打求救电话并留下患者监护人或亲友的电话并与之沟通患者的病情，叮嘱加强监护。

（2）支持性心理和治疗：适用于有明显生活事件的抑郁症患者或重度抑郁症患者。包括倾听、权威性的建议、解释和忠告、保证等。

（3）认知治疗：是抑郁障碍的最常用心理治疗方法之一。适用于各型抑郁症患者，主要是通过改变患者错误的或歪曲的认知而达到治疗的目的，其强调的是认知对情绪和行为的影响。

（4）行为治疗：也是抑郁障碍的常用心理治疗方法之一，尤其适合恢复期或慢性患者，强调对可观察到的行为的改变而达到治疗目的。

（5）其他：涉及潜意识冲突时需要结合精神分析心理治疗，如患者有婚姻家庭问题需要进行家庭治疗和婚姻治疗，如涉及人际交往和社会适应问题可参加团体治疗，如患者情绪表达困难时或有丰富意象时可选择意象对话心理治疗等。

自杀干预一开始的频率以每周 2 ~ 3 次，每次 50 ~ 90 分钟为宜，并积极配合药物治疗和物理治疗，2 周后逐渐转为一般心理干预。疗程选择同其他类型的抑郁症。

一般不涉及人格矫正时可选择短程心理治疗，即每周 1 次，每次 50 分钟，12 ~ 25 次为 1 个疗程。如涉及人格问题，视患者的经济和认知能力，可进行中程至长程的心理治疗。每周 1 次，每次 25 分钟，25 ~ 50 次为中程，50 次以上为长程治疗。

5. 物理治疗

（1）改良电休克（MECT）治疗：对于有严重消极自杀言行、抑郁性木僵患者，MECT 治疗应是首选的治疗；对于难治性抑郁症患者、患有躯体疾病又不适用于抗抑郁药、有骨折史和骨质疏松者、年老体弱者，可采用 MECT 治疗。MECT 治疗见效快，疗效好。6 ~ 10 次为 1 个疗程，但电抽搐治疗后仍需用药物维持治疗。常见不良反应包括短期内记忆力减退、头痛、恶心、乏力等。

（2）重复经颅磁刺激（rTMS）治疗：根据患者病情选择 80% ~ 120% MT 的强度，高频（10 ~ 20Hz）刺激其脑部左前额叶背外侧，刺激时间 4 秒，等待时间 56 秒，序列数为 20，总时间 20 分钟 800 脉冲，每周 3 ~ 5 次，10 次 1 个疗程。

（3）音乐治疗：五行音乐治疗床的执行方案：因时因人选择乐曲，通过聆听音乐和电按摩治疗，每次治疗时间 30 分钟，一周 3 ~ 5 次，10 次为 1 个疗程。长期治疗效果更佳。

（4）生物反馈治疗：抑郁症患者通过电子生物反馈治疗可帮助治疗其伴有的焦虑症状或睡眠障碍（重度抑郁症患者治疗时要求伴有陪护）。方案如下：

1）抑郁症伴有焦虑症状：按照基线测试、训练和休息 3 项步骤进行，训练包括渐进性放松训练、自主训练、生物反馈等。每次治疗时间约 25 分钟，每日 1 次，10 次为 1 个疗程，共 3 个疗程。同时配合在家自由训练，每日 1 ~ 2 次效果更佳。

2）抑郁症伴有睡眠障碍：选择睡眠障碍模式，按照基线测试、训练和休息 3 项步骤进行，每次治疗时间约 25 分钟，每周 3 ~ 5 次，10 次 1 个疗程。同时配合在家自由训练，每日 1 ~ 2 次效果更佳。

### （四）名家名医经验方

1. 周仲瑛龙胆泻肝汤和酸枣仁汤、黄连温胆汤治肝郁化火之抑郁症

组成：醋柴胡 5g，龙胆草 6g，山栀子 10g，香附 5g，丹参 15g，川百合 15g，知母 10g，熟枣仁 25g，龙骨 20g（先煎），牡蛎 25g（先煎），黄连 4g，麦冬 10g，合欢皮 15g，法半夏 10g，陈皮 6g，竹茹 6g，茯苓 10g。

主治：气郁化火之抑郁症。

方解：周仲瑛教授仿龙胆泻肝汤和酸枣仁汤、黄连温胆汤意组方。

2. 张学文加减柴胡疏肝散治疗肝气郁结、气滞血瘀之抑郁症

组成：柴胡、麦芽各 12g，白芍药、川芎、香附、枳壳、郁金、三棱、丹参、延胡索各 10g，丹参、焦山楂各 15g，甘草 3g。

主治：肝气郁结、气滞血瘀之郁证。

方解：该方重在疏肝活血，兼可敛阴止痛，对肝气郁结较重，甚至气滞血瘀为病者效果较好。

3. 徐景藩解郁合欢汤治疗肝郁不达、胃阳不振

组成：合欢花皮各 10g，郁金 10g，香附 10g，绿梅花 10g，百合 30g，生麦芽 30g，龙齿 15g，白芍 15g，炙甘草 5g，鹿含草 15g，老鹤草 15g。

主治：郁证。证见情绪低落，郁郁寡欢，胃中觉冷，畏寒喜暖，便溏次多，自觉头顶有凉气下窜咽胃，头目昏晕，心悸，夜不得寐。

### （五）单方验方

（1）羚羊角分 0.6g（另服），野百合、茯神各 20g，淮小麦、生地黄、生龙骨、生牡蛎、珍珠母各 15g，苦参、制香附、夏枯草、知母、合欢皮、女贞子各 12g。兼有血瘀，加川芎 12g、丹参 20 ~ 30g；痰湿重者，加陈皮 10g、法半夏 10g，兼有口干、心烦急躁等阴虚火旺证候者重用百合 30g；气虚者，加太子参 15g；便秘者，加火麻仁 10g 或制大黄 10g。每日 1 剂，每日 3 次，水煎服。

（2）百合 30 ~ 60g，冷水浸泡 1 小时后，文火煮沸 5 分钟后，放凉，吃百合喝汤，每日 1 剂，连服 10 日。

（3）磁石 60g，粳米 100g，猪腰 1 个。磁石打碎，入砂锅内煮 1 小时，滤去渣。猪腰去筋膜洗净切片。粳米、猪腰片、磁石一并水煮至粥熟烂，调味。每日 1 剂。

（4）中药治疗：①实证用柴芩温胆汤。柴胡 10g，黄芩 10g，枳壳 10g，陈皮 10g，法半夏 10g，郁金 10g，白芍 10g，合欢皮 30g，甘草 6g。②虚证用逍遥散加减。柴胡 10g，白芍 10g，当归 10g，川芎 10g，炒酸枣仁 60g，柏子仁 20g，白术 10g，茯苓 10g，丹参 10g，生地黄 10g，甘草 6g。水煎服，每日 2 次，早晚分服。

## 七、预防与调护

### （一）预防

1. 未病先防　平时应注意加强心理健康，培养良好的性格和提高应对压力的能力。对于有家族病史的人，更要提高对抑郁症的认识，早期发现症状，及时治疗。

对于患者躯体疾病的患者，尤其是久病、重病患者，抑郁症的发病率相当高，故应常规进行情绪评估，加强心理疏导。

卒中后抑郁的发病率高，尤其是在中风后 1 个月内发病率特别高，因此，对于卒中后患者常规进行情绪评估，及时发现抑郁患者。

2. 已病防变、已病防复　抑郁症的治疗关键在于彻底治疗，应及时、足量、足疗程治疗。抑郁症若治疗不彻底，易导致疾病慢性化或加重，导致出现精神症状、自杀或反复发作。

社会支持系统对于抑郁症的治疗及预后起着关键作用，应尽可能解除或减轻患者过重的心理负担和压力，帮助解决生活和工作中的实际困难和问题。家人对抑郁症患者的理解与支持有利于缓解症状，减轻病耻感与罪恶感，降低孤独感，增强治疗信心，减少复发。

心理治疗对预防抑郁症的复发也起着非常重要的作用。它能缓解患者抑郁焦虑情绪，减轻心理压力，解决人际关系冲突，提高应对技巧。长期的心理治疗还能完善人格。

### （二）调护

1. 生活调护

（1）做好安全措施，收好刀具或伤害性物品，晚上锁好门窗，药品由家人发放并储存好，防止消极行为的发生。

（2）躯体疾病患者若行动不便要防跌仆。

（3）生活规律，按时作息。

（4）居住环境适合宽敞，明亮，通风，可悬挂意味悠远的国画等装饰，以帮助舒畅情志；避免过度拥挤阴暗。

（5）主动寻求快乐，多参加社会活动、集体文娱活动，多与朋友聚会，常看喜剧、相声，以及富有鼓励、激励意志的电影、电视。勿看悲剧。

（6）多听轻快、开朗、活泼的音乐，以提高情绪。

（7）多读积极的、鼓励的、富有乐趣的、展现美好生活前景的书籍，以培养开朗、豁达的意志，在名利上不计较得失，知足常乐。

（8）多运动，每天运动不少于 30 分钟。

（9）禁食烟酒。

2. 饮食调养　按照现代营养学理念，人的心情与所摄食品有关，经常服用一些让人快乐的食品，对于减轻抑郁症状，提高心情兴奋度有一定的帮助。这些食品包括：南瓜、低脂牛奶、鸡肉、樱桃、南瓜、深海鱼、香蕉、菠菜、大蒜、全麦面包。避免服用一些刺激性食物，如可乐、咖啡和巧克力，禁食毒品。

研究表明，补充特殊的食品可作为抑郁症的辅助疗法，如维生素 B 复合物、欧米茄 –3 鱼油。

抑郁症患者主要病机为肝郁气滞，应选用具有理气解郁、调理脾胃功能的食物，如刀豆、蘑菇、豆豉、萝卜、洋葱、苦瓜、丝瓜、菊花、玫瑰花等，少食收敛酸涩之物，如泡菜、石榴、青梅、杨梅、草莓、杨桃、酸枣、李子、柠檬等，以免阻滞气机，气滞则血凝。亦不可多食冰冷食品，如雪糕、冰淇淋、冰冻饮料等。

药膳具体如下：

（1）柴胡白芍炖乌龟：乌龟 1 只，柴胡 9g，桃仁 10g，白芍 10g。将龟治净；其他药物煎汤去渣，入乌龟肉炖熟，饮汤。功能疏肝解郁，用于肝郁气滞抑郁症患者。

（2）双地黄鸡：将母鸡宰杀后去毛，洗净后由背部颈骨剖至尾部，掏去内脏，剁去爪、翅尖，再洗净血水，入沸水锅内过水片刻，捞出待用。将生地洗净后切成约 0.5cm$^2$ 的颗粒，桂圆肉撕碎，与生地混合均匀，再掺入饴糖调拌后塞入鸡腹内，将鸡腹部向下置于钵子中，大枣去核洗净放在钵子内，灌入米汤，封口后上笼旺火蒸制约 2 ~ 3 小时，待其熟烂取出，加白糖调味即成。功能滋阴补肾，适用于肝肾两虚之抑郁症患者。

（3）丹参当归鸭汤：先将鸭肉洗净切块，炖 60 分钟，在将丹参、当归加水适量，煎煮 30 分钟，取药汁加入鸭肉汤中，再煮 20 分钟即可食用。功能活血化瘀，用于瘀血内阻之抑郁症患者。

（4）人参当归炖猪心：将人参、当归、五味子洗净切片后，分别装入猪心中，清水煮 1 小时即成。去药，切片食用。功能益气养血，养心安神。适用于心脾两虚抑郁症患者。

（5）双花茶：将玫瑰花、月季花各 9g，红茶 3g 研成细末，以沸水冲泡，焖 10 分钟，不拘时温服。功能疏肝解郁、行气散结，适用于肝郁气滞之抑郁症。

3. 精神调理

（1）养成乐观、宽容的性格。

（2）别对现实生活过于苛求，亦能忍受坏的际遇。

（3）注意舒畅情志，放松身心，和畅气血，减少怫郁。

（4）遇到不愉快事情，选择适合自己的放松方式，必要时寻求帮助。

## 第四节 健忘

健忘又称“善忘”“多忘”“喜忘”，是指记忆减退，遇事易忘的一种病症。健忘多因心脾虚损、髓海不足、心肾不交、痰瘀痹阻等，使心神失养，脑力衰弱所致。

### 一、病因病机

本病之病因，较为复杂。或因房事不节，肾精暗耗；或因思虑过度，劳伤心脾；或因案牍劳形，耗伤心血；或因禀赋不足，髓海欠充；或痰饮瘀血，痹阻心窍；或年老体弱，神志虚衰；或伤寒大病，耗伤气血等，均可引起健忘的发生。兹将病因病机简述如下：

1. 心脾两亏　心主神志，脾志为思，若思虑过度，劳心伤神，致心脾两亏，心失所养，心神不宁，而成健忘。

2. 心肾不交　大病久病，身体亏虚或房劳过度，阴精暗耗，肾阴亏虚，不能上承于心；心火独亢，无以下交于肾，心肾不交则健忘。

3. 髓海空虚　肾藏精、生髓，上通于脑。脑为元神之府、精髓之海。年迈之人，五脏俱衰，精气亏虚，不能上充于脑，髓海空虚，神明失聪，则健忘。

4. 痰迷心窍　饮食不节，过食肥甘或思虑忧戚，损伤脾胃，脾失健运，痰浊内生；或情志不畅，肝郁化火，炼液为痰；痰浊上犯，心窍被蒙，失于聪敏，则致健忘。

5. 气滞血瘀　情志失调，肝失疏泄，气机不畅，则气滞血瘀；或痰浊阻滞，血行不畅，则痰瘀互结；

脑络痹阻，神失所养，浊蔽不明，使人健忘。

总之，健忘病位在脑，在脏属心，与肝、脾、肾关系密切。病属本虚标实，以虚为多。本虚为气血不足，心脾两虚，肾精亏损，髓海不足，心肾不交；标实包括气滞、火郁、痰阻、血瘀。日久病多虚实夹杂，痰瘀互结，数脏同病。

## 二、诊断与鉴别诊断

### （一）诊断

1. 发病特点　各年龄人群均可发病，但以中老年人多见。一般起病隐袭，病程较长。也有继发于热病重病、精神心理疾病之后者。

健忘之发生，临床有以此为主症者，亦有为兼症者，诊断时可视健忘的程度和与他症的关系加以分别。

2. 临床表现　记忆减退，遇事善忘或事过转瞬即忘，重者言谈中不知首尾，即《类证治裁·健忘论治》所谓："陡然忘之，尽力思索不来也。"常伴有心悸、少寐、头晕、反应迟钝等症。

### （二）鉴别诊断

1. 痴呆　痴呆与健忘均有记忆障碍，且多见于中老年人，但两者有根本区别。痴呆记忆障碍表现为前事遗忘，不知不晓，并伴随有精神呆滞，沉默少语，语无伦次，时空混淆，计算不能，举动不经等认知障碍与人格改变。而健忘是知其事而善忘，未达到遗忘的程度。有少部分健忘患者久治不愈，可以发展为痴呆。

2. 郁证　郁证以情志抑郁为主证，虽有多忘，但属兼证，主要表现为神志恍惚，情绪不宁，悲忧欲哭，胁肋胀痛，善太息或咽中如有异物梗阻等。而健忘以遇事善忘为主，无情志抑郁之证。郁证以中青年女性多见，健忘多发于中老年人，且男女均可发病。

## 三、辨证论治

### （一）辨证要点

1. 详审病因　引起健忘之原因甚多，当仔细分辨。如年老而健忘者，多缘五脏俱损，精气亏虚；劳心过度而健忘者，缘心脾血虚之故；禀赋虚弱、神志不充者，缘先天不足，肾虚髓空；忧思太过、操劳过度者，以后天受损，脾虚精血不足居多。

2. 明辨虚实　健忘之证，虚者十居八九，但亦有邪实者。其虚多责之心、脾、肾之不足，其实则有痰气凝结与瘀血内停之不同。虚者可见体倦乏力、心悸少寐、纳呆语怯、腰酸耳鸣等症状，舌质淡或边有齿痕，脉多沉细无力或尺弱。其实者多有语言迟缓或神思欠敏等症状，舌苔白厚腻或舌质暗，脉多滑数或弦大。

### （二）治疗原则

健忘，因虚而致者多，故治疗以补其不足为主要原则。补法之运用，或补益心脾，或交通心肾，或补肾填精，因证而异。若为气郁、痰阻、血瘀等证，当理气开郁、化痰泄浊、活血化瘀，同时兼顾扶正固本。

### （三）分证论治

1. 心脾两亏　记忆减退，遇事善忘，精神倦息，气短乏力，声低语怯，心悸少寐，纳呆便溏，面色少华。舌质淡，舌苔薄白或白腻，脉细弱无力。

病机：心藏神，脾主思，心脾两亏，则神志失藏，故记忆减退，遇事善忘；脾虚则气血生化不足，气虚则倦怠乏力，气短，神疲；心血虚则心悸，少寐；脾失健运，痰湿内生，则纳呆便溏，舌苔白腻；舌质淡，舌苔白，脉细弱无力，均为心脾两亏之征象。

治法：补益心脾。

方药：归脾汤。方中人参、黄芪、白术、甘草益气健脾；当归、龙眼肉养血和营；茯神、远志、酸枣仁养心安神益智；木香调气，使诸药补而不滞。诸药合用，则气血得补，心神得养，健忘可愈。可合用孔圣枕中丹。兼脘闷纳呆者，加砂仁、厚朴；兼不寐重者，加夜交藤、合欢皮、龙齿。

2. 心肾不交　遇事善忘，心烦失眠，头晕耳鸣，腰膝酸软或盗汗遗精，五心烦热。舌质红，苔薄白或少苔，脉细数。

病机：大病久病或房事不节，伤精耗气，精气亏虚，则脑髓失充，而肾阴亏于下，不能上承于心，心火亢于上，不能下交于肾，水火不济，心肾不交，均致神明失聪，遇事善忘；阴亏于下，阳亢于上，则头晕耳鸣；阴虚火旺，虚火内扰，心神不安，精关不固，则五心烦热，心悸失眠，盗汗遗精；肾为腰之府，肾虚故腰膝酸软。舌质红，苔少，脉细数，均为阴虚火旺之征。

治法：交通心肾。

方药：心肾两交汤化裁。方中熟地、山茱萸补肾益精；人参、当归益气养血；麦门冬、酸枣仁养阴安神；白芥子祛痰以宁心；黄连、肉桂上清心火，下温肾阳，交通心肾。如此，脾心肾交泰，水火既济，精足则神吕，健忘自可向愈。此外，朱雀丸、生慧汤等亦可酌情选用。

3. 髓海空虚　遇事善忘，精神恍惚，形体衰惫，气短乏力，腰酸腿软，发枯齿摇，纳少尿频。舌质淡，舌苔薄白，脉细弱无力。

病机：肾主藏精生髓，上通于脑。年老体衰，五脏俱亏，肾精亏虚，脑海不充，神明失聪，则遇事善忘，精神恍惚；肾主骨，其华在发，腰为肾之府，齿为骨之余，肾虚则腰酸腿软，发枯齿摇；肾与膀胱相表里，肾虚气化失司，州都失职，则尿频；精气亏虚则形体衰惫，气短乏力；脾失健运，则纳呆。舌质淡，舌苔白，脉细弱无力为精气虚弱之征。

治法：填精补髓。

方药：扶老丸。方中有人参、黄芪、白术、茯苓益气补脾；熟地、山茱萸、当归、玄参、麦门冬滋阴补肾；柏子仁、生酸枣仁、龙齿养心安神；石菖蒲、白芥子涤痰开窍。本方补后天以养气血，滋肝肾以益精髓，养荣健脑，宁心益智。若病重虚甚者，可合用龟鹿二仙膏，以加强补肾填精之功；伴心悸失眠者，可用寿星丸；偏于气阴亏虚，可用加减固本丸；阴阳两虚，可用神交汤。

4. 痰迷心窍　遇事善忘，头晕目眩，咯吐痰涎，胸闷体胖，纳呆呕恶，反应迟钝，语言不利。舌质淡，苔白腻，脉滑。

病机：脾失健运，聚湿生痰，痰浊上犯，痹阻脑络，蒙蔽心窍，则致健忘，反应迟钝，语言不利；痰浊内阻，清窍不利，则头晕目眩，咯吐痰涎，胸闷；痰阻中焦，运化失司，胃气上逆，则纳呆呕恶；肥人多痰，故本证多见于体胖之人；舌质淡，苔白腻，脉滑，为痰饮之征象。

治法：涤痰通窍。

方药：导痰汤加石菖蒲、远志、白芥子。方中半夏、陈皮、茯苓、甘草燥湿健脾化痰；枳实行气化痰；胆南星化痰开窍。加用石菖蒲、远志、白芥子，以增涤痰开窍、宁心益智之功。若属热痰或痰郁化热，加竹沥、郁金、黄连；伴气虚，加党参、白术、黄芪；痰瘀互结，加丹参、川芎、红花、桃仁或合用血府逐瘀汤。

5. 气滞血瘀　记忆减退，遇事善忘，表情淡漠，情绪低落，胸胁胀闷，失眠头晕，唇甲青紫。舌质淡紫或有瘀斑、瘀点、舌苔白，脉弦或涩。

病机：七情失调，肝失疏泄，气滞血瘀，脑脉痹阻，则记忆减退，遇事善忘，即所谓“瘀在上则忘也”；肝气郁结，则表情淡漠，情绪低落，胸胁胀闷；气滞血瘀，心神失养，清窍不利，则失眠头晕；瘀血内阻，则唇甲青紫；舌质淡紫或有瘀斑、瘀点，舌苔白，脉弦或涩，为气滞血瘀之征。

治法：行气开郁，活血通络。

方药：气郁为主用逍遥散，血瘀为主用血府逐瘀汤。逍遥散中柴胡、薄荷疏肝行气醒脑；白芍、当归养血活血柔肝；白术、茯苓、甘草益气祛痰宁心。血府逐瘀汤中当归、生地、赤芍、川芎养血活血；桃仁、红花、牛膝活血化瘀；柴胡、桔梗、枳壳行气开郁；甘草调和诸药，调中和胃，顾护正气。两方气血并治，各有侧重，当因证选用。若肝郁气滞，心肾不交，可用通郁汤。下焦蓄血而健忘者，可用抵当汤下之。

## 四、其他

1. 单方验方　远志、石菖蒲等分煎汤，代茶饮。

2. 中成药　开心丸（《圣济总录·心脏门》）：远志、石菖蒲、白茯苓、人参四味，按4∶3∶3∶2的比例配方，为末，炼蜜制丸如梧桐子大。每服三十丸，米饮下，日再服，渐加至五十丸。

3. 针灸　如下所述。

（1）取穴百会、中脘、足三里。用艾条温灸百会30分钟，中脘针后加灸，足三里针刺补法，留针30分钟，每日治疗1次。

（2）耳针取穴心、肾、脑干、皮质下、内分泌反应点，采取耳穴压丸法。方法是：将药丸（王不留行、莱菔子）粘在0.8cm$^2$的医用胶布上，找准穴位压痛点贴上，每次每穴连续按压10下，每日按压3～5次，隔星期换压另一侧耳郭。按压时以局部出现酸、麻、胀、痛感为度。

4. 推拿　头部按摩：用十指指腹均匀搓揉整个头部的发根，从前到后、从左到右，次序不限，务必全部揉到。其重点揉搓穴位是百会、四神聪、率谷。反复3次。

# 第五节　痴呆

## 一、概述

痴呆是多由髓减脑消或痰瘀痹阻脑络，神机失用而引起在无意识障碍状态下，以呆傻愚笨、智能低下、善忘等为主要临床表现的一种脑功能减退性疾病。轻者可见神情淡漠，寡言少语，反应迟钝，善忘等；重者为终日不语，或闭门独居，或口中喃喃，言词颠倒，或举动不经，忽笑忽哭，或不欲食，数日不知饥饿等。

西医学诊断的老年性痴呆、脑血管性痴呆及混合性痴呆、代谢性脑病、中毒性脑病等，可参考本篇进行辨证论治。

### （一）病因病理

痴呆有因老年精气亏虚，渐成呆傻，亦有因情志失调、外伤、中毒等引起者。虚者多因气血不足，肾精亏耗，导致髓减脑消，脑髓失养；实者常见痰浊蒙窍、瘀阻脑络、心肝火旺，终致神机失用而致痴呆。临床多见虚实夹杂证。

1. 脑髓空虚　脑为元神之府，神机之源，一身之主，而肾主骨生髓通于脑。老年肝肾亏损或久病血气虚弱，肾精日亏，则脑髓空虚，心无所虑，精明失聪，神无所依而使灵机记忆衰退，出现迷惑愚钝，反应迟钝，发为痴呆。此类痴呆发病较晚，进展缓慢。

2. 气血亏虚　《素问·灵兰秘典论》曰："心者，君主之官，神明出焉。"《灵枢·天年》曰："六十岁心气始衰，苦忧悲。"年迈久病损伤于中，或情志不遂木郁克土，或思虑过度劳伤心脾，或饮食不节损伤脾胃，皆可致脾胃运化失司，气血生化乏源。心之气血不足，不能上荣于脑，神明失养则神情涣散，呆滞善忘。

3. 痰浊蒙窍　《石室秘录》云："痰气最盛，呆气最深。"久食肥甘厚味，肥胖痰湿内盛；或七情所伤，肝气久郁克伐脾土；或痫、狂久病积劳，均可使脾失健运，痰湿上扰清窍，脑髓失聪而致痴呆。

4. 瘀阻脑络　七情久伤，肝气郁滞，气滞则血瘀；或中风、脑部外伤后瘀血内阻，均可瘀阻脑络，脑髓失养，神机失用，发为痴呆。

5. 心肝火旺　年老精衰，髓海渐空，复因烦恼过度，情志相激，水不涵木，肝郁化火，肝火上炎；或水不济火，心肾不交，心火独亢，扰乱神明，发为痴呆。

总之，痴呆病位在脑，与肾、心、肝、脾四脏功能失调相关，尤以肾虚关系密切。其基本病机为髓减脑消，痰瘀痹阻，火扰神明，神机失用。其症候特征以肾精、气血亏虚为本，以痰瘀痹阻脑络邪实为标。其病性不外乎虚、痰、瘀、火。虚，指肾精、气血亏虚，髓减脑消；痰，指痰浊中阻，蒙蔽清窍；瘀，指瘀血阻痹，脑脉不通；火，指心肝火旺，扰乱神明。痰、瘀、火之间相互影响，相互转化，如痰浊、血瘀相兼而致痰瘀互结；肝郁、痰浊、血瘀均可化热，而形成肝火、痰热、瘀热，上扰清窍；若进一步发展耗伤肝肾之阴，水不涵木，阴不制阳，则肝阳上亢，化火生风，风阳上扰清窍，使痴呆加重。虚实之间也常相互转化，如实证的痰浊、瘀血日久，损伤心脾，则气血不足，或伤及肝肾，则阴精不足，均使脑髓失养，实证由此转化为虚证；虚证病久，气血亏乏，脏腑功能受累，气血运行失畅，或积湿为痰，或留滞为瘀，又可因虚致实，虚实兼夹而成难治之候。

### （二）鉴别诊断

1. 郁病　郁病是以情志抑郁不畅，胸闷太息，悲伤欲哭或胸胁、胸背、脘胁胀痛，痛无定处，或咽中如有异物不适为特征的疾病；主要因情志不舒、气机郁滞所致，多见于中青年女性，也可见于老年人，尤其是中风过后常并发郁病，郁病无智能障碍症状。而痴呆可见于任何年龄，虽亦可由情志因素引起，但其以呆傻愚笨为主，常伴有生活能力下降或人格障碍，症状典型者不难鉴别。部分郁病患者常因不愿与外界沟通而被误认为痴呆，取得患者信赖并与之沟通后，两者亦能鉴别。

2. 癫证　癫证是以沉默寡言、情感淡漠、语无伦次、静而多喜为特征的精神失常疾病，俗称“文痴”，可因气、血、痰邪或三者互结为患，以成年人多见。痴呆则属智能活动障碍，是以神情呆滞、愚笨迟钝为主要表现的脑功能障碍性疾病。另一方面，痴呆的部分症状可自制，治疗后有不同程度的恢复；重证痴呆患者与癫证在临床症候上有许多相似之处，临床难以区分，CT、MRI 检查有助于鉴别。

3. 健忘　健忘是指记忆力差，遇事善忘的一种病证，其神志如常，晓其事却易忘，但告知可晓，多见于中老年患者；由于外伤、药物所致健忘，一般经治疗后可以恢复。而痴呆老少皆可发病，以神情呆滞或神志恍惚，不知前事或问事不知、告知不晓为主要表现，虽有善忘但仅为兼伴症，其与健忘之“善忘前事”有根本区别。健忘可以是痴呆的早期临床表现，这时可不予鉴别，健忘病久也可转为痴呆，CT、MRI 检查有助于两者的鉴别。

## 二、辨证治疗

### （一）辨证要点

（1）痴呆是一种脑功能减退性疾病，临床以呆傻愚笨、智能低下、善忘等为主要表现。本病记忆力障碍是首发症状，先表现为近记忆力减退，进而表现为远记忆力减退。

（2）起病隐匿，发展缓慢，渐进加重，病程一般较长。患者可有中风、头晕、外伤等病史。

本病乃本虚标实之证，临床上以虚实夹杂者多见。本虚者不外乎精髓、气血；标实者不外乎痰浊、瘀血、火邪。无论为虚为实，都能导致脏腑功能失调以及髓减脑消。因而辨证当以虚实或脏腑失调为纲领，分清虚实，辨明主次。

辨虚实：本病病因虽各有不同，但终不出虚实两大类。虚者，以神气不足、面色失荣、形体枯瘦、言行迟弱为特征，并结合舌脉、兼次症，分辨气血、肾精亏虚；实者，智能减退、反应迟钝，兼见痰浊、瘀血、风火等表现。由于病程较长，症情顽固，还需注意虚实夹杂的病机属性。

辨脏腑：本病病位主要在脑，但与心、肝、脾、肾相关。若年老体衰、头晕目眩、记忆认知能力减退、神情呆滞、齿枯发焦、腰膝酸软、步履艰难，为病在脑与肾；若兼见双目无神，筋惕肉瞤，毛甲无华，为病在脑与肝肾；若兼见食少纳呆，气短懒言，口涎外溢，四肢不温，五更泻泄，为病在脑与脾肾；若兼见失眠多梦，五心烦热，为病在脑与心肾。

### （二）治疗原则

虚者补之，实者泻之。补虚益损，解郁散结是其治疗大法。脾肾不足，髓海空虚之证，宜培补先天、后天，以冀脑髓得充，化源得滋；对于气郁血瘀痰滞者，气郁应开，血瘀应散，痰滞应清，以冀气充血活，窍开神醒。

### （三）分证论治

1. 髓海不足　如下所述。

（1）主症：耳鸣耳聋，记忆模糊，失认失算，精神呆滞。发枯齿脱，腰脊酸痛，骨痿无力，步履艰难，举动不灵，反应迟钝，静默寡言。舌瘦色淡或色红，少苔或无苔，多裂纹；脉沉细弱。

（2）症候分析：肾主骨生髓，年高体衰，肾精渐亏，脑髓失充，灵机失运，故见精神呆滞，举动不灵，反应迟钝，记忆模糊，失认失算等痴呆诸症。肾开窍于耳，其华在发，肾精不足，故耳鸣耳聋，发枯易脱。腰为肾府，肾主骨，精亏髓少，骨骼失养，故见腰脊酸痛，骨痿无力、步履艰难；齿为骨之余，故齿牙动摇，甚则早脱。舌瘦色淡或色红，苔少或无苔，多裂纹，脉沉细弱为精亏之象。

（3）治法：补肾益髓，填精养神。

（4）处方：七福饮。方中重用熟地滋阴补肾，营养先天之本；合当归养血补肝；人参、白术、炙甘草益气健脾，强壮后天之本；远志、杏仁、宣窍化痰。本方填补脑髓之力尚嫌不足，应选加鹿角胶、龟甲胶、阿胶、紫河车、猪骨髓等血肉有情之品，还可以本方加减制蜜丸或膏剂以图缓治，或可用参茸地黄丸或河车大造丸补肾益精。若肝肾阴虚，年老智能减退，腰膝酸软，头晕耳鸣者，可去人参、白术、紫河车、鹿角胶，加怀牛膝、生地、枸杞子、女贞子、制首乌；若兼言行不一，心烦溲赤，舌质红，少苔，脉细而弦数，是肾精不足，水不制火而心火妄亢，可用六味地黄丸加丹参、莲子心、菖蒲等清心宣窍；也有舌质红而苔黄腻者，是内蕴痰热，干扰心窍，可加用清心滚痰丸去痰热郁结，泻痰热化净，再投滋补之品；若肾阳亏虚，证见面白无华，形寒肢冷，口中流涎，舌淡者，加热附片、巴戟天、益智仁、淫羊藿、肉苁蓉等。

2. 气血亏虚　如下所述。

（1）主症：呆滞善忘，倦怠嗜卧，神思恍惚，失认失算。少气懒言，口齿含糊，词不达意，心悸失眠，多梦易惊，神疲乏力，面唇无华，爪甲苍白，纳呆食少，大便溏薄。舌质淡胖边有齿痕；脉细弱。

（2）症候分析：心主神明，心之气血亏虚，神明失养，故见呆滞善忘，神思恍惚，失认失算等痴呆症状。心血不足，心神失养，故心悸失眠、多梦易惊；血虚不荣肌肤爪甲，故面唇无华、爪甲苍白。气虚则少气懒言，神疲乏力，倦怠嗜卧；脾气不足，胃气亦弱，故纳呆食少；脾气亏虚，水湿不化，故大便溏薄。气血亏虚，脉道失充，故脉细弱。

（3）治法：益气养血，安神宁志。

（4）方药：归脾汤。方中以人参、黄芪、白术、炙甘草补脾益气；当归养肝血而生心血；茯神、枣仁、龙眼肉养心安神；远志交通心肾而定志宁心；木香理气醒脾，以防益气补血之药滋腻滞气。纳呆食少，加谷芽、麦芽、鸡内金、山楂等消食；纳呆伴头重如裹，时吐痰涎，头晕时作，舌苔腻，加陈皮、半夏、生薏苡仁、白豆蔻健脾化湿和胃；纳呆伴舌红少苔，加天花粉、玉竹、麦冬、生麦芽养阴生津；失眠多梦，加夜交藤、合欢皮；若舌质偏暗，舌下有青筋者，加入川芎、丹参等以养血活血；若伴情绪不宁，易忧善愁者，可加郁金、合欢皮、绿萼梅、佛手等理气解郁之品。

3. 痰浊蒙窍　如下所述。

（1）主症：终日无语，表情呆钝，智力衰退，口多涎沫。头重如裹，纳呆呕恶，脘腹胀痛，痞满不适，哭笑无常，喃喃自语，呆若木鸡。舌质淡胖有齿痕，苔白腻；脉滑。

（2）症候分析：痰浊壅盛，上蒙清窍，脑髓失聪，神机失运，而致表情呆钝、智力衰退、呆若木鸡等症。痰浊中阻，中焦气机不畅，脾胃受纳运化失司，故脘腹胀痛、痞满不适、纳呆呕恶。痰阻气机，清阳失展，故头重如裹。口多涎沫，舌质淡胖有齿痕，苔腻，脉滑均为痰涎壅盛之象。

（3）治法：健脾化浊，豁痰开窍。

（4）方药：洗心汤。方中党参、甘草培补中气；半夏、陈皮健脾化痰；附子助阳化痰；茯神、枣仁宁心安神，神曲和胃。若纳呆呕恶，脘腹胀痛，痞满不适以脾虚明显者，重用党参、茯苓，可配伍黄芪、白术、山药、麦芽、砂仁等健脾益气之品；若头重如裹，哭笑无常，喃喃自语，口多涎沫以痰湿重者，重用陈皮、半夏，可配伍制南星、莱菔子、佩兰、白豆蔻、全瓜蒌、贝母等理气豁痰之品；痰浊化热，上扰清窍，舌质红，苔黄腻，脉滑数者，将制南星改用胆南星，并加瓜蒌、栀子、黄芩、天竺黄、竹沥；若伴有肝郁化火，灼伤肝血心阴，证见心烦躁动，言语颠倒，歌笑不休，甚至反喜污秽，或喜食炭灰，宜用转呆丹加味，本方在洗心汤基础上，加用当归、白芍柔肝养血，丹参、麦冬、天花粉滋养心胃阴液，用柴胡合白芍疏肝解郁，用柏子仁合茯苓、枣仁加强养心安神之力；属风痰瘀阻，证见眩晕或头痛，失眠或嗜睡，或肢体麻木阵作，肢体无力或肢体僵直，脉弦滑，可用半夏白术天麻汤；脾肾阳虚者，用金匮肾气丸加干姜、黄芪、白豆蔻等。

4. 瘀血内阻　如下所述。

（1）主症：言语不利，善忘，易惊恐，或思维异常，行为古怪。表情迟钝，肌肤甲错，面色黧黑，甚者唇甲紫暗，双目暗晦，口干不欲饮。舌质暗，或有瘀点瘀斑；脉细涩。

（2）症候分析：瘀阻脑络，脑髓失养，神机失用，故见表情迟钝，言语不利，善忘，思维异常，行为古怪等痴呆症状。瘀血内阻，气血运行不利，肌肤失养，故肌肤甲错，面色黧黑，甚者唇甲紫暗。口干不欲饮，舌质暗或有瘀点瘀斑，脉细涩均为瘀血之象。

（3）治法：活血化瘀，通络开窍。

（4）方药：通窍活血汤。方中麝香芳香开窍，活血散结通络；桃仁、红花、赤芍、川芎活血化瘀；葱白、生姜合菖蒲、郁金以通阳宣窍。如瘀血日久，血虚明显者，重用熟地、当归，再配伍鸡血藤、阿胶、鳖甲、蒸首乌、紫河车等以滋阴养血；气血不足，加党参、黄芪、熟地、当归益气补血；气虚血瘀为主者，宜补阳还五汤加减；若见肝郁气滞，加柴胡、枳实、香附疏肝理气以行血；久病血瘀化热，致肝胃火逆，证见头痛、呕恶等，应加钩藤、菊花、夏枯草、栀子、竹茹等清肝和胃之品；若痰瘀交阻伴头身困重，口流涎沫，纳呆呕恶，舌紫暗有瘀斑，苔腻，脉滑，可酌加胆南星、半夏、莱菔子、瓜蒌以豁痰开窍；病久入络者，宜加蜈蚣、僵蚕、全蝎、水蛭、地龙等虫类药以疏通经络，同时加用天麻、葛根；兼见肾虚者，可加益智仁、补骨脂、山药。

5. 心肝火旺　如下所述。

（1）主症：急躁易怒，善忘，判断错误，言行颠倒。眩晕头痛，面红目赤，心烦不寐，多疑善虑，心悸不安，咽干口燥，口臭口疮，尿赤便干。舌质红，苔黄；脉弦数。

（2）症候分析：脑髓空虚，复因心肝火旺，上扰神明，故见善忘，判断错误，言行颠倒，多疑善虑等痴呆之象。心肝火旺，上犯巅顶，故头晕头痛；气血随火上冲，则面红目赤。肝主疏泄，肝性失柔，情志失疏，故急躁易怒。心肾不交则心烦不寐、心悸不安。口臭口疮、口干舌燥、尿赤便干为火甚伤津之象，舌质红、苔黄，脉弦数均为心肝火旺之候。

（3）治法：清热泻火，安神定志。

（4）方药：黄连解毒汤。方中黄连可泻心火；黄芩、栀子清肝火；黄柏清下焦之火。加用生地清热滋阴，菖蒲、远志、合欢皮养心安神，柴胡疏肝。本方大苦大寒，中病即止，不可久服，脾肾虚寒者慎用。若心火偏旺者用牛黄清心丸；大便干结者加大黄、火麻仁。

# 第六章

# 肝系病证

## 第一节　反胃

### 一、概述

反胃是饮食入胃，宿谷不化，经过良久，由胃反出的病证。

西医学的胃、十二指肠溃疡，胃黏膜脱垂症，胃部肿瘤，胃神经官能症等，凡并发胃幽门痉挛、水肿、狭窄，引起胃排空障碍，而出现反胃症状者，可参考本篇内容辨证论治。

主症：食后脘腹胀满，朝食暮吐，暮食朝吐，宿谷不化，吐后转舒，神疲乏力，面色少华，手足不温，大便溏少，舌淡苔白滑，脉细缓无力。

治法：温中健脾，降气和胃。

方药：丁香透膈散（人参、白术、丁香、半夏、木香、香附、炙甘草、砂仁、神曲、白豆蔻、麦芽）。若吐甚者，加代赭石、旋覆花；若脾胃虚寒，四肢不温者加附子、干姜，若面色皖白，四肢清冷，腰膝酸软，肾阳不足者，用右归丸。

### 二、其他疗法

简验方：

（1）雪梨 1 个，丁香 50 粒，梨去核，放入丁香，外用纸面包好，煨熟吃。

（2）守宫 1 ~ 2 只（去腹由杂物），鸡蛋 1 个。用法：将鸡蛋一头打开，装入壁虎蒸熟，每日服 1 个，连服数日。

（3）木香调气散（《证治汇补》）。白豆蔻、丁香、木香、檀香、砂仁、甘草。

### 三、预防与调摄

此证之预防，就注意劳逸结合，增强体质；要怡情放怀，避免精神刺激；勿过量饮酒和恣食辛辣食物，免伤胃气；应外避六淫，免除外因之干扰。

在治疗中，宜内观静养，薄滋味，忌香燥，戒郁怒，禁房事。

## 第二节　呃逆

呃逆是指胃气上逆动膈，以气逆上冲，喉间呃呃连声，声短而频，令人不能自止为主要临床表现的病证。呃逆古称“哕”，又称“哕逆”。西医学中的单纯性膈肌痉挛即属呃逆。而胃肠神经官能症、胃炎、胃扩张、胃癌、肝硬化晚期、脑血管病、尿毒症，以及胃、食管手术后等其他疾病所引起的膈肌痉挛，均可参考本节辨证论治。

## 一、病因病机

呃逆的病因有饮食不当，情志不遂，脾胃虚弱等。

（1）饮食不当：进食太快太饱，过食生冷，过服寒凉药物，致寒气蕴蓄于胃，胃失和降，胃气上逆，并可循手太阴之脉上动于膈，使膈间气机不利，气逆上冲于喉，发生呃逆。如《丹溪心法·咳逆》曰："咳逆为病，古谓之哕，近谓之呃，乃胃寒所生，寒气自逆而呃上。"若过食辛热煎炒，醇酒厚味，或过用温补之剂，致燥热内生，腑气不行，胃失和降，胃气上逆动膈，也可发为呃逆。如《景岳全书·呃逆》曰："皆其胃中有火，所以上冲为呃。"

（2）情志不遂：恼怒伤肝，气机不利，横逆犯胃，胃失和降，胃气上逆动膈；或肝郁克脾，或忧思伤脾，脾失健运，滋生痰浊，或素有痰饮内停，复因恼怒气逆，胃气上逆挟痰动膈，皆可发为呃逆。正如《古今医统大全·咳逆》所说："凡有忍气郁结积怒之人，并不得行其志者，多有咳逆之证。"

（3）正气亏虚或素体不足：年高体弱，或大病久病，正气未复，或吐下太过，虚损误攻等，均可损伤中气，使脾胃虚弱；胃失和降；或胃阴不足，不得润降，致胃气上逆动膈，而发生呃逆。若病深及肾，肾失摄纳，冲气上乘，挟胃气上逆动膈，也可导致呃逆。如《证治汇补·呃逆》提出："伤寒及滞下后，老人、虚人、妇人产后，多有呃症者，皆病深之候也。"

呃逆的病位在膈，病变关键脏腑为胃，并与肺、肝、肾有关。胃居膈下，肺居膈上，膈居肺胃之间，肺胃均有经脉与膈相连；肺气、胃气同主降，若肺胃之气逆，皆可使膈间气机不畅，逆气上出于喉间，而生呃逆；肺开窍于鼻，刺鼻取嚏可以止呃，故肺与呃逆发生有关。产生呃逆的主要病机为胃气上逆动膈。

## 二、临床表现

呃逆的主要表现是喉间呃呃连声，声音短促，频频发出，患者不能自制。临床所见以偶发者居多，为时短暂，多在不知不觉中自愈；有的则屡屡发生，持续时间较长。呃声有高有低，间隔有疏有密，声出有缓有急。发病因素与饮食不当、情志不遂、受凉等有关。本病常伴胸膈痞闷，胃脘嘈杂灼热，嗳气等症。

## 三、诊断

（1）临床表现以喉间呃呃连声，声短而频，令人不能自止为主症。

（2）常伴胸膈痞闷，胃脘嘈杂灼热，嗳气，情绪不安等症。

（3）多有饮食不当、情志不遂、受凉等诱发因素，起病较急。

（4）呃逆控制后，作胃肠钡剂 X 线透视及内窥镜等检查，有助于诊断。

## 四、鉴别诊断

（1）干呕与呃逆同有胃气上逆的病机，同有声无物的临床表现，二者应予鉴别。

（2）呃逆的特点是气从膈间上逆，气冲喉间，其声短促而频；干呕的特点为胃气上逆，冲咽而出，其声长而浊，多伴恶心，属于呕吐病，不难鉴别。

（3）嗳气与呃逆也同属胃气上逆，有声无物之证，然呃逆的特点为声短而频，令人不能自制；嗳气的特点则是声长而沉缓，多可自控。

## 五、辨证论治

### （一）辨证要点

1. 辨病情轻重　呃逆有轻重之分，轻者多不需治疗，重者才需治疗，故需辨识。若属一时性气逆而作，无反复发作史，无明显兼证者，属轻者；若呃逆反复发作，持续时间较长，兼证明显，或出现在其他急慢性疾病过程中，则属较重者，需要治疗。若年老正虚，重病后期及急危患者，呃逆时断时续，呃声低微，气不得续，饮食难进，脉细沉弱，则属元气衰败、胃气将绝之危重症。

2. 辨寒热虚实　呃声沉缓有力，胃脘不舒，得热则减，遇寒则甚，面青肢冷，舌苔白滑，多为寒证；呃声响亮。声高短促，胃脘灼热，口臭烦渴，面色红赤，便秘溲赤，舌苔黄厚，多为热证；呃声时断时续，呃声低长，气出无力，脉虚弱者，多为虚证；呃逆初起，呃声响亮，声频有力，连续发作，脉实者，多属实证。

3. 治疗原则　呃逆一证，总由胃气上逆动膈而成，故治疗原则为理气和胃、降逆止呃，并在分清寒热虚实的基础上，分别施以祛寒、清热、补虚、泻实之法。对于重危病证中出现的呃逆，急当救护胃气。

## （二）分证论（治）

1. 实证　如下所述。

（1）胃中寒冷

主症：呃声沉缓有力，胸膈及胃脘不舒，得热则减，遇寒则甚，进食减少，口淡不渴，舌苔白，脉迟缓。

治法：温中散寒，降逆止呃。

方药：丁香散。

方中丁香、柿蒂降逆止呃，高良姜、甘草温中散寒。若寒气较重，胸脘胀痛者，加吴茱萸、肉桂、乌药散寒降逆；若寒凝食滞，脘闷嗳腐者，加莱菔子、槟榔、半夏行气导滞；若寒凝气滞，脘腹痞满者，加枳壳、厚朴、陈皮；若气逆较甚，呃逆频作者，加刀豆子、旋覆花、代赭石以理气降逆；若外寒致呃者，可加紫苏、生姜。

（2）胃火上逆

主症：呃声洪亮有力，冲逆而出，口臭烦渴，多喜饮冷，脘腹满闷，大便秘结，小便短赤，苔黄燥，脉滑数。

治法：清热和胃，降逆止呃。

方药：竹叶石膏汤。

方中竹叶、生石膏清泻胃火，人参（易沙参）、麦冬养胃生津，半夏和胃降逆，粳米，甘草调养胃气。可加竹茹、柿蒂以助降逆止呃之力。若腑气不通，痞满便秘者，可用小承气汤通腑泄热，亦可再加丁香、柿蒂，使腑气通，胃气降，呃逆自止。若胸膈烦热，大便秘结，可用凉膈散。

（3）气机郁滞

主症：呃逆连声，常因情志不畅而诱发或加重，胸胁满闷，脘腹胀满，纳减嗳气，肠鸣矢气，苔薄白，脉弦。

治法：顺气解郁，降逆止呃。

方药：五磨饮子。

方中木香、乌药解郁顺气，枳壳、沉香、槟榔宽中行气。可加丁香、代赭石降逆止呃，川楝子、郁金疏肝解郁。若心烦口苦，气郁化热者，加栀子、黄连泄肝和胃；若气逆痰阻，昏眩恶心者，可用旋覆代赭汤降逆化痰；若痰涎壅盛，胸胁满闷，便秘，苔浊腻者，可用礞石滚痰丸泻火逐痰；若瘀血内结，胸胁刺痛，久呃不止者，可用血府逐瘀汤活血化瘀。

2. 虚证　如下所述。

（1）脾胃阳虚

主症：呃声低长无力，气不得续，泛吐清水，脘腹不舒，喜温喜按，面色㿠白，手足不温，食少乏力，大便溏薄，舌质淡，苔薄白，脉细弱。

治法：温补脾胃，和中降逆。

方药：理中汤。

方中人参、白术、甘草甘温益气，干姜温中散寒。可加吴茱萸、丁香温胃平呃，内寒重者，可加附子、肉桂。若嗳腐吞酸，夹有食滞者，可加神曲、麦芽；若脘腹胀满，脾虚气滞者，可加香附、木香；

若呃声难续，气短乏力，中气大亏者，可用补中益气汤；若病久及肾，肾失摄纳，腰膝酸软，呃声难续者，可分肾阴虚、肾阳虚而用金匮肾气丸、七味都气丸。

（2）胃阴不足

主症：呃声短促而不得续，口干咽燥，烦躁不安，不思饮食，或食后饱胀，大便干结，舌质红，苔少而干，脉细数。

治法：益胃养阴，和胃止呃。

方药：益胃汤。

方中沙参、麦冬、玉竹、生地甘寒生津，滋养胃阴。可加炙枇杷叶、柿蒂、刀豆子以助降逆止呃之力。若神疲乏力，气阴两虚者，可加人参、白术、山药；若咽喉不利，胃火上炎者，可用麦门冬汤；若日久及肾，腰膝酸软，五心烦热，肝肾阴虚，相火挟冲气上逆者，可用大补阴丸加减。

## 六、其他疗法

1. 简验方　如下所述。

（1）刀豆子 10g（杵碎），枇杷叶 6g，水煎服，适用于一般呃逆。

（2）荜澄茄、高良姜等分，研末，每服 3g（水煎剂量加倍），适用于胃寒呃逆。

（3）柿蒂 9g，水煎服。

（4）鲜姜、蜂蜜各 30g。用法：鲜姜取汁去渣，与蜂蜜共同调匀，一次服下。

（5）南瓜蒂 4 只，水煎服，连服 3 ~ 4 次。

（6）枇杷叶 30 ~ 90g，刷去毛，以水二碗，浓煎一碗服。

（7）姜半夏 10g，荔枝核 24g，荷叶蒂 21g，水煎服。

2. 针灸　如下所述。

主穴：内关、膈俞。

配穴：足三里、中脘、太冲。

治法：先刺主穴，用中强刺激手法。体虚呃逆不止者，用艾柱直接灸膈俞、足三里。

## 七、预防与调摄

预防本病，平时要注意寒温适宜，避免外邪犯胃。注意饮食调节，不要过食生冷及辛热煎炸之物。患热病时不要过服寒凉。患寒证时不要妄投温燥。要情志舒畅、以免肝气逆乘肺胃。若呃逆是并发于一些急慢性疾病过程中，要积极治疗原发病证，这是十分重要的预防措施。

呃逆的轻症，多能逐渐自愈，无须特别治疗和护理。若呃逆频频发作，则饮食要进易消化食物，粥面中可加姜汁少许，以温宣胃阳，降气止呃。一些虚弱患者，如因服食补气药过多而频频呃逆者，可用橘皮、竹茹煎水温服。

# 第三节　泄泻

## 一、概述

泄泻以排便次数增多，粪质稀薄或完谷不化，甚则泻出如水样为特征，以大便溏薄而势缓者为泄，大便清稀如水而直下者为泻。两者虽有轻重，但无明确区别，统称泄泻。

泄泻与西医所说腹泻含义相似，可见于多种疾病，凡因消化器官发生器质性或功能性病变而致的腹泻。有各种细菌性食物中毒、肉食中毒等，有急性肠道感染，如病毒性肠炎、急性细菌性痢疾、霍乱、副霍乱等。有其他原因的急性肠炎，如急性出血性坏死性肠炎等。还有肠结核、结肠炎、结肠过敏症等都包括在中医泄泻的范畴。

## 二、临床表现

泄泻是以排便次数比正常增多，粪质稀溏，或如水注，腹痛肠鸣，食少腹胀或发热口渴等作为主要诊断依据。有暴饮暴食或误食不洁之物的病史。本病多发于夏秋季节，但一年四季均可发病。

## 三、鉴别诊断

泄泻与痢疾、霍乱均有大便次数增多，大便稀溏，甚则如水样，或完谷不化，或挟脓血，腹痛等。但痢疾以腹痛、里急后重、便脓血为主症。然霍乱是以吐泻并作，来势急骤、病情凶险，甚则腹中挛痛，汗出肢冷津竭亡阳之候，《伤寒论·辨霍乱病脉证治》："呕吐而利，是名霍乱。"

## 四、辨证论治

### （一）辨证要点

1. 辨轻重缓急　泄泻而饮食如常，说明脾胃未败，多为轻症，预后良好；泻而不能食，形体消瘦，或暑湿化火，暴泄无度，或久泄滑脱不禁，均属重症。急性泄泻发病急，病程短，常以湿盛为主；慢性泄泻发病缓，病程较长，易因饮食不当、劳倦过度即复发，常以脾虚为主。或病久及肾，导致命门火衰，脾肾同病而出现五更泄泻。

2. 辨寒热虚实　粪质清稀如水，腹痛喜温，完谷不化，多属寒证；粪便黄褐，味臭较重，泻下急迫，肛门灼热，多属热证；凡病势急骤，脘腹胀满，腹痛拒按，泻后痛减，小便不利者，多属实证；凡病程较长，腹痛不堪且喜按，小便利，口不渴，多属虚证。

3. 辨泻下之物　大便清稀，或如水样，气味腥秽者，多属寒湿之证；大便稀溏，其色黄褐，气味臭秽，多为湿热之证；大便溏垢，臭如败卵，完谷不化，多为伤食之证。

4. 辨久泻的特点　久泻迁延不愈，倦怠乏力，稍有饮食不当，或劳倦过度即复发，多以脾虚为主；泄泻反复不愈，每因情志不遂而复发，多为肝郁克脾之证；五更飧泄，完谷不化，腰酸肢冷，多为肾阳不足。

### （二）分证论治

1. 寒湿泄泻　如下所述。

主症：泄泻清稀，状似鸭溏，甚则如水泊下注、腹痛肠鸣，得热则减，脘闷不欲食，四肢发冷，面色青黄。轻则舌质淡，苔薄白，脉浮。寒重则脉沉迟或细弱。

治法：解表散寒，芳香化湿。

方药：藿香正气散加减。

藿香12g，紫苏叶10g，白芷9g，厚朴10g，大腹皮9g，法半夏12g，陈皮6g，茯苓12g，甘草6g。水煎服。

若表寒较重者可加荆芥、防风；若湿困较重者，兼见胸闷纳呆，肢体倦怠，舌苔白腻，脉象濡缓，可加苍术、木香。

2. 湿热泄泻　如下所述。

主症：腹痛即泻，泻下急迫，粪色黄褐臭，肛门灼热，心烦口渴，小便短赤，苔黄腻，脉濡数。

治法：清热利湿。

方药：葛根芩连汤加减。

葛根20g，黄芩12g，黄连10g，金银花15g，茯苓12g，绵茵陈15g，藿香12g，车前子15g，木香6g（后下），火炭母20g，甘草6g。水煎服。兼见呕吐者，加姜半夏、姜竹茹；兼有食滞者，加山楂、谷芽、神曲；偏湿重者加薏仁、厚朴；若有外感风热表证者加连翘、薄荷。若在夏暑之间，发热头重，烦渴白汗等是暑湿入侵，表里同病，用新加香薷饮合六一散以解暑清热，利湿止泻。

3. 伤食泄泻　如下所述。

主症：腹痛肠鸣，大便臭如败卵，泻后痛减，脘腹痞满，纳呆，嗳腐吐酸，恶食，苔垢浊或厚腻，脉滑稍数。

治法：消食导滞。

方药：保和丸加减。

山楂 15g，神曲 12g，法半夏 10g，茯苓 15g，陈皮 6g，连翘 12g，布渣叶 15g，麦芽 15g，甘草 6g。水煎服。若食滞较重，脘腹胀满者，加枳实、槟榔或大黄以消导积滞，清利湿热。

4. 脾虚泄泻 如下所述。

主症：泄泻稀溏、完谷不化，不思饮食，稍进油腻则泄泻加重，脘腹痞满，按之则舒，倦怠乏力，面色萎黄。舌质淡红，边有齿痕、苔白，脉细弱无力。

治法：健脾益气。

方药：参苓白术散。

党参 18g，白术 15g，茯苓 12g，山药 15g，扁豆 12g，陈皮 6g，砂仁 6g（后下），薏苡仁 15g，鸡内金 10g，黄芪 12g，神曲 10g，炙甘草 6g。水煎服。

若脾阳虚衰，阴寒内盛，亦可用附子理中汤以温中散寒。若久泻不愈，中气下陷而兼有脱肛者，可用补中益气汤。

5. 肾虚泄泻 如下所述。

主症：黎明前作泄，肠鸣腹痛，缠绵不愈，泻下则安，形寒肢冷，腰膝酸软。舌质淡，苔薄白，脉沉细弱。

治法：温肾健脾，助阳固涩。

方药：四神丸加减。

补骨脂 12g，吴茱萸 10g，肉豆蔻 6g，五味子 6g，熟附子 10g，炮姜 9g，党参 15g，白术 12g，炙甘草 6g。水煎服。

若年老气虚，中气下陷，久泻不止，加升麻、煨葛根、炙黄芪；或滑泻不止，加诃子肉、赤石脂。

6. 痰饮泄泻 如下所述。

主症：肠鸣辘辘有声，泄水样或泡沫夹黏液便，腹胀食少，泻则胀减，以泻为快。舌质淡，苔薄白微腻，脉弦滑或濡。

治法：健脾利湿，攻痰逐饮。

方药：已椒苈黄丸。

防已 12g，椒目 5g，葶苈子（炒）10g，大黄 10g。

如痰涎壅盛，加紫苏子 12g，莱菔子 10g。气滞较甚，腹满较重，加川朴 12g，槟榔 10g。如果患者久病体虚，中气不足者，加人参 10g（另炖服），白术 15g，黄芪 24g。

7. 瘀阻肠络 如下所述。

主症：腹痛泄泻，痛有定处，按之痛甚，泻后仍有不尽之感，泻下物多为紫黑血块。舌质紫黯，边有瘀血斑点，脉沉涩。

治法：活血化瘀，行气止痛。

方药：少腹逐瘀汤。

小茴香（炒）7 粒，干姜（炒）0.6g，延胡索 3g，没药（研）6g，当归 9g，川芎 6g，官桂 3g，赤芍 6g，蒲黄 9g，五灵脂（炒）6g。

8. 脾虚泄泻 如下所述。

主症：腹痛泄泻，每因情志不畅而发，胸胁痞闷，嗳气食少，泻后痛仍不减，舌质淡红，苔薄白，脉弦。

治法：疏肝扶脾。

方药：痛泻要方。

炒白术 90g，白芍（炒）60g，陈皮（炒）45g，防风 60g。

若兼有湿热，大便夹有黏冻，加黄连、黄芩清热化湿；气滞胸胁痛甚者，加广木香。

## 五、其他疗法

1. 简验方　如下所述。

(1)暴泄不止，陈艾一把，生姜一块，水煎服。

(2)泄泻口渴，乌梅煎汤，日饮代茶。

(3)芡实、百合各60g，上二味煮稀饭共食治脾虚泄泻。

(4)车前子15g(包煎)，白术30g，水煎服。每日一剂连服2～3天，治外感水泻。

(5)建莲肉500g，蜂蜜适量。炒研末，炼蜜为丸，每次开水吞服3g，一日三次，适用久泻。

2. 针灸　如下所述。

(1)急性腹泻：针刺上巨虚(双)、天枢(双)、足三里(双)。

(2)慢性腹泻：艾灸、上脘、天枢(双)、足三里(双)、关元。

3. 脐疗　如下所述。

(1)大蒜。用法：捣烂，贴敷脐中，适用于虚寒久泻。

(2)胡椒粉。用法：填满脐眼，用纱布盖贴，脐布固定，隔日更换一次，用于脾虚泄泻。

## 六、预防与调摄

泄泻是临床常见病证，若能及时正确治疗，多能痊愈，预后良好，且不留后遗症。部分患者因暴泻急剧，或治疗失宜，以致气阴两伤，脾胃虚衰，酿成亡阴亡阳之变，终成难治危候、死候者亦不鲜见。

病情向好的方面转化：可以通过脉象和症状来判断泄泻的转归。《金匮要略·下利病脉证治》说："下利脉沉弦者，下重也。""脉大者为未止，脉微弱数者，为欲自止，虽发热不死。"

病情转重：因饮食，起居，治疗失宜致病情加重。《素问·太阴阳明论》说："食欲不节，起居不时。则阴受之，阴受之则五脏，入五脏则慎满闭塞，下为飧泄，久为肠辟。"

难治证候：泄泻日久，脉实大者，不能食者难治。《素问·平人气象论》"泄而脱，血脉实者，皆难治。命日反四时也"。《脉经·泄利之脉》"脉实紧，胃中有寒、苦不能食，时时利者，难治"。

泄泻之危候：《医宗金鉴·泄泻总括》"泄泻形衰脉实大，五虚哕逆手足寒，大孔直出无禁止，下泻上嗽命多难"。

要加强锻炼，增强体质，使脾旺不易受邪；消灭苍蝇，加强饮食卫生和水源管理，不吃腐败变质的食物，不喝生水，生吃瓜果要烫洗，要养成饭前便后洗手的良好习惯。泄泻患者要给予流质或半流质饮食，忌食辛热炙煿肥甘厚味。若暴泻耗材胃气，可给予淡盐汤、饭汤、米粥等以养胃气。若属虚寒泄泻，亦可予以淡姜汤饮之，温以振脾阳，调和胃气。

# 第四节　便秘

## 一、概念

便秘是指大便排出困难，粪质干燥坚硬，秘结不通，艰涩不畅，排便次数减少或排便间隔时间延长，或虽有便意而排便无力、粪便不干亦难排出的病证。

西医学的功能性便秘、便秘型肠易激综合征、各种原因引起的肠黏膜应激能力减弱，或因直肠和肛周疾病、神经性疾病、慢性消耗性疾病、内分泌代谢疾病、结缔组织性疾病、药物作用、精神因素、医源性因素等而出现的便秘，均属本病的范畴，可参照本篇内容并结合辨病处理。至于因肠道或肠道临近脏器的肿瘤压迫，或其他腹腔内疾病并发的便秘，主要应针对原发病进行治疗。

## 二、源流

《内经》认为大小便的病变与肾的关系密切。如《素问·金匮真言论》说："北方色黑，人通于肾，开窍于二阴。"《伤寒论》则提出阳结、阴结及脾约之分，如《伤寒论·辨脉法》提出："其脉浮而数，能食，不大便者，此为实，名曰阳结也。其脉沉而迟，不能食，身体重，大便反硬，名曰阴结也。"

《金匮要略·五脏风寒积聚病脉证并治》曰："趺阳脉浮而涩，浮则胃气强，涩则小便数，浮涩相搏，大便则坚，其脾为约。麻仁丸主之。"其后又有"风秘""气秘""热秘""寒秘""湿秘"及"热燥""风燥"等说。

宋代《圣济总录·卷第九十七·大便秘涩》指出："大便秘涩，盖非一证，皆荣卫不调，阴阳之气相持也。若风气壅滞，肠胃干涩，是谓风秘；胃蕴客热，口糜体黄，是谓热秘；下焦虚冷，窘迫后重，是谓冷秘；或肾虚小水过多，大肠枯竭，渴而多秘者，亡津液也。或胃燥结，时作寒热者，中有宿食也。"将本病的证治分类概括为寒、热、虚、实四个方面。

金元时期，张洁古首倡实秘、虚秘之别，《医学启源·六气方治》说："凡治脏腑之秘，不可一例治疗，有虚秘，有实秘。有胃实而秘者，能饮食，小便赤。有胃虚而秘者，不能饮食，小便清利。"且主张实秘责物，虚秘责气。这种虚实分类法，经后世不断充实和发展，至今仍是临床论治便秘的纲领。

《景岳全书·秘结》主张宗仲景把便秘分为阴结、阳结两类，有火的是阳结，无火的是阴结，进一步阐明了两者的病机与治则。

## 三、病因病机

便秘的发病，多因饮食不节、情志失调、外邪入里、劳倦久病、年老体弱等，导致脏腑功能失调，气血津液紊乱，大肠传导功能失常。

### （一）病因

1. 饮食不节　饮酒过多，过食辛辣肥甘厚味，肠胃积热，大便干结；或恣食生冷，致阴寒凝滞，胃肠传导失司，造成便秘。

2. 情志失调　忧愁思虑过度，或久坐少动，每致气机郁滞，不能宣达，通降失常，传导失职，糟粕内停，不得下行，而致大便秘结。

3. 年老体虚　素体虚弱，或病后、产后及年老体虚之人，气血两亏，气虚则大肠传导无力，血虚则津枯肠道失润，甚则致阴阳两虚。阴亏则肠道失荣，以致大便干结，便下困难；阳虚则肠道失于温煦，阴寒内结，便下无力，大便艰涩。

4. 感受外邪　外感寒邪入里，阴寒内盛，凝滞胃肠，失于传导，糟粕不行而成冷秘。热病之后，肠胃燥热，耗伤津液，大肠失润，亦可使大便干燥。

### （二）病机

基本病理为大肠传导失常，同时与肺、脾、胃、肝、肾等脏腑的功能失调有关。如胃热过盛，津伤液耗，则肠失濡润；脾肺气虚，则大肠传导无力；肝气郁结，气机壅滞，或气郁化火伤津，则腑失通利；肾阴不足，则肠道失润；肾阳不足，则阴寒凝滞，津液不通，皆可影响大肠的传导，发为本病。各种原因造成的失血、失液、血虚失养、津液不足亦可致便秘。

病理性质可概括为寒、热、虚、实四个方面。燥热内结于肠胃者，属热秘；气机郁滞者，属实秘；气血阴阳亏虚者，为虚秘；阴寒积滞者，为冷秘或寒秘。四者之中，以虚实为纲，热秘、气秘、冷秘属实，阴阳气血不足的便秘属虚。寒、热、虚、实之间，常有相互兼夹或相互转化。如热秘久延不愈，津液渐耗，可致阴津亏虚，肠失濡润，病情由实转虚；气机郁滞，久而化火，则气滞与热结并存；气血不足者，如受饮食所伤或情志刺激，则虚实相兼；阳气虚衰与阴寒凝结可以互为因果，见阴阳俱虚之证。

## 四、诊断与病证鉴别

### （一）诊断依据

（1）排便间隔时间超过自己的习惯1天以上，或两次排便时间间隔3天以上，或1周排便次数少于3次。

（2）大便粪质干结，排出困难，或有排便不尽感，或有肛门直肠梗阻和肛门阻塞感。

（3）常伴腹胀、腹痛、口臭、食欲缺乏及神疲乏力、头眩心悸等症。

（4）常有饮食不节、情志内伤、劳倦过度等病史。

### （二）病证鉴别

便秘与肠结：肠结多为急症，因大肠通降受阻所致，表现为腹部疼痛拒按，大便完全不通，且无矢气和肠鸣音，严重者可吐出粪便。便秘多为慢性久病，因大肠传导失常所致，表现为腹部胀满，大便干结艰行，可有矢气和肠鸣音，或有恶心欲吐，食纳减少。

### （三）相关检查

对于便秘患者，大便常规、隐血试验应是常规检查内容。直肠指检有助于发现直肠癌、痔、肛裂、炎症、狭窄及外来压迫、肛门括约肌痉挛等。腹部平片可有助于确定肠梗阻的部位，对假性肠梗阻的诊断尤有价值。全消化道钡餐透视可了解钡剂通过胃肠道的时间、小肠与结肠的功能状态，能区分慢通过性便秘和排出道阻滞性便秘。结肠镜检查是排除大肠器质性病变的常用方法。对于排出道阻滞性便秘，进行直肠排便摄片可以了解肛门、直肠的结构和功能，排除直肠膨出、肠套叠、直肠脱垂、会阴异常下降等器质性疾病。

## 五、辨证

### （一）辨证思路

便秘应分虚实，实者当辨热秘、气秘和冷秘，虚者当辨气虚、血虚、阴虚和阳虚的不同。热秘症见大便干结，伴腹胀腹痛，口干心烦，面红身热等；气秘症见大便干结，或不甚干结，欲便不得出，伴肠鸣矢气，腹中胀痛，嗳气频作等；冷秘症见大便艰涩，伴腹痛拘急，胀满拒按，手足不温等；气虚证可见大便并不干硬，虽有便意，但排便困难，用力努挣则汗出短气，并伴便后乏力，神疲懒言等；血虚证可见大便干结，面色无华，头晕目眩，心悸气短等症；阴虚证可见大便干结，如羊屎状，伴头晕耳鸣，心烦少眠，潮热盗汗等；阳虚证可见大便不干，排出困难，伴小便清长，四肢不温，腹中冷痛等症。

### （二）证候

1. 实秘　如下所述。

（1）热秘

1）症状：大便干结，腹胀腹痛，口干口臭，面红心烦，或有身热，小便短赤，舌红，苔黄燥，脉滑数。

2）病机分析：素体阳盛，或喜食辛辣燥热，好食肥甘厚味，或过饮烈酒，多服温热滋补之品，或外感热证，热邪伤肺，肺胃之津不能下达大肠，致使胃肠积热，耗伤津液，肠道干涩，故大便秘结。热盛于内，积热上蒸，故见面红身热，口干烦渴；热移膀胱，故见小便短赤；舌苔黄燥，脉象滑实为热结津伤之象。本证热结日久伤阴或耗伤正气，可并发阴虚、气虚之证。

（2）气秘

1）症状：大便干结，或不甚干结，欲便不得出，或便而不爽，肠鸣矢气，腹中胀痛，嗳气频作，纳食减少，胸胁痞满，舌苔薄腻，脉弦。

2）病机分析：多因情志不畅，忧愁多虑，气郁不畅，肝失条达，气机阻塞，肝木侮土，胃肠失和所致。气郁化火，腑气不通，浊气不降，大肠气机不畅，传导不利而致便秘。气滞于内，故见胸胁满闷，脘腹胀痛；腑气不降，故见肠鸣矢气，排便不畅；苔白，脉细弦为气滞之象。本证气郁日久化火，或耗伤正气，或推行乏力，可并见热结、气虚、血瘀之证。

（3）冷秘

1）症状：大便艰涩，腹痛拘急，腹满拒按，胁下偏痛，手足不温，呃逆呕吐，舌苔白腻，脉沉迟。

2）病机分析：多因外感阴寒之邪，或内伤久病，阳气耗伤，或过服生冷寒凉、伐伤阳气，阴寒内盛所致。寒凝于内，糟粕固于肠间，而失去正常传导功能，故见排便困难，发为冷秘。阴寒内盛，温煦失权，故见小便清长，喜热怕冷，少腹冷痛；舌淡苔白润，脉沉迟为寒凝之象。阳虚为寒凝之根本，故寒凝证多伴阳虚之证。

2. 虚秘 如下所述。

（1）气虚秘

1）症状：大便并不干硬，虽有便意，但排便困难，用力努挣则汗出短气，便后乏力，面白神疲，肢倦懒言，舌淡苔白，脉弱。

2）病机分析：脾主运化，脾气虚弱，运化失职，糟粕内停，大肠传导无力，故虽有便意而临厕努挣；肺气虚弱，固摄无权，故汗出气短；脾气虚弱，化源不足，故见神疲气怯，肢倦懒言；舌淡苔薄白，脉弱为气虚之象。本证若气虚日久，阳气耗伤，可见并见阳虚之证。

（2）血虚秘

1）症状：大便干结，面色无华，头晕目眩，心悸短气，健忘，口唇色淡，舌淡苔白，脉细。

2）病机分析：妇女产后，或大失血者，阴血丢失，络脉失养，不能下润大肠，肠道干涩，故见大便干结；血虚亦可致气虚，气血双虚，大肠推动乏力，以致大肠失去正常的传导功能，无力使大肠糟粕排出，也可致便秘。血虚则面色淡白无华，唇甲淡白，脉细涩；心血不足，故有心悸健忘；肝血不足，故头晕目眩。本证多与气虚、阴虚并存。

（3）阴虚秘

1）症状：大便干结，如羊矢状，形体消瘦，头晕耳鸣，两颧红赤，心烦少眠，潮热盗汗，腰膝酸软，舌红少苔，脉细数。

2）病机分析：年老体弱，或久病之后，阴液耗伤，尤其形体干瘦阴精亏虚者，使全身脏腑失去濡养，其阴精亏虚，肠燥失养，干涩不畅，可致大便干结，状如羊屎。阴液不能上承，则口干少津；阴虚火旺，可见颧红面赤；肾阴不足，故见潮热盗汗，腰膝酸软，眩晕耳鸣；舌红苔少，脉细小数均为阴虚之象。阴虚日久，阴血暗伤，可伴有血虚便秘之证。

（4）阳虚秘

1）症状：大便干或不干，排出困难，小便清长，面色㿠白，四肢不温，腹中冷痛，或腰膝酸冷，舌淡苔白，脉沉迟。

2）病机分析：气虚阳虚之体，或过食寒凉，损伤脾阳，脾阳不足，运化失职，津液不能正常运化输布，故见大便秘结。脾阳不振，阳气不能达于四末，故见畏寒肢冷；或年老体弱，命门火衰，下焦虚寒，故见少腹冷痛，或腰脊冷重，面色青淡；肾阳亏损，下焦温煦失权，阴液不得温而不能蒸发，故见小便清长，大便干或不干。本证多伴有寒凝证和气虚证。

## 六、治疗

### （一）治疗思路

便秘的治疗应用通下为主，但绝不可单纯用泻下药，应针对不同的病因采取相应的治法。实秘为邪滞肠胃，壅塞不通所致，故以祛邪为主，给予泄热、温散、通导之法，使邪去便通；虚秘为肠失润养，推动无力而致，故以扶正为先，给予益气温阳、滋阴养血之法，使正盛便通。如《景岳全书·秘结》曰：“阳结者邪有余，宜攻宜泻者也；阴结者正不足，宜补宜滋者也。知斯二者即知秘结之纲领矣。”

### （二）基本治法

1. 泄热导滞，润肠通便法如下所述。

（1）适应证：热秘。

（2）代表方：麻子仁丸加减。

（3）常用药：大黄、枳实、厚朴通腑泄热；麻仁、杏仁、白蜜润肠通便；芍药养阴和营。

（4）加减：津液已伤，加生地、玄参、麦冬滋阴生津；肺热气逆，咳喘便秘，加瓜蒌仁、苏子、黄芩清肺降气以通便；兼郁怒伤肝，易怒目赤，加服更衣丸以清肝通便；燥热不甚，或药后大便不爽者，可用青麟丸以通腑缓下，以免再秘；若兼痔疮、便血，可加槐花、地榆清肠止血；热势较盛，痞满燥实坚，可用大承气汤急下存阴。

2. 顺气润肠，导滞通下法　如下所述。

（1）适应证：气秘。

（2）代表方：六磨汤加减。

（3）常用药：木香调气；乌药顺气；沉香降气；大黄、槟榔、枳实破气行滞。

（4）加减：腹部胀痛加厚朴、大腹皮、莱菔子以助理气；便秘腹痛，舌红苔黄，气郁化火，加黄芩、栀子、龙胆草清肝泻火；气逆呕吐加旋覆花、代赭石、郁金、枇杷叶；若七情郁结，忧郁寡言者，加白芍、柴胡、合欢皮疏肝解郁；若跌仆损伤，腹部术后，便秘不通，属气滞血瘀者，可加红花、赤芍、桃仁活血化瘀。

3. 温里散寒，通便止痛法　如下所述。

（1）适应证：冷秘。

（2）代表方：温脾汤合半硫丸加减。前方温中散寒，导滞通便，用于冷积便秘，腹痛喜温喜按者；后方温肾祛寒散结，适用于老年虚冷便秘，怯寒，四肢不温者。

（3）常用药：附子温里散寒；大黄荡涤积滞；党参、干姜、甘草温中益气；当归、肉苁蓉养精血，润肠燥；乌药理气。

（4）加减：便秘腹痛加枳实、厚朴、木香助泻下之力；腹部冷痛，手足不温，加高良姜、小茴香增散寒之功。

4. 益气健脾，润肠通便法　如下所述。

（1）适应证：气虚秘。

（2）代表方：黄芪汤加减。

（3）常用药：黄芪补脾肺之气；麻仁、白蜜润肠通便；陈皮理气。

（4）加减：乏力汗出加白术、党参补中益气；排便困难，腹部坠胀，可合用补中益气汤升提阳气；气息低微，懒言少动，加用生脉散补肺益气；肢倦腰酸，可用大补元煎滋补肾气；脘腹痞满，舌苔白腻，加白扁豆、生薏仁健脾祛湿；脘胀纳少加炒麦芽、砂仁和胃导滞。

5. 养血润燥法　如下所述。

（1）适应证：血虚秘。

（2）代表方：润肠丸加减。

（3）常用药：当归、生地滋阴养血；麻仁、桃仁润肠通便；枳壳引气下行。

（4）加减：面白、眩晕甚，加玄参、何首乌、枸杞子养血润肠；手足心热，午后潮热，加知母、胡黄连清虚热；阴血已复，便仍干燥，可用五仁丸润滑肠道。

6. 滋阴通便法　如下所述。

（1）适应证：阴虚秘。

（2）代表方：增液汤加减。

（3）常用药：玄参、麦冬、生地滋阴生津；当归、石斛、沙参滋阴养血，润肠通便。

（4）加减：口干面红，心烦盗汗，加白芍、玉竹助养阴之力；便秘干结如羊屎状，加火麻仁、柏子仁、瓜蒌仁增润肠之效；胃阴不足，口干口渴，可用益胃汤；若肾阴不足，腰膝酸软，可用六味地黄丸；阴亏燥结，热盛伤津，可用增液承气汤增水行舟。

7. 温阳通便法　如下所述。

（1）适应证：阳虚秘。

（2）代表方：济川煎加减。

（3）常用药：肉苁蓉、牛膝温补肾阳；附子、火麻仁润肠通便，温补脾阳；当归养血润肠；升麻、泽泻升清降浊；枳壳宽肠下气。

（4）加减：寒凝气滞，腹胀较甚，加肉桂、木香温中行气止痛；胃气不和，恶心呕吐，加半夏、砂仁和胃降逆。

## （三）复法应用

1. 益气养血，滋阴润肠法　如下所述。

（1）适应证：血虚气弱型便秘。症见面色苍白，神疲乏力，头晕，一心悸，排便不利，舌淡苔白，脉细弱无力。

（2）代表方：补中益气汤合四物汤加减。前方补益中气，后方养血行滞，两者合用气血双补。

（3）常用药：黄芪、党参补中益气；当归、白芍、熟地黄养血滋阴；白术、茯苓、陈皮健脾助运。

（4）加减：阴虚血燥加玄参、麦冬、生地滋阴生津；便秘干结如羊屎状，加火麻仁、柏子仁、瓜蒌仁润肠通腑。

2. 泄热调肝，行气导滞法　如下所述。

（1）适应证：肝郁化火，气机阻滞之便秘。症见大便干结，坚涩难解，小腹胀痛，口干苦，头胀痛，目眩，烦躁，食少，舌红苔薄黄，脉细弦。

（2）代表方：丹栀逍遥散合六磨汤加减。前方可疏肝清火，健脾养血；后方行气通腑。

（3）常用药：丹皮、栀子清热泻火；柴胡、薄荷疏肝解郁；白芍养血敛阴，柔肝缓急；当归补肝体而助肝阳，使血和则肝和；白术、茯苓、甘草健脾益气；木香、槟榔、枳实破气行滞。

（4）加减：郁热伤阴加生地、麦冬、沙参、玄参滋阴清火；气滞血瘀加桃仁、郁金、丹参、五灵脂化瘀行滞。

## （四）其他疗法

1. 单方验方　如下所述。

（1）蔓荆子 60g，水煎服，每日 3 次。用于习惯性便秘。

（2）白术 30g，枳实 15g，水煎服，每日 3 次。用于习惯性便秘。

2. 常用中成药　如下所述。

（1）麻仁润肠丸：功能与主治：润肠泄热，行气通便。适用于肠胃积热，胸腹胀满，大便秘结。用法与用量：每次 1 ~ 2 丸，每日 2 次。

（2）六味安消胶囊：功能与主治：和胃健脾，导滞消积，行血止痛。适用于胃脘胀满，消化不良，热结便秘。用法与用量：每次 1.5 ~ 3g，每日 2 ~ 3 次。

（3）枳术丸：功能与主治：健脾行气。适用于便秘脾虚气滞证。用法与用量：每次 1 袋，每日 2 次。

（4）苁蓉通便口服液：功能与主治：滋阴补肾，润肠通便。适用于中老年人、病后产后等虚性便秘。用法与用量：每次 10 ~ 20mL，每日 1 次。

## （五）临证概要

1. 掌握通便中药分类，临床应用有的放矢　临床具有泻下作用的中是治疗便秘的主要药物，依据作用的强弱有攻下、润下及峻下的区别。如大黄、芒硝、番泻叶、芦荟为攻下药；火麻仁、郁李仁、蜂蜜、黑芝麻等为润下药；牵牛子、芫花、大戟、甘遂、巴豆、商陆、千金子为峻下药。另外还可配合使用兼有通便作用的药物，如决明子、何首乌、肉苁蓉、柏子仁、桃仁、杏仁、瓜蒌、牛蒡子、紫菀、无花果等。

2. 攻下宜中病即止，久用易致脏腑损害　泻下药多作用峻猛，或具有毒性，易伤及正气及脾胃，故应中病即止。现代药理学证明长时间使用蒽醌类泻药可导致结肠黑变病和泻剂性结肠。番泻叶及其果实的主要活性成分番泻叶苷，可被大肠杆菌和其他肠道细菌分解成大黄酸蒽酮，后者结构上与丹蒽醌相似，有肝毒性。大黄也含大黄酸蒽酮。有报道称在长期服用番泻叶和其他植物性泻药的患者中发生肥大性骨关节病，或排便增加使液体大量排出体外，引起离子的丢失，造成代谢紊乱，如低钾血症。

3. 滋阴润肠宜合缓下，舟行仍需增液　“水不足以行舟，而结粪不下者”所引起的阴虚型功能性便秘在临床比较多见，当用养阴增液、润肠通便的方法。基本方为增液汤，常有药物有：生地、麦冬、玄参、玉竹、女贞子、墨旱莲、桑葚等。临证时可配合缓下之品，如决明子、何首乌。因津血同源，血虚则阴虚，故当归为常用的养血润肠通便的药物。对于阴血亏虚便秘，当归常配伍黄芪以益气养血，助推动之力；滋阴之品，常合果仁以滑利润肠，如五仁丸。舟行易，津复难，大便通畅后可去泻下之品，续以滋阴养血以固其本。

4. 补气运脾酌加升提，清升方能浊降　所谓欲降先升，故补气药常和升提药合用，以达升清降浊之功，常用升提药如升麻、柴胡、荷叶、桔梗等。气有推动作用，气虚则推动无力，出现排便不畅而便秘，故《伤寒论》中生用、重用白术，起到益气运脾通便的功效，临床多用于气虚便秘。临证时白术和枳实、黄芪和陈皮为常用药对。

5. 行气兼以导滞，疏理气机最相宜　便秘不通，总源于诸多因素导致的气机不通，大肠失于传导。且便秘不通，又易阻滞气机，导致脏腑的气机失调。故调理气机常贯穿便秘治疗的终始。如麻仁丸用枳实、厚朴，黄芪汤用陈皮，润肠丸、济川煎用枳壳。临床调理气机之主方为六磨汤。另外可视证候之轻重、体质之虚实，斟酌选用不同的调气药物，轻度便秘加用陈皮、枳壳、佛手；中度便秘加用青皮、枳实、厚朴、乌药、柴胡；重度便秘加用槟榔、莱菔子、沉香。针对慢性便秘，行气常合导滞，便行则气机易畅。导滞可选攻下之品，如大黄，但要中病即止，不宜久服。

6. 理脏腑之气机，尤重宣开肺气　肺为主气之枢，宣发肃降，是调节人体脏腑气机升降出入的重要器官。且肺与大肠相表里，肺气的开合影响大肠的传导功能。故调肺气是治疗慢性便秘的重要方法之一。治便秘，开肺气，首选紫菀。紫菀和莱菔子相配，可起到开肺气、启魄门的作用。另外可用于调节肺气、治便秘的药物还有枇杷叶、杏仁仁、桔梗、苏子。

## 七、特色经验

### （一）临证经验

1. 以补为通　便秘多为本虚标实，虚实夹杂，故治疗当“以补为通”，使补虚而不壅滞，通腑而不伤正，虚实兼顾。临证每多选用白术等健脾补气之品。白术微辛，苦而不烈，其力多于散，有较好的健脾和胃之功，脾健胃和，脾升胃降则运化功能正常。白术小剂量以健脾为主，而通导则需大剂量。故以白术治疗便秘，每剂轻则30g，重者可用至120g，方能见效，乃取其“补药之体作泻剂，但非重用不为攻”之义。

2. 勿忘理肺　《灵枢·经脉》曰：“肺，手太阴之脉，起于中焦，下络大肠，还循胃口，上膈属肺。”《血证论》云：“肺移热于大肠则便结，肠津不润则便结，肺气不降则便结。”肺为脏腑的华盖，水之上源，主气而布散津液，倘若肺气宣降失常，津液失于敷布，肠腑乏于濡润，即便燥成秘。治疗时遵“上窍开则下窍自通”，启上开下，提壶揭盖，可治便秘，常用紫菀、桔梗、苦杏仁等，此为宣肺通腑法。

3. 调畅气机　《灵枢·口问》云：“中气不足，溲便为之变。”泄泻乃脾升不足为主，便秘属胃降不足为甚。清气不升，浊气不降，均系升降失调，枢机不利所致。临床常用升麻、枳实、川厚朴、香附等调理胃肠气机，与紫菀、杏仁等药配合以开肺气通肠腑，使升降有序，出入有道，则糟粕自除。

4. 祛瘀通导　叶天士倡立“初病在气，久病在血”之说，某些患者便秘症状时间少则数月，多则数十年之久，多属久病入血，久病必瘀。临证酌情加用化瘀之品，如桃仁、莪术、生地黄、当归、酒大黄等，以活血行气，且有“瘀血去，新血生”之意，尤适于气血亏虚，瘀血内结之便秘。

### （二）验案举例

案一

黄某，女，58岁。2012年6月13日初诊。习惯性便秘多年，有高血压、高脂血症及痔疮，最近白食香蕉等水果及麻仁丸，大便基本每日一行，先干后稀，腹不胀，但失眠严重，仅2～3小时，疲劳，食纳尚可，少有头昏，面黄不华，易汗，苔中部淡黄厚腻，质暗紫，有齿印，脉细滑。脾虚气滞，痰浊瘀阻，腑气不畅，心肾失交。处方：潞党参 12g，生白术 25g，炒枳实 25g，黑芝麻 10g，生首乌 15g，桑葚子 15g，法半夏 10g，槟榔 15g，山楂肉 15g，决明子 15g，酸枣仁 25g，夜交藤 25g，熟大黄 6g，火麻仁 15g，炒莱菔子 10g。7 剂。

二诊：自觉服药后有腹胀，隐痛，排便感，但便意难尽，苔黄腻质暗紫，脉细滑。脾虚气滞，腑气不畅。处方：生黄芪 20g，生白术 25g，炒枳实 25g，当归 10g，全瓜蒌 25g，黑芝麻 10g，火麻仁 15g，生首乌 15g，决明子 15g，桑葚子 12g，山楂肉 15g，夜交藤 20g，大腹皮 10g，炙刺猬皮 1g。12 剂。

三诊：大便基本日行，有时稍软，痔疮好转，但肛门仍有坠胀感，口中黏腻不舒，寐差，苔中黄腻，脉细。上方加炒莱菔子 10g，槟榔 15g，去大腹皮，改夜交藤 25g。14 剂。

四诊：精神改善，大便日行，无腹胀，食量平平，苔中部黄腻质暗，脉细。初诊方再进，以求巩固。

按：本病病机关键是气虚无力推动，因虚而滞，腑气不通，故予补气行气，润肠通腑。同时兼顾其痰浊血瘀，气血不和，心肾不交，可谓标本兼顾。方中刺猬皮凉血止血，降逆止痛，对阴部诸疾如肠风下血、痔疮等有很好的消散作用。

案二

汤某，女，22 岁。2013 年 10 月 10 日初诊。便秘多年，频要蹲厕，欲排不畅，干结如栗，口干，有异味，纳食不香，面有痤疮，苔薄质暗，脉细滑。阴虚燥热，腑气失调。处方：生首乌 15g，火麻仁 15g，决明子 15g，郁李仁 12g，炒枳实 15g，全瓜蒌 20g，大生地 15g，玄参 12g，大麦冬 10g，槟榔 12g，风化硝（冲）3g。7 剂。

二诊：大便趋向通畅，最后稍烂，一度排气较多，口干唇红，牙龈肿痛，舌苔黄，质暗，脉细弦滑。阴虚燥热，腑气不调。处方：生首乌 15g，火麻仁 15g，郁李仁 15g，大生地 15g，玄参 12g，大麦冬 12g，川石斛 10g，炒枳实 20g，全瓜蒌 20g，槟榔 15g，番泻叶（后下）15g。7 剂。

药后大便通畅，牙龈肿痛亦消，未再服药，此后因他病来诊，知其多年便秘二诊告愈。

按：本证属阴虚肠燥，故滋液润肠是关键，兼以行气软坚，方以增液汤加味。

## 八、预后及转归

单纯性便秘，只需用心调治，则其愈较易，预后较佳。若属他病兼便秘者，则需查病情的新久轻重。若热病之后，余热未清，伤津耗液而大便秘结者，调治得法，热去津复，预后易佳。

便秘的转归还取决于是否并发其他疾病，如噎膈重症，常兼便秘，甚则粪质坚硬如羊矢，预后甚差。此外，老年性便秘和产后便秘，多属虚证。因气血不复，大便难畅，阳气不通，阴寒不散，便秘难除，因而治疗时难求速效。

## 九、预防与调护

注意合理膳食，以清淡为主，多吃粗纤维的食物及香蕉、西瓜等水果。按时登厕，养成定时大便的习惯。保持心情舒畅，加强身体锻炼，有利于胃肠功能的改善。

可采用食疗法，如黑芝麻、胡桃肉、松子仁等份，研细，稍加白蜜冲服，对阴血不足之便秘，颇有功效。外治可采用灌肠法，如中药保留灌肠或清洁灌肠等。

# 第七章

# 肝胆系病证

## 第一节　中风

中风又名“卒中”，是在气血内虚的基础上，因劳倦内伤、忧思恼怒、嗜食厚味及烟酒等诱因，引起脏腑阴阳失调，气血逆乱，直冲犯脑，导致脑脉痹阻或血溢脑脉之外，临床以卒然昏仆、半身不遂、口舌歪斜、言语謇涩或不语、偏身麻木为主症，并具有起病急、变化快的特点，好发于中老年人的一种常见病。因本病起病急剧，变化迅速，与自然界善行而数变之风邪特性相似，故古人以此类比，名为中风。但与《伤寒论》所称“中风”名同实异。临床还可见以突发眩晕，或视一为二，或不识事物及亲人，或步履维艰，或偏身疼痛，或肢体抖动不止等为主要表现，而不以半身不遂等症状为主者，仍属中风病范畴。

有关中风的记述，始见于《内经》。该书有关篇章对中风发病的不同表现和阶段早有记载。对于卒中神昏有“仆击”“大厥”“薄厥”之称；对于半身不遂有“偏枯”“偏风”“身偏不用”等称。

《灵枢·九宫八风》篇谓：“其有三虚而偏于邪风，则为击仆偏枯矣。”所指“击仆偏枯”即属本病。至汉代张仲景《金匮要略·中风历节病脉证治》篇中，对于本病的病因、脉证论述较详，自此，始有中风专论。

关于中风的病因学说，唐宋以前多以“内虚邪中”立论。《灵枢·刺节真邪论》说：“虚风之贼伤人也，其中人也深，不能自去”，“虚邪偏客于身半，其入深，内居营卫，营卫稍衰，则真气去，邪气独留，发为偏枯。”《金匮要略》认为“脉络空虚”，风邪乘虚侵入人体，导致中风。隋代巢元方《诸病源候论·中风候》有“风偏枯者，由血气偏虚，则腠理开，受于风湿”的记载。宋代严用和《济生方·中风论治》对其病因论述更为具体，他说：“荣卫失度，腠理空疏，邪气乘虚而入，及其感也，为半身不遂……”。总之，这一历史时期的医家认为中风是外风。当人体气血亏损，脉络空虚，外卫不固时，招致风邪入中脉络，突然出现口眼歪斜，半身不遂，偏身麻木诸症。至金元时期，许多医家对外风入侵的理论提出了不同的看法。例如刘完素提出“心火暴盛”的观点，李东垣认为“正气自虚”，朱丹溪则以为“湿痰生热”所致。三家虽立论不同，但都偏重于内在因素，这是中风病因学说的一个重大转折。与此同时，王履又提出“真中风”与“类中风”的论点，《医经溯洄集·中风辨》说：“因于风者，真中风也；因于火、因于气、因于湿者，类中风而非中风也。”明确指出，外风入中所致的病证是“真中风”；而河间、东垣、丹溪以内风立论的中风应是“类中风”。王氏还强调：“中风者，非外来风邪，乃本气病也，凡人年逾四旬气衰之际，或因忧喜忿怒伤其气者，多有此疾，壮岁之时无有也，若肥盛则间有之。”进一步说明中风是由于人体自身的病变所引起，患者年龄多在40岁以上，情绪激动常为发病诱因，这对中风病因学说无疑是一大贡献。明代张景岳在《景岳全书·非风》中也提出了“中风非风”的论点，认为本病的发生“皆内伤积损颓败而然，原非外感风寒所致”“凡此病者，多以素不能慎，或七情内伤，或酒色过度，先伤五脏之真阴”。其病机是“阴亏于前，而阳损于后；阴陷于下，而阳泛于上。以致阴阳相失，精气不交，所以忽而昏愦，卒然仆倒……”。王肯堂十分重视饮食习惯和营养成分与中风发病的关系，指出“久食膏粱厚味，肥甘之品，损伤心脾”。清代沈金鳌《杂病源流犀烛·中风源流》则从体质类型与发病关系作了阐发，他说：“肥人多中风。河间曰：人肥则腠理致密而多郁滞，气血难以通利，故多卒中也。”叶天士综合诸家学说，结合自己的临床体验，进一步阐明“精血衰耗，水不涵木，木少滋荣，故肝阳偏亢”，导致“内风旋动”的发病机制。王清任《医林改错》指出“中风半身不遂，偏身麻木是由‘气虚血瘀’而成”。近人张山雷《中风斠铨》亦十分强调：“肥甘太过，酿痰蕴湿，积热生风，致为暴仆偏枯，猝然而发，如有物击之使仆者，故日仆击而特著其病源，名以膏粱之疾。”使中风病因学说日臻全面。上述各家对火、气、痰、湿、瘀血阻络等致病因素都分别做了探讨，对于完善中风的中医病因学、发病学理论具有重要意义。

有关中风的证候，历代文献记载较多。例如《素问·通评虚实论篇》“仆击偏枯”，即是突然晕倒而半身不遂。《素问·生气通天论篇》：“阳气者，大怒则形气绝，而血菀于上，使人薄厥。”《素问·调经论篇》：“血之与气并走于上，则为大厥”，等等，皆属此类论述，后世许多医家都认为本病属昏瞀猝仆之病。《金匮要略·中风历节病脉证治》除指出“夫风之为病，当半身不遂”的主症外，还首先提出中络、中经、中腑、中脏的证候分类方法。隋代巢元方《诸病源候论》对于中风证候做了较详细的描述，有中风候、风癔候、风口　候、风痱候、风偏枯候等，对中风的症、脉、病机、预后也一一做了叙述。唐代孙思邈《备急千金要方·论杂风状》中指出：“中风大法有四：一曰偏枯，二曰风痱，三曰风懿，四曰风痹。”偏枯者，半身不遂；风痱者，身无痛，四肢不收；风懿者，奄忽不知人；风痹者，诸痹类风状。这是中风另一种证候分类的方法。孙氏所述的中风是从广义角度去认识的风病。明代戴思恭《证治要诀·中风》对中风的临床症状做了比较细致的描述：“中风之证，卒然晕倒，昏不知人，或痰涎壅盛，咽喉作声，或口眼　斜，手足瘫痪，或半身不遂，或舌强不语。”说明卒然昏倒是起病时的主要症状。清代程钟龄《医学心悟·中风不语辨》则按心、脾、肾三经进行分证：“若心经不语，必昏冒全不知人，或兼直视摇头等证。盖心不受邪，受邪则殆，此败症也。若胞络受邪，则时昏时醒，或时自喜笑；若脾经不语，则人事明白，或唇缓，口角流涎，语言謇涩；若肾经不语，则腰足痿痹，或耳聋遗尿，以此为辨。”由此可见，中风中脏多以神志障碍为主症。沈金鳌《杂病源流犀烛·中风源流》更明确指出：“盖中脏者病在里，多滞九窍……中腑者病在表，多著四肢，其症半身不遂，手足不随，痰涎壅盛，气喘如雷，然目犹能视，口犹能言，二便不秘，邪之中犹浅。”沈氏根据病变部位的浅深和病情的轻重探讨中风证候分类的方法，对病情的了解和预后判断均有帮助。预后方面，《中藏经·风中有五生死论》谓：“中风之病，口噤筋急，脉迟者生，脉急而数者死。”刘完素谓：“暴病暴死，火性疾速。”均可供参考。总之，历来医家多认为本病是难治病证之一。喻嘉言《医门法律·中风论》谓：“中风一证，动关生死安危，病之大而且重，莫有过于此者。”

对中风的治疗，历代医家积累了许多宝贵经验，对其治则的学术争鸣更加突出。如张山雷在《中风斠铨·中风总论》中说：“古之中风皆是外因，治必温散解表者，所以祛外来之邪风也。今之中风多是内因，治必潜降镇摄者，所以靖内动之风阳也。诚能判别此外内二因之来源去委，则于古今中风证治，思过半矣。”可见中风治则的争议是以病因学说的分歧为依据的。因此，所谓古今治疗原则的不同，仍应以金元时代为分水岭。金元以前医家，因持外风人中之说，故治则以祛风为主。而金元以后，对中风治疗已有较大发展，清代尤在泾《金匮翼·中风统论》立有中风八法：一曰开关，二曰固脱，三曰泄大邪，四曰转大气，五曰逐瘫痪，六曰除热气，七曰通窍燧，八曰灸俞穴。强调按病期，分阶段进行辨证论治，例如开窍法，适用于闭证：“卒然口噤目张，两手握固，痰壅气塞，无门下药，此为闭证。闭则宜开，不开则死。”固脱法回阳救逆，适用于脱证“猝然之候，但见目合、口开、遗尿自汗者，无论有邪无邪，总属脱证。脱则宜固，急在无气也”。除开窍与固脱外，后世医家多综合前人之说，依临床辨证而灵活运用滋阴潜阳、平肝息风、通腑化痰、活血通络、清热除痰、健脾利湿、益气养血等治则。而活血化瘀治则，为清代王清任以后的许多医家所共同推崇，近代运用这一治则治疗本病取得了很好的疗效。

本病与西医学所称的脑卒中大体相同。包括缺血性脑卒中和出血性脑卒中。缺血性脑卒中主要包括短暂性脑缺血发作、血栓形成性脑梗死、血栓栓塞性脑梗死；出血性脑卒中主要包括高血压性脑出血。上述疾病均可参考本篇辨证论治。

## 一、病因病机

本病在脏腑功能失调，气血亏虚的基础上，多由于忧思恼怒，或饮食不节，或房室所伤，或劳累过度，或气候骤变等诱因，以致阴亏于下，肝阳暴张，内风旋动，夹痰夹火，横窜经脉，气血逆乱，直冲犯脑，导致脑脉痹阻或血溢脑脉之外，蒙蔽心窍而发生卒然昏仆、半身不遂诸症。兹将其病因病机分述于下。

1. 内风动越　内风因脏腑阴阳失调而生，《中风斠铨》说："五脏之性肝为暴，肝木横逆则风自生，五志之极皆生火，火焰升腾则风亦动，推之而阴虚于下，阳浮于上，则风以虚而暗煽，津伤液耗，营血不充则风以燥而猖狂。"即火极可以生风，血虚液燥可以动风。内风旋转，必气火俱浮，迫血上涌，致成中风危候。

2. 五志化火　《素问玄机原病式·六气为病》说："所以中风瘫痪者，非谓肝木之风实甚而卒中之也，亦非外中于风雨，由乎将息失宜而心火暴甚，肾水虚衰，不能制之，则阴虚阳实，而热气怫郁，心神昏冒，筋骨不用，而卒倒无所知也，多因喜怒思悲恐之五志有所过极而卒中者，由五志过极，皆为热甚故也。"提出"心火暴甚""五志过极"可以发生卒中。

3. 痰阻脉络　痰分风痰、热痰、湿痰。风痰系内风旋动，夹痰横窜脉络，蒙塞心窍而发病；热痰乃痰湿内郁使然，《丹溪心法·中风》谓"由今言之，西北二方，亦有其为风所中，但极少尔。东南之人，多是湿土生痰，痰生热，热生风也"；湿痰则常由气虚而生，多在中风恢复期或后遗症期，因气虚湿痰阻络而见半身不遂，言语不利诸症。

4. 气机失调　对中风发病，李杲有"正气自虚"之说。盖气虚既可生痰，又可因气虚运行无力使血行阻滞；而气郁则化火，火盛阴伤可致风动；气逆则影响血行，若血随气逆上壅清窍则使肝风动越。故凡气虚、气郁、气滞、气逆与痰浊、瘀血莫不相关，而为发病之主要病机。

5. 血液瘀滞　血瘀之成，或因暴怒血菀于上，或因气滞血不畅行，或因气虚运血无力，或因感寒收引凝滞，或因热灼阴伤，液耗血滞等，本病之病机以暴怒血菀或气虚血滞最为常见。

总之，本病的病位在脑髓血脉，涉及心、肝、脾、肾等多个脏腑。常由于脑络受损，神机失用，而导致多脏腑功能紊乱。其病性属本虚标实，急性期以风、火、痰、瘀等标实证候为主，恢复期及后遗症期则表现为虚实夹杂或本虚之证，以气虚血瘀、肝肾阴虚为多，亦可见气血不足、阳气虚衰之象，而痰瘀互阻是中风病各阶段的基本病机。

## 二、诊断

### （一）发病特点

1. 起病急剧，病情复杂　古代医家称中风之病，如矢石之中人，骤然而至。临床上既有暴怒之后内风旋动，顷刻昏仆、骤然起病者，也有卒然眩晕、麻木，数小时后迅速发生半身不遂，伴见口舌歪斜，病情逐步加重者，此虽起病急但有渐进的发展过程。还有卒发半身不遂、偏身麻木等症，历时短暂而一日三五次复发者，此种起病速而好转亦速，但不及时治疗，终将中而不复。

2. 本病多发生在中年以上，老年尤多　如元代王履指出："凡人年逾四旬气衰之际……多有此疾。"但近些年中风的发病年龄有提早的趋向，30 ~ 40 岁发病的也不少，甚至有更年轻者，但仍以 50 ~ 70 岁年龄组发病率最高。

3. 本病未发之前，多有先兆症状　《中风斠铨》说："其人中虚已久，则必有先机，为之朕兆。"眩晕和肢体一侧麻木，为常见之发病先兆。临床可见眩晕、头痛、耳鸣，突然出现一过性言语不利或肢体麻木、视物昏花，甚则晕厥，一日内发作数次，或几日内多次复发。

### （二）临床表现

中风病临床表现复杂，多以神志昏蒙，半身不遂，口舌歪斜，言语謇涩或不语，偏身麻木为主要症状。

（1）神志昏蒙：轻者神思恍惚，迷蒙，嗜睡，或昏睡，重者昏愦不知。可伴有谵妄，躁扰不宁，喉中痰鸣等症。或起病即神昏，或起病虽神清，但 3 ~ 5 日后渐致神昏。

（2）半身不遂：轻者一侧肢体力弱或活动不利，重者肢体完全瘫痪。也有仅一侧上肢或下肢出现力弱或瘫痪者。瘫痪肢体可见强痉拘急或松懈瘫软。

（3）口舌歪斜：伸舌时多歪向瘫痪侧肢体，可见病例口角下垂，常伴流涎。

（4）言语謇涩或不语：患者自觉舌体发僵，言语迟缓不利，吐字不清，重者不语。

（5）偏身麻木：一侧肢体感觉减退，甚或麻木不仁，或伴有病侧肢体发凉等。

中风急性期还可出现呕血、便血、壮热、喘促、顽固性呃逆、瞳神异常、抽搐等变证，多是病情危重之象。

部分中风患者不以上述五大症状为主要表现者，可称之为类中风，仍属中风病范围。如：风眩是以卒发眩晕为主要症状，可伴恶心呕吐、视物模糊或视一为二，坐立不稳，如坐舟车，还可兼有肢体麻木、力弱等症，病情较重者可直中脏腑而出现神志昏蒙；风懿是以突发舌强言謇或言语不能，不识事物与亲人为主要特征；风痱是以突然出现坐立行走不稳、双手笨拙为特征；风痹则以突发一侧肢体疼痛为特征等。此类中风临床表现复杂，病情变化较快，应注意及时识别与救治。

## 三、鉴别诊断

1. 痫病　痫病与中风都有卒然昏仆的见症，但痫病为发作性病证，卒发仆地时常口中作声，如猪羊啼叫，四肢频抽而口吐白沫，醒如常人，但可再发。中风则仆地无声，一般无四肢抽搐及口吐涎沫的症状，并多有口舌歪斜、半身不遂等症。神昏尚浅者，口舌歪斜、半身不遂可以通过检查发现；神昏重者，待醒后则有半身不遂诸症。中风急性期可出现痫病发作，后遗症期可继发此病证。

2. 痿证　中风后，半身不遂日久不能恢复者，则肌肉瘦削，筋脉弛缓，应注意与痿证区别。痿证一般起病缓慢，多表现为双下肢痿躄不用，或四肢肌肉萎缩，痿软无力，与中风半身不遂不同。

3. 口僻　中风病是以突然昏仆，半身不遂，言语謇涩，口舌歪斜，偏身麻木为主症；口僻以突发口眼歪斜为主要症状，多表现为病侧额纹消失，闭目不能，鼻唇沟变浅，口角下垂，发病前可有同侧耳后疼痛，但不伴有半身不遂诸症。

4. 瘤卒中　与中风相比起病相对缓慢，也可表现为半身不遂，言语謇涩，口舌歪斜等症，或见突然出现上述症状者。可有肿瘤病史，可借助影像学检查鉴别。

## 四、辨证论治

中风之发生，总不外乎在本为阴阳偏盛，气血逆乱；在标为风火交煽、痰浊壅塞、瘀血内阻，形成本虚标实，上盛下虚的证候。但病位有浅深，病情有轻重，证候有寒热虚实，病势有顺逆的不同，因此要全面掌握辨证的要领。

1. 辨证要点　如下所述。

（1）辨病位浅深和病情轻重：中风急性期分中经络与中脏腑。《金匮要略·中风历节病脉证治》说："邪在于络，肌肤不仁；邪在于经，即重不胜；邪入于腑，即不识人；邪入于脏，舌即难言，口吐涎。"中络是以肌肤麻木、口舌歪斜为主症，其麻木多偏于一侧手足，此邪中浅，病情轻。中经是以半身不遂，口舌歪斜，偏身麻木，言语謇涩为主症，无昏仆，比中络为重。两者可统称中经络。中腑是以半身不遂、口舌歪斜、偏身麻木、言语謇涩而神志不清为主症，但其神志障碍较轻，一般属意识朦胧，思睡或嗜睡；中脏是以卒然昏仆而半身不遂为主，其神志障碍重，甚至完全昏愦不知；或以九窍闭塞为主要表现，如目瞀，视一为二，视长为短，目不能眩，言语謇涩，吞咽困难，尿闭便秘等，虽起病时可不伴神志障碍，但病位深、病情重，若神机失用可迅速出现神志昏蒙，故也属中脏腑。一般中风发病2星期以内属急性期，2星期至6个月为恢复期，6个月以后为后遗症期。起病中脏腑者，经治疗神志转清，而转化为中经络；起病中经络者，可渐进加重，出现神志障碍，发展为中脏腑。

（2）辨闭证与脱证：中脏腑以神志昏蒙为主要表现，但有闭证和脱证的区别。闭证是邪闭于内，症见牙关紧闭，口噤不开，两手握固，大小便闭，肢体强痉，多属实证；脱证是阳脱于外，症见目合口张，鼻鼾息微，手撒遗尿，肢体松懈瘫软，呈五脏之气衰弱欲绝的表现，多属虚证。在闭证中，又有阳闭与阴闭之分。阳闭是闭证兼有热象，为痰热闭郁清窍，症见面赤身热，气粗口臭，躁扰不宁，舌苔黄腻，脉象弦滑而数；阴闭是闭证兼有寒象，为湿痰闭阻清窍，症见面白唇黯，静卧不烦，四肢不温，痰涎壅盛，舌苔白腻，脉象沉滑或缓。阳闭与阴闭的辨别，以舌诊、脉诊为主要依据。阳闭苔黄腻，舌质偏红；阴闭苔白腻，舌质偏淡。阳闭脉数而弦滑，且偏瘫侧脉大有力；阴闭脉缓而沉滑。阳闭和阴闭可相互转化，可依据舌象、脉象结合症状的变化来判定。

（3）辨病势的顺逆：先中脏腑，如神志渐渐转清，半身不遂未再加重或有恢复者，病由中脏腑向中经络转化，病势为顺，预后多好。如见呃逆频频，或突然神昏，四肢抽搐不已，或背腹骤然灼热而四肢发凉及至手足厥逆，或见戴阳证及呕血证，均属病势逆转。呃逆频频，是痰热郁闭，渐耗元气，胃气衰败的表现。突然神昏、四肢抽搐不已，是由内风鸱张，气血逆乱而成。背腹骤然灼热而四肢发凉，手足厥逆，或见戴阳之证，皆由阴阳离绝所致，病人险境。至于合并呕血、便血者，是邪热猖獗，迫伤血络而成，亡血之后气随血脱，多难挽救。

（4）辨证候特征：内风、火热、痰浊、血瘀、气虚、阴虚阳亢是中风病的基本证候，临床所见证候往往是这些基本证候的组合，而且随着病程的发展，其组合与演变规律具有动态时空性，明辨其特征有助于临床准确辨证。如：内风证特征为起病急骤，病情数变，肢体抽动，颈项强急，目偏不瞬，头晕目眩等；火热证特征为心烦易怒，躁扰不宁，面红身热，气促口臭，口苦咽干，渴喜冷饮，大便秘结，舌红或红绛，舌苔黄而干等；痰证特征为口多黏涎或咯痰，鼻鼾痰鸣，表情淡漠，反应迟钝，头昏沉，舌体胖大，舌苔腻，脉滑等；血瘀证特征为头痛，肢痛，口唇紫暗，面色晦暗，舌背脉络瘀张青紫，舌质紫暗或有瘀点、瘀斑等；气虚证特征为神疲乏力，少气懒言，心悸自汗，手足肿胀，肢体瘫软，二便自遗，脉沉细无力等；阴虚阳亢证特征为心烦不寐，手足心热，盗汗，耳鸣，咽干口燥，两目干涩，舌红少苔或无苔等。

2. 证候　如下所述。

（1）中经络

1）络脉空虚，风邪入中：手足麻木，肌肤不仁，或突然口舌歪斜，言语不利，口角流涎，甚则半身不遂。舌苔薄白，脉象浮弦或弦细。

病机分析：因卫外不固，络脉空虚，风邪乘虚入中于络，气血痹阻，运行不畅，筋脉失于濡养，则见麻木不仁，口　，语謇，偏瘫等症。苔薄白，脉浮弦为表邪入中之征；若气血不足，则脉见弦细。

2）肝肾阴虚，风阳上扰：平素头晕头痛，耳鸣目眩，少眠多梦，腰酸腿软，突然一侧手足沉重麻木，口舌歪斜，半身不遂，舌强语謇。舌质红，苔白或薄黄，脉弦滑或弦细而数。

病机分析：由于肝肾阴虚，肝阳偏亢，血菀气逆，形成上盛下虚，故见头晕头痛，耳鸣目眩，少眠多梦，腰酸腿软等症，还可出现面部烘热，心烦易怒，走路脚步不稳，似有头重脚轻之感等阴虚阳亢的症状；肝属厥阴风木之脏，体阴用阳，肝阴亏损，肝阳亢进而动肝风，风为阳邪，若肝风夹痰上扰，风痰流窜经络，故突然发生舌强语謇、口舌歪斜、半身不遂等症。脉象弦滑主肝风挟痰，弦细而数者为肝肾阴虚而生内热，热动肝风之象；舌质红为阴不足，苔薄黄是化热之征。

3）风痰瘀血，痹阻脉络：半身不遂，口舌歪斜，言语謇涩或不语，偏身麻木，头晕目眩，痰多而黏。舌质暗淡，舌苔薄白或白腻，脉弦滑。

病机分析：肝风挟痰上扰清窍，流窜经络，留滞脑脉，导致脑脉瘀阻，神机不用，故出现突然半身不遂，口舌歪斜，言语謇涩或不语；风痰扰动清阳，则出现头晕目眩；痰浊内蕴，可见咯痰而黏。舌质暗淡，舌苔薄白或白腻，脉弦滑为肝风挟痰瘀之象。

4）痰热腑实，风痰上扰：突然半身不遂，偏身麻木，口舌歪斜，便干或便秘，或头晕，或痰多，舌强言謇。舌苔黄或黄腻，脉弦滑，偏瘫侧脉多弦滑而大。

病机分析：由于肝阳暴盛，加之平素饮食不节，嗜酒过度，致聚湿生痰，痰郁化热，内风夹痰上扰经络常可引起半身不遂，偏身麻木，口舌歪斜；若痰热夹滞阻于中焦，传导功能失司，升清降浊受阻，下则腑气不通而便秘，上则清阳不升而头晕，亦可见咯痰等症；风痰阻于舌本，则脉络不畅，言语謇涩。舌苔黄或黄腻，脉弦滑是属痰热；脉大为病进，偏瘫侧脉弦滑而大，由痰浊阻络，病有发展趋势。

（2）中脏腑

1）闭证

阳闭：突然昏倒，不省人事，牙关紧闭，口噤不开，两手握固，大小便闭，肢体强痉，还可兼有面赤身热，气粗口臭，躁扰不宁。舌苔黄腻，脉弦滑而数等症。

病机分析：肝阳暴亢，阳升风动，血随气逆而上涌，上蒙清窍则突然昏倒，不省人事；风火相煽，痰热内闭，则见面赤身热，气粗口臭，口噤，便闭等症。苔黄腻，脉弦滑，皆由邪热使然。

阴闭：突然昏倒，不省人事，牙关紧闭，口噤不开，两手握固，大小便闭，肢体强痉，还可兼有面白唇黯，静卧不烦，四肢不温，痰涎壅盛。舌苔白腻，脉象沉滑或缓。

病机分析：素体阳虚湿痰偏盛，风夹湿痰之邪上壅清窍而成内闭之证。痰气内阻则神昏、口噤，痰涎壅盛；阳虚于内则面白唇黯，四肢不温，静卧不烦。舌苔白腻是湿痰盛；脉沉主里、主阳虚，脉滑主湿痰重。

2）脱证：突然昏倒，不省人事，目合口张，鼻鼾息微，手撒肢冷，汗多，大小便自遗，肢体瘫软，舌痿。脉微欲绝。

病机分析："脱"，指正气虚脱，五脏之气衰弱欲绝，故见目合口张，鼻鼾息微，手撒遗尿等症。除上述见症外，还可见汗多不止，四肢冰冷等阴阳离决之象。

（3）后遗症：中风后，半身不遂，偏身麻木，言语不利，口舌歪斜等症，或渐而痴呆，或神志失常，或抽搐发作，此属中风后遗症。神志失常，痴呆及抽搐发作，可参考癫狂、痴呆及痫病等进行辨证论治。现就半身不遂和言语不利的辨证分述于后。

1）半身不遂：以一侧肢体不能自主活动为主要表现。或兼有偏身麻木，重则感觉完全丧失；或肢体强痉而屈伸不利；或肢体松懈瘫软。舌质正常或紫黯，或有瘀斑，舌苔薄白或较腻，脉多弦滑，或滑缓无力。

病机分析：风痰流窜经络，血脉痹阻，经隧不通，气不能行，血不能濡，故肢体废而不用成半身不遂。凡患侧肢体强痉屈伸不利者，多为阴血亏虚，筋失柔养，风阳内动；瘫软无力，多为血不养筋，中气不足；偏身麻木系气血涩滞；舌质黯或有瘀斑是血瘀阻络之象；苔腻为痰湿较重的表现，脉象弦滑是风痰阻滞之征，而多见于患侧肢体强痉者；脉象滑缓无力是气血虚弱或内蕴痰湿所致，多见于患侧瘫软无力者。

2）言语不利

症状：舌欠灵活，言语不清，或舌瘖不语，伸舌多歪偏，舌苔或薄或腻，脉象多滑。本证或单独出现，或与半身不遂同见，或兼有神志失常。

病机分析：本证又名中风不语。言语不清、舌瘖不语是风痰、血瘀阻滞舌本脉络。如兼有神志失常，时昏时清，喜忘喜笑者，为风痰蒙心之证；如神志清楚，唯有唇缓流涎，舌强笨拙，言语謇涩，舌苔腻，舌体胖，脉滑缓者，为湿痰、风邪伤脾之征。

## 五、治疗

### （一）治疗原则

中风为本虚标实、上盛下虚之证。急性期虽有本虚之证，但以风阳、痰热、腑实、血瘀等"标实"之候为主；又因风夹浊邪蒙蔽心窍，壅塞清阳之府，故"上盛"症状也较明显：按急则治其标的原则，治用平肝息风、化痰通腑、活血通络、清热涤痰诸法。此时邪气盛，证偏实，故治无缓法，速去其病即安，但泻热通腑勿使通泻过度，以防伤正。恢复期以后，多属本虚标实而侧重在"本虚"，其虚可见气虚与阴虚，但以气虚为多见。按缓则治其本的原则，应以扶正为主：然半身不遂、偏身麻木之症俱在，乃瘀血、湿痰阻络而成，故治宜标本兼顾，益气活血、育阴通络、滋阴潜阳、健脾化痰均是常用之法。

### （二）治法方药

1. 中经络　如下所述。

（1）络脉空虚，风邪入中：祛风通络。

方药：大秦艽汤加减。本方以大队风药合养血、活血、清热之品组成。秦艽祛风而通行经络；羌活、防风散太阳之风；白芷散阳明之风；细辛、独活搜少阴之风；风药多燥，配白芍敛阴养血；复用白术、茯苓、甘草健脾益气；而黄芩、生石膏、生地凉血清热，是为风夹热邪而设。若治后，偏身麻木诸症月余未复，多有血瘀痰湿阻滞脉络，酌加白芥子、猪牙皂祛除经络之痰湿；丹参、鸡血藤、穿山甲以逐瘀活络，即所谓“治风先治血，血行风自灭”之意。

（2）肝肾阴虚，风阳上扰：滋养肝肾，平息内风。

方药：镇肝息风汤加减。药用生龙骨、生牡蛎、代赭石镇肝潜阳，并配钩藤、菊花以息风清热，用白芍、玄参、龟板滋养肝肾之阴，又重用牛膝，辅以川楝子引气血下行，合茵陈、麦芽以清肝舒郁。痰盛者可去龟板加胆南星、竹沥；心中烦热者可加黄芩、生石膏；头痛重者可加生石决明、夏枯草。另外还可酌情加入通窍活络的药物，如石菖蒲、远志、地龙。红花、鸡血藤等。若舌苔白厚腻者，滋阴药应酌情减少。若舌苔黄腻，大便秘结可加全瓜蒌、枳实、生大黄。此方适用于因肝肾阴虚、风痰上扰而致半身不遂、偏身麻木者。若偏身麻木，一侧手足不遂，因肝经郁热复受风邪者，以清肝散风饮加减，药用夏枯草、黄芩、薄荷、防风、菊花、钩藤、地龙、乌梢蛇、赤芍、红花、鸡血藤。方中夏枯草、黄芩可清肝热，薄荷、防风、菊花、钩藤四味皆入肝，对外风可散、内风可息；赤芍、红花、鸡血藤为活血达络之品，地龙、乌梢蛇配用既可辅助祛风，又能活血通络。若肝热得清，风邪得散，使阴阳平复，气血循行正常，则麻木不遂之症自除。

（3）风痰瘀血，痹阻脉络：息风化痰，活血通络。

方药：化痰通络方加减。方中半夏、白术健脾化痰；胆南星清化痰热；天麻平肝息风；丹参活血化瘀；香附疏肝理气，调畅气机，以助化痰、活血；少佐大黄通腑泄热，以防腑实形成。

瘀血重，舌质紫暗或有瘀斑，加桃仁、红花、赤芍；舌苔黄，兼有热象者，加黄芩、栀子以清热泻火；舌苔黄腻，加天竺黄清化痰热；头晕、头痛，加钩藤、菊花、夏枯草平肝清热。一般发病初期，病情波动或渐进加重，风象突出，可以加重平肝息风之力，如选用钩藤、生石决明、羚羊角粉等。病情平稳后，以痰瘀阻络为主，重在活血通络，可选鸡血藤、伸筋草、地龙等。若进入恢复期，渐显气虚之象时，注意及早使用甘平益气之品，如：太子参、茯苓、山药等。

（4）痰热腑实，风痰上扰：化痰通腑。

方药：星蒌承气汤加减。药用胆南星、全瓜蒌、生大黄、芒硝四味。方中胆南星、全瓜蒌清化痰热；生大黄、芒硝通腑导滞。如药后大便通畅，则腑气通、痰热减，神志障碍及偏瘫均可有一定程度的好转。本方使用硝黄剂量应视病情及体质而定，一般控制在10～15g，以大便通泻，涤除痰热积滞为度，不可过量，以免伤正。腑气通后应予清化痰热、活血通络，药用胆南星、全瓜蒌、丹参、赤芍、鸡血藤。若头晕重者，可加钩藤、菊花、珍珠母。若舌质红而烦躁不安，彻夜不眠者，属痰热内蕴而兼阴虚，可适当选加鲜生地、沙参、麦门冬、玄参、茯苓、夜交藤等育阴安神之品。但不宜过多，恐有碍于涤除痰热。少数患者服用星蒌承气汤后，仍腑气不通，可改投大柴胡汤治疗。

2. 中脏腑　如下所述。

（1）闭证

阳闭：辛凉开窍，清肝息风。

方药：至宝丹一粒灌服或鼻饲以开窍；并用《医醇賸义》羚羊角汤加减，以清肝息风，滋阴潜阳。

方中羚羊角粉可以冲服，配以石决明、代赭石、菊花、黄芩、夏枯草、钩藤清肝息风；龟板、白芍育阴；代赭石潜镇；丹皮凉血清热；天竺黄清化痰热；痰盛者可加竹沥、胆南星，或用竹沥水鼻饲，每次30～50毫升，间隔4～6小时1次。若阳闭证兼有抽搐者可加全蝎、蜈蚣；兼呕血者酌加水牛角、丹皮、竹茹、鲜生地、白茅根等品。临床还可选用清开灵注射液20～40毫升加入0.9%氯化钠注射液或5%葡萄糖注射液250～500毫升中静脉滴注。

阴闭：辛温开窍，除痰息风。

方药：苏合香丸1粒灌服或鼻饲以开窍，并用《济生方》涤痰汤加减。药用制南星、半夏、陈皮、茯苓、枳实、地龙、钩藤、石菖蒲、郁金。方中制南星、半夏、陈皮、茯苓除痰理气；地龙、钩藤息风活络；石菖蒲、郁金开窍豁痰；以枳实降气和中，气降则痰消。若见戴阳证，乃属病情恶化，宜急进参附汤、白通加猪胆汁汤（鼻饲），以扶元气，敛浮阳。临床还可选用醒脑静注射液20毫升加入0.9%氯化钠注射液或5%葡萄糖注射液250～500毫升中静脉滴注。

（2）脱证：回阳固脱。

方药：可选用《世医得效方》参附汤加减。药用人参10～15克，或党参30～60克，附子10～15克，急煎灌服或鼻饲，也可用参附注射液40毫升加入0.9%氯化钠注射液或5%葡萄糖注射液250～500毫升中静脉滴注。方中人参大补元气，附子回阳救逆，汗出不止者可加黄芪、龙骨、牡蛎、山茱萸、五味子以敛汗固脱。阳气回复后，如患者又见面赤足冷，虚烦不安，脉极弱或突然脉大无根，是由于真阴亏损，阳无所附而出现虚阳上浮欲脱之证，可用《宣明论方》地黄饮子加减，滋养真阴，温补肾阳以固脱。

3. 后遗症　如下所述。

（1）半身不遂：益气活血。

方药：补阳还五汤加减。方中重用黄芪以益气，配当归养血，合赤芍、川芎、红花、地龙以活血化瘀通络。若有肢体拘挛疼痛可加穿山甲、水蛭、桑枝等药加重活血通络，祛瘀生新。兼有言语不利者加石菖蒲、远志化痰开窍；兼有心悸而心阳不足者加桂枝、炙甘草。若以患侧下肢瘫软无力突出者，可选加补肾之品，如桑寄生、川断、牛膝、地黄、山茱萸、肉苁蓉等药。

（2）言语不利：祛风除痰开窍。

方药：解语丹加减。方中以天麻、全蝎、白附子平肝息风除痰；制南星、天竺黄豁痰宁心；石菖蒲、郁金芳香开窍；远志交通心肾；茯苓健脾化湿。按《医学心悟》将中风不语分属于心、脾、肾三经。如病邪偏在脾者可加苍术、半夏、陈皮；如偏在心者可加珍珠母、琥珀；如偏在肾者可用地黄饮子加减。

### （三）其他治法

1. 针灸　如下所述。

（1）半身不遂：调和经脉、疏通气血。以大肠、胃经俞穴为主；辅以膀胱、胆经穴位。初病时，仅刺患侧，病程日久后，可先刺健侧，后再刺灸患侧。取穴：上肢：肩髃、曲池、外关、合谷，可轮换取肩髎、肩贞、臂臑、阳池等穴。下肢取环跳、阳陵泉、足三里、昆仑，可轮换取风市、绝骨、腰阳关等穴。

对于初病半身不遂，属中风中经者，可用手足十二针，即取双侧曲池、内关、合谷、阳陵泉、足三里、三阴交共12穴。对于中风后遗症的半身不遂，其疏踝难伸，肘膝挛急者，可用手足十二透穴。此法取手足12穴，用2～3寸长针透穴强刺。这12个穴是：肩髎透臂臑，腋缝透胛缝，曲池透少海，外关透内关，阳池透大陵，合谷透劳宫，环跳透风市，阳关透曲泉，阳陵泉透阴陵泉，绝骨透三阴交，昆仑透太溪，太冲透涌泉。手足十二针和手足十二透穴，临床疗效较好，可供参考。

（2）中风不语：祛风豁痰，宣通窍络。取穴：金津、玉液放血，针内关、通里、廉泉、三阴交等。

（3）中风闭证：开关通窍，泄热祛痰。用毫针强刺或三棱针刺出血。可先用三棱针点刺手十二井穴出血，再刺人中、太冲、丰隆。若手足拘挛或抽搐可酌加曲池、阳陵泉穴。

（4）中风脱证：益气固脱、回阳救逆。多以大柱艾灸，如汗出、肢温，脉起者，再用毫针，但刺激要轻。取穴：灸关元、神阙，刺气海、关元、足三里。如见内闭外脱之证，可先取人中强刺，再针足三里、气海以调其气。

头皮针、耳针治疗中风：头皮针取穴可按《素问·刺热论篇》五十九刺的头部穴位，中行有上星、额会、前顶、百会、后顶；次两旁有五处、承光、通天、络却、玉枕；又次两旁有临泣、目窗、正营、承灵、脑空。每次取7～9个穴位，交替使用，宜浅刺留针，留针15～30分钟即可。此法治中风阳闭及中经络偏于邪实之证，有较好疗效。治疗中风先兆症状，可针刺或艾灸风市、足三里等穴。

2. 推拿　推拿适用于以半身不遂为主要症状的中风患者，尤其是半身不遂的重证。其手法：推、掖、按、捻、搓、拿、擦。取穴有风池、肩井、天宗、肩髃、曲池、手三里、合谷、环跳、阳陵泉、委中、承山。推拿治疗促进气血运行，有利于患肢功能的恢复。

3. 中药熏洗　中药熏洗、药浴具有温经活血、通络逐瘀的作用，直接作用在局部，可以明显减轻中风后的肩关节疼痛、手部发胀等直接影响患者运动功能恢复的症状。药物选用红花、川草乌、当归、川芎、桑枝等，以上药物煎汤取1 000～2 000毫升，煎煮后趁热以其蒸气熏蒸病侧手部，待药水略温后，洗、敷胀大的手部及病侧的肢体，可明显减轻手肿胀等症状。此外，还可选用透骨草、急性子、片姜黄、三棱、莪术、汉防己、穿山甲、威灵仙等药，水煎外洗，亦可取得良好的疗效。

4. 康复训练　中风后强调早期康复，在患者神志清楚，没有严重精神、行为异常，生命体征平稳，没有严重的并发症、合并症时即可开始康复方法的介入，但需注意康复方法的正确选择，要持之以恒，循序渐进。中风急性期患者，以良肢位保持及定时体位变换为主。对于意识不清或不能进行主动运动者，为预防关节挛缩和促进运动功能改善，应进行被动关节活动度维持训练。对于意识清醒并可以配合的患者可在康复治疗师的指导下逐步进行体位变化的适应性训练、平衡反应诱发训练及抑制肢体痉挛的训练等。对言语不利、吞咽困难的患者应进行言语、吞咽功能的训练。

从中医理论出发，在康复中应贯彻“松”和“静”的原则和方法。“松”是精神的放松和偏瘫侧肢体，包括健侧肢体局部的放松。“静”是心静气宁，克服焦躁、压抑的情绪，而且要避免误动、盲动，在“动”中强调动作的质量，而不强求动作的次数。结合现代康复学理论进行针灸治疗可以缓解肢体痉挛，针灸治疗时应注意避免对上肢屈肌和下肢伸肌进行强刺激。对于肢体松懈瘫软者，可以灸法为主。中药煎汤熏洗，对缓解痉挛同样有很好的效果。

## 六、转归及预后

中风起病以半身不遂、口舌歪斜、言语謇涩为主症而无神志昏蒙者，属中经络，病位较浅，经治疗可逐渐恢复，但大约 3/4 的中风患者遗留言语不利、半身不遂、偏身麻木、饮水呛咳等后遗症。部分患者虽起病时神清，但三五日内病情渐进加重，出现神志昏蒙，由中经络发展为中脏腑，多预后不良。起病即见神昏者多为邪实窍闭，直中脏腑，病位深，病情重，经治疗神志转清者，预后较好，但多数遗留较明显的后遗症。若昏愦不知，瞳神异常，甚至出现呕血，抽搐，高热，呃逆等，则病情危重，如正气渐衰，多难救治。以突发眩晕，饮水呛咳，言语不能，视一为二等九窍不利症状为主要表现者，也可迅速出现神昏，危及生命。

中风急性期病机转化迅速，如发病时表现为痰热腑实，可因腑气不通，而清阳不升，浊气不降，导致痰浊蒙蔽清窍，出现神志障碍；发病时即见神昏者，或为风火上扰、痰热内闭清窍的阳闭证，或为痰湿蒙塞心神的阴闭证，若救治及时得当，一般1星期内神志转清，以痰瘀阻络为主，若治疗不当或邪气亢盛，可迅速耗伤正气，转化为内闭外脱、阴阳离绝而危及生命。如急性期表现为风、火、痰为主者，数日后风邪渐息，火热渐减，而成痰、瘀为患，这时往往病情趋于稳定。一般在发病 2 ～ 3 星期时患者渐显正气不足之象，或以气虚为主，或以阴虚为著，亦有气血亏虚或肝肾精亏，阳气虚衰者。

恢复期和后遗症期，可因痰浊内阻、气机郁滞而出现情绪低落，寡言少语而成郁证，则影响肢体、言语功能的康复；如毒损脑络，神机失用则可渐致反应迟钝，神情淡漠而发展为痴呆；或出现发作性抽搐，肢体痉挛，疼痛，手足肿胀，吞咽困难，小便失禁等症；若调摄不当，致阴血亏虚，阴不敛阳，可再发中风。

## 七、预防

鉴于中风的发病率、病死率较高，积极加强对本病的预防十分重要。

1. 加强先兆症状的观察　古代医家对此积累了一定的经验，如朱丹溪说：“眩晕者，中风之渐也。”元代罗天益说：“凡大指、次指麻木或不用者，三年中有中风之患。”明代张三锡强调：“中风症，必有先兆。中年人但觉大拇指作麻木或不仁，或手足少力，或肌肉微掣，三年内必有暴病。”王清任《医林改错》记录了34种中风前驱症状：有偶尔一阵头晕者，有耳内无故一阵风响者，有无故一阵眼前发直者，有睡卧口流涎沫者，有平素聪明忽然无记性者，有两手长战者，有胳膊无故发麻者，有肌肉无故跳动者，有腿无故抽筋者……王氏还强调说：“因不痛痒，无寒无热，无碍饮食起居，人最易于疏忽。”清代李用粹《证治汇补》说：“平人手指麻木，不时眩晕，乃中风先兆，须预防之，宜慎起居，节饮食，远房帏，调情志。”实践证明，中风的预防，确应从慎起居、调情志、节饮食三方面着手。所谓慎起居，不仅生活要有规律，注意劳逸适度，更重要的是中、老年人要重视体育锻炼，使气机和调，血脉流畅，关节疏利，防止本病的发生。所谓调情志，是指经常保持心情舒畅，情绪稳定，避免七情所伤。节饮食是指避免过食肥甘厚味，切忌酗酒等。

2. 加强对先兆症状的早期治疗　若见眩晕，目瞀，肉瞤，抽搐等症，为肝阳偏亢、肝风欲动之象，予平肝息风之钩藤、菊花、白蒺藜、牡蛎、白芍等药。若见肢体麻木、沉滞者，为脉络气血痹阻，予活血通络之丹参、赤芍、鸡血藤等药。

3. 关于复发问题　明代秦景明《症因脉治·内伤中风证》提到："中风之证……一年半载，又复举发，三四发作，其病渐重。"沈金鳌《杂病源流犀烛·中风源流》说："若风病即愈，而根株未能悬拔，隔一二年或数年必再发，发则必加重或至丧命，故平时宜预防之，第一防劳暴怒郁结，调气血，养精神，又常服药以维持之。庶乎可安。"由此可见中风容易复发，且复发时病情必然加重，故应强调以预防为主。

## 八、现代研究

中风病因其发病率、病死率、致残率及复发率高，而严重影响着中老年人的身体健康和生活质量，同时也给社会和家庭带来沉重的经济负担。20余年来，中医药在中风病防治研究方面取得了很大进展，涉及预防、治疗、康复等多个层面，显示出中医药在治疗中风病方面的优势。其临床研究成果主要体现在中风病证候规范的研究、辨证论治规律的探讨、综合治疗方案的研究评价等。

### （一）证候规范的研究

经过对中风病多年的系统研究，中医学术界在中风病病因病机认识上基本达成共识。大量临床研究资料表明，中风病急性期以风、火、痰、瘀为主，恢复期和后遗症期以本虚或虚实夹杂为主，多表现为气虚或阴虚之证，而痰瘀阻络为中风的基本病机。20世纪80年代初期，从事本领域研究的中西医专家对中风病证候诊断的量化问题进行了临床探索，1988年拟定了中风病辨证量表，并进行了初步临床验证。1989年在国家中医药管理局全国中医脑病急症科研协作组工作会议上，全国中医脑病研究领域的专家学者对中风病辨证量表进行讨论修改，确定了《中风病专家经验辨证量表》。1991年相关的研究工作被列入国家"八五"科技攻关项目中，按照临床流行病学的研究方法，开展了前瞻性、多中心、大样本的中风病证候调研，在《中风病专家经验辨证量表》的基础上，研究制定了用于证候量化评定的《中风病辨证诊断标准》。建立了风、火、痰、瘀、气虚、阴虚阳亢六个中风病证候因素；每个证候因素包含若干项具有辨证特异性的症状体征，并根据权重赋予不同的分值；每个证候因素的各项最高分值之和为30分。《中风病专家经验辨证量表》与《中风病辨证诊断标准》的临床对照研究，总体符合情况达到87.79%，证候可辨率为98.8%。

该标准可以较好地表达出不同患者之间的证候差异，既提高了临床辨证的一致性，又可以显示患者的个体特征，对于探讨证候的动态演变规律及其与疾病转归的关系具有重要的临床实用价值。如运用《中风病辨证诊断标准》对中风病始发态（72小时以内）的证候发生组合规律及急性期证候演变规律进行研究，结果表明证候发生概率依次从实到虚，即风、痰、火、气虚、血瘀、阴虚阳亢；证候组合十分复杂，有54种组合形式，其中二或三证组合最多，达到62.84%，如风+痰，火+痰，火+痰+瘀等。说明风、火、痰、瘀是中风病急性期的主要病机。

在中风病证候研究的基础上，有学者进一步提出证候具有"内实外虚、动态时空、多维界面"的特征，以及以"证候要素，应证组合"为核心完善中医辨证方法体系的创新思路。即借鉴"降维"、"升阶"的方法将复杂多变的证候进行梳理，从而提高了中医临床辨证的可操作性。在中风病证候诊断标准研究的基础上，近年来开展了更加科学规范的中风病证候诊断与疗效评价标准的研究，探索中风病证候要素的提取方法，提出了建立病证结合的中风病诊断与疗效评价体系的新思路，力争经过几年的深化研究，建立被认可、立得住、可推广的中风病临床评价标准。

### （二）辨证论治方法的研究

针对中风病不同阶段的证候特点，不断探讨新治法新方药，丰富了中风病的临床治疗手段和中医证治理论，提高了中风病的临床疗效。如活血化瘀、清热解毒、化痰通腑等治法已较广泛地应用于中风病的治疗中。

1. 活血化瘀法　多年的临床实践和科学研究表明活血化瘀法是治疗缺血性中风的有效治疗方法，已被中西医学术界和临床医生广泛接受，并成为目前治疗缺血性中风的主要治疗方法。以活血化瘀为主要功效的中成药品种较多，近年研制了多种具有活血化瘀作用的中药注射液，并广泛应用于缺血性中风的治疗，如：丹参注射液、川芎嗪注射液、灯盏细辛注射液、三七皂苷注射液、丹红注射液、苦碟子注射液等，临床研究结果都显示了较好的疗效。

中医学认为离经之血便是血瘀。关于出血性中风早期使用活血化瘀药是否安全，也有不同的观点。有人认为运用活血化瘀法治疗脑出血符合中医辨证论治思想，活血化瘀不会引起再出血。但也有学者认为，对脑出血超早期用活血化瘀药治疗应持慎重态度。国家“八五”科技攻关课题组，对具有破血逐瘀通络功效的中风脑得平冲剂治疗出血性中风的作用机制进行了研究，该复方由大黄、桃仁、蒲黄等药物组成。实验研究结果表明：中风脑得平冲剂对自发性高血压大鼠出血性中风神经元有保护作用，可能与降低兴奋性氨基酸的含量有关。并有保护血－脑屏障功能，对脑水肿也有明显的防治作用。课题组研制的醒脑健神胶囊，主要由牛黄、郁金、石菖蒲、胆南星、虻虫、川芎组方，具有破血行瘀、化痰、醒脑健神之功效，经过大量的临床观察，对出血性中风具有良好的疗效。实验研究结果提示醒脑健神胶囊可能是通过降低兴奋性氨基酸的含量起到保护神经细胞作用。有学者在“七五”“八五”攻关研究的基础上，优选方药，研制适合于出血性中风的静脉注射剂救脑宁注射液。主要成分是三七、牛黄等的提取物，具有活血化瘀、清热解毒、化痰开窍之功。实验研究表明，救脑宁注射液中活血化瘀药与解毒化痰开窍药协同作用，优于单纯的活血化瘀药。结果还表明治疗组在降低颅内压、减轻脑水肿、促进血肿吸收等方面均有明显的效果，可明显降低患者的致残率。由于活血化瘀治疗出血性中风急性期的安全性问题尚缺乏循证医学的研究证据，因此，临床医生在治疗出血性中风急性期时仍慎用活血化瘀药物，一般多在恢复期和后遗症期采用活血通络的方药以促进半身不遂等症的恢复。

2. 清热解毒法　自 20 世纪 80 年代以来将清开灵注射液用于中风急性期的治疗，取得了较好的疗效，从而确立了清热解毒法治疗中风急症的新治法。国家“七五”攻关研究成果“清开灵注射液治疗中风病痰热证的临床与实验研究”获得 1991 年国家科技进步三等奖。有学者根据中风病研究成果进而提出“毒损脑络”的病机学说，指出中风病不同的病程阶段，其证候表现不同，具体到治疗必须重视“毒邪”的作用。认为“毒”主要是因邪气亢盛，败坏形体，即转化为毒。中风后，可产生瘀毒、热毒、痰毒等，毒邪可损伤脑络，包括浮络、孙络与缠络。强调提高脑血管疾病疗效的突破口就中医学而言，是应重视病因病理学说的发展，“毒邪”和“络病”可以作为深入研究的切入点，也即中西医共同研究的结合点。在此基础上又进一步提出了络脉、病络、络病的概念，认为络病是以络脉阻滞为特征的一类疾病，邪入络脉标志着疾病的发展和深化，其基本的病机变化是虚滞、瘀阻、毒损络脉。病络概念的外延是络脉某种具体的非正常的状态，而内涵是以证候表达为核心的联系病因病机的多维界面的动态时空因素，直接提供干预的依据。

近些年，有学者在清开灵研究基础上，根据对中风病“毒损脑络”病机的认识，结合药性理论又创立了由栀子、丹参、黄芩、天麻等药组成的“解毒通络方”，该复方具有泄热解毒、养血和络、调和营卫的作用。实验研究结果显示：解毒通络方具有促进突触再建和增强、完善再建突触效能的作用，在抗脂质过氧化损伤的能力方面解毒通络方与尼莫地平有相当的功效。上述研究对于进一步阐释“毒损脑络”病机学说的科学内涵和清热解毒法治疗中风的作用机制具有重要意义。

3. 化痰通腑法　在 20 世纪 80 年代初开展了化痰通腑法治疗中风病痰热腑实证的临床研究，并总结出应用化痰通腑法的临床指征是便干便秘，舌质红，苔黄腻，脉弦滑有力。目前，该治法已成为中风病急性期的主要治疗方法，近些年很多学者从不同层面对其进行了深入探讨。将 240 例急性缺血性中风患者随机分为治疗组和对照组各 120 例，治疗组服用中风星蒌通腑胶囊，对照组采用西药常规治疗，结果：治疗组总有效率 91.9%，治愈显效率 73.3%；对照组总有效率 69.1%，治愈显效率 38.3%，两组疗效比较，差异有统计学意义（$P<0.01$）。两组患者神经功能缺损程度评分和血液流变学各项指标治疗后比较，治疗组较对照组改善明显（$P<0.01$ 或 $P<0.05$）。

4. 醒脑开窍法 醒脑开窍法是治疗中风闭证的传统治疗方法，在安宫牛黄丸、苏合香丸等药物应用的同时，醒脑静注射液是用于治疗中风神昏的中药制剂。有学者报道采用随机对照方法观察256例急性缺血性中风患者，治疗组采用醒脑静注射液治疗，对照组采用右旋糖酐40静脉滴注，西药基础治疗两组相同。治疗14日后，治疗组治愈10人，显效41人，有效67人，无效26人，总有效率80.6%，对照组治愈5人，显效25人，有效47人，无效49人，总有效率61.2%，两组有效率比较差异有统计学意义（$P<0.05$）；治疗组能有效改善患者的神经功能缺损，与对照组比较差异有统计学意义（$P<0.05$）。通过观察醒脑静注射液对脑缺血再灌注诱导的神经细胞凋亡的防治作用，探讨其神经保护作用的机制，结果显示：醒脑静治疗组较脑缺血再灌注模型组脑组织水肿减轻、梗死面积减小，神经细胞凋亡数目减少，病理损害明显减轻。说明醒脑静注射液可显著抑制由缺血再灌注诱导的脑神经细胞凋亡，从而起到一定程度的神经保护作用。

5. 扶正护脑法 有学者提出扶正护脑法则治疗中风病，突出了正虚（气虚、阴虚）在中风病机转化中的主导作用，进而指出中风急性期治疗的关键在于扶正，通过扶助正气，不仅可以挽救气阴，而且可抑制内生毒邪的产生，达到扶正以祛邪的目的。扶正护脑法则应当贯穿中风急性期治疗的始终，且越早应用越好。以参麦注射液为观察药，以尼莫地平注射液作为对照药进行临床随机对照研究，结果显示，参麦注射液治疗缺血性中风急性期，神经功能改善及总有效率明显高于尼莫地平注射液。另有学者的实验研究报告为扶正护脑法则的确立及应用也提供了一定的科学依据。临床实践表明，具有扶正作用的中药在中风病急性期应用对于稳定病情，促进康复起着重要的作用，但其应用的具体时机和适应证有待通过进一步深入的研究加以明确，以便更好地指导临床用药，提高中风病的疗效。

### （三）综合治疗方案的研究

由北京中医药大学、天津中医药大学等全国11家单位共同完成的国家“十五”攻关课题“中风病急性期综合治疗方案研究”，在国家“七五”“八五”“九五”攻关研究成果的基础上，制订了具有辨证论治特点的中风病急性期综合治疗方案。首先开展了通治、辨治、针灸方案与西医治疗方案的多中心、单盲、随机对照研究，通治方案采用一种中药注射液（脑出血用清开灵注射液，脑梗死用苦碟子注射液），辨治方案采用辨证论治口服中药汤剂，针灸方案以针灸治疗为主。根据临床随机对照研究结果，集各治疗方案优势，建立了以辨证论治为特点的综合治疗方案，并进行了多中心的临床验证和评价。随机对照研究结果表明，综合治疗方案疗效优于西医治疗方案，从而优化出疗效可靠、符合临床实际的具有辨证论治特点的中风病急性期综合治疗方案。该方案强调根据中风病证候演变规律，据证立法，依法选方，方证相应，符合中风病证候的动态时空性特征，并突出了复杂干预的效果。该项研究将临床流行病学的方法与中医辨证论治的评价相结合，建立了符合中医学特点的临床研究模式。

20余年来，中风病的临床研究逐步深化，从对一方一药的临床观察到辨证论治为核心的综合治疗方案的研究，经过了多年的研究积累和众多学者的不懈努力，并积极吸收相关学科的理论和方法，如：循证医学、临床流行病学、数理统计、医学量表学、生物信息学等。探索了既符合循证医学的要求又能够反映中医药自身特点的临床研究模式与评价方法，为中医药治疗重大疾病的研究提供了可借鉴的模式。中风病综合治疗方案的进一步推广验证，将有力地提高中风病的临床疗效和防治水平。近些年，以中药注射液为代表的一系列中成药在综合医院中已广泛应用于中风病的治疗，但由于缺乏对一些中成药临床疗效的科学评价，难以为临床医生提供最佳的研究证据，在一定程度上导致了医药卫生资源的浪费。因此，应进一步加强对现有临床治疗方法和中成药的临床再评价。同时，应重视中医药对个体化的具体治疗效果的评价，而这种评价难以用多中心、大样本、随机对照的方法完全解决，需研究和建立能够准确反映中医药疗效特点的临床评价方法。多学科的交叉渗透，中西医学的相互促进，将有力地推动中风病的临床研究，中医药在中风病的防治中必将发挥着越来越重要的作用。

## 九、小结

中风病是一种严重危害人类健康的疾病。根据中医“治未病”的思想，加强中风病防治的研究，是减少发病率、病死率，降低病残率的关键。本病常于急性期病情迅速恶化，进而威胁生命。因此，及时采取救治措施，精心护理，严密地观察病情，把握病势的顺逆，关系到抢救的成败。中风，论其病因病机，多从风、火、痰、气、血立论；论其病位在脑髓血脉，而与肝心脾肾密切相关；论其证候属本虚标实，而急性期侧重在标实，常以风火、痰热、腑实、瘀血证候突出；至恢复期以后侧重本虚，又常以气虚为多见，属气虚血瘀证者较多。治疗方面，应重视辨证分析，据证立法，依法遣方，方证相应。恢复期应尽早进行康复训练，同时还宜采取综合治疗措施，配合针灸、按摩、药浴等，以促进肢体功能的恢复。总之，中医药治疗中风病具有显著的临床疗效，充分利用已取得的临床研究成果，在病证结合基础上，不断探讨疾病与证候的发生演变以及转归预后的规律，总结临床经验，深化临床研究，优化治疗方案，将会进一步提高中风病的临床疗效，降低病死率和致残率，提高患者的生活质量。

## 第二节　眩晕

眩晕是以目眩与头晕为主要表现的病证。目眩即眼花或眼前发黑，视物模糊；头晕即感觉自身或外界景物摇晃、旋转，站立不稳。两者常同时并见，故统称为“眩晕”。

眩晕最早见于《内经》，称为“眩冒”“眩”。《内经》对本病病因病机的论述主要包括：外邪致病，如《灵枢·大惑论》说：“故邪中于项，因逢其身之虚……入于脑则脑转。脑转则引目系急，目系急则目眩以转矣。”因虚致病，如《灵枢·海论》说：“髓海不足，则脑转耳鸣，胫酸眩冒。”《灵枢·卫气》说“上虚则眩”。与肝有关，如《素问·至真要大论篇》云：“诸风掉眩，皆属于肝。”与运气有关，如《素问·六元正纪大论篇》云：“木郁之发……甚则耳鸣眩转。”

汉代张仲景对眩晕一病未有专论，仅有“眩”“目眩”“头眩”“身为振振摇”、“振振欲擗地”等描述，散见于《伤寒论》和《金匮要略》中。其病因，或邪袭太阳，阳气郁而不得伸展；或邪郁少阳，上干空窍；或肠中有燥屎，浊气攻冲于上；或胃阳虚，清阳不升；或阳虚水泛，上犯清阳；或阴液已竭，阳亡于上；或痰饮停积胃中（心下），清阳不升等多个方面，并拟订出相应的治法方药。例如，小柴胡汤治少阳眩晕；刺大椎、肺俞、肝俞治太少并病之眩晕；大承气汤治阳明腑实之眩晕；真武汤治少阴阳虚水泛之眩晕；苓桂术甘汤、小半夏加茯苓汤、泽泻汤等治痰饮眩晕，等等，为后世论治眩晕奠定了基础。

隋、唐、宋代医家对眩晕的认识，基本上继承了《内经》的观点。如隋代巢元方《诸病源候论·风头眩候》说：“风头眩者，由血气虚，风邪入脑，而引目系故也……逢身之虚则为风邪所伤，入脑则脑转而目系急，目系急故成眩也。”唐代王焘《外台秘要》及宋代《圣济总录》亦从风邪立论。唐代孙思邈的《备急千金要方》则提出风、热、痰致眩的论点。在治疗方面，诸家方书在仲景方药的基础上，又有发展，如《外台秘要》载有治风头眩方9首，治头风旋方7首；《圣济总录》载有治风头眩方24首。

金元时期，对眩晕从概念、病因病机到治法方药等各个方面都有所发展。金代成无已在《伤寒明理论》中提出了眩晕的概念，还指出了眩晕与昏迷的鉴别：“伤寒头眩，何以明之？眊非毛而见其毛，眩非元（玄）而见其元（玄，黑色）。眊为眼花，眩为眼黑。眩也、运也、冒也，三者形俱相近。有谓之眩者，有谓之眩冒者；运为运转之运，世谓之头旋者是也矣；冒为蒙冒之冒，世谓之昏迷者是矣。”金代刘完素在《素问玄机原病式·五运主病》中给眩晕下的定义是：“掉，摇也；眩，昏乱旋运也。”并主张眩晕的病因病机应从“火”立论：“所谓风气甚而头目眩运者，由风木旺，必是金衰，不能制木，而木复生火，风火皆属阳，多为兼化；阳主乎动，两动相搏，则为之旋转。”张子和则从“痰”立论，提出吐法为主的治疗方法，他在《儒门事亲》中说：“夫头风眩运……在上为之停饮，可用独圣散吐之，吐讫后，服清下辛凉之药。凡眩运多年不已，胸膈痰涎壅塞，气血颇实，吐之甚效。”李杲《兰室秘藏·头痛》所论恶心呕吐，不食，痰唾稠黏，眼黑头眩，目不能开，如在风云中，即是脾胃气虚、浊痰上逆之眩晕，主以半夏白术天麻汤。认为：“足太阴痰厥头痛，非半夏不能疗；眼黑头眩，风虚内作，非天麻不能除。”元代朱丹溪更力倡“无痰不作眩”之说，如《丹溪心法·头眩》说：“头眩，痰挟气虚并火，治痰为主，挟补气药及降火药。无痰则不作眩，痰因火动，又有湿痰者。”

明、清两代对眩晕的论述日臻完善。对眩晕病因病机的分析颇为详尽。如明代徐春甫的《古今医统大全·眩运门》以虚实分论，提出虚有气虚、血虚、阳虚之分；实有风、寒、暑、湿之别。并着重指出“四气乘虚”、“七情郁而生痰动火”、“淫欲过度，肾家不能纳气归元”、“吐血或崩漏，肝家不能收摄营气”是眩晕发病之常见原因。刘宗厚《玉机微义》、李梴《医学入门》等书，对《内经》“上盛下虚”而致眩晕之论，作了进一步的阐述，认为“下虚者乃气血也，上盛者乃痰涎风火也”。张景岳则特别强调因虚致眩，认为：“无虚不能作眩”、“眩运一证，虚者居其八九，而兼火兼痰者，不过十中一二耳”（《景岳全书·眩运》）。陈修园则在风、痰、虚之外，再加上火，从而把眩晕的病因病机概括为“风”、“火”、“痰”、“虚”四字。此外，明代虞抟提出“血瘀致眩”的论点，值得重视。虞氏在《医学正传·眩运》中说：“外有因呕血而眩冒者，胸中有死血迷闭心窍而然。”对跌仆外伤致眩晕已有所认识。

关于眩晕的治疗，此期许多著作，集前人经验之大成，颇为详尽。如《医学六要·头眩》即分湿痰、痰火、风痰、阴虚、阳虚、气虚、血虚、亡血、风热、风寒、死血等证候立方。《证治汇补》亦分湿痰、肝火、肾虚、血虚、脾虚、气郁、停饮、阴虚、阳虚。程国彭除总结了肝火、湿痰、气虚、肾水不足、命门火衰等眩晕的治疗大法外，并着重介绍了以重剂参、对、芪治疗虚证眩晕的经验。叶天士《临证指南医案·眩晕》华岫云按，认为眩晕乃“肝胆之风阳上冒”，其证有夹痰、夹火、中虚、下虚之别，治法亦有治胃、治肝之分。“火盛者先生用羚羊、山栀、连翘、天花粉、玄参、鲜生地、丹皮、桑叶以清泄上焦窍络之热，此先从胆治也；痰多者必理阳明，消痰如竹沥、姜汁、菖蒲、橘红、二陈汤之类；中虚则兼用人参，外台茯苓饮是也；下虚者必从肝治，补肾滋肝，育阴潜阳，镇摄之治是也”。

此外，元、明、清部分医家还认识到某些眩晕与头痛、头风、肝风、中风诸证之间有一定的内在联系，如朱丹溪云：“眩运乃中风之渐。”张景岳亦谓：“头眩有大小之异，总头眩也……至于中年之外，多见眩仆卒倒等证，亦人所常有之事。但忽运忽止者，人皆谓之头运眼花；卒倒而不醒者，人必谓之中风中痰。”华岫云在《临证指南医案·眩晕门》按语中更明确地指出：“此证之原，本之肝风；当与肝风、中风、头风门合而参之。”这些论述也是值得注意的。

总之，继《内经》之后，经过历代医家的不断总结，使眩晕的证治内容更加丰富、充实。近代学者对前人的经验与理论进行了全面的整理，并在实践的基础上加以提高，在本病的辨证论治、理法方药等方面都有进一步的发展。

眩晕作为临床常见症状之一，可见于西医学的多种病症。如椎－基底动脉供血不足、颈椎病、梅尼埃病、高血压、低血压、阵发性心动过速、房室传导阻滞、贫血、前庭神经元炎、脑外伤后综合征等。临床以眩晕为主要表现的疾病，或某些疾病过程中出现眩晕症状者，均可参考本篇有关内容辨证论治。

## 一、病因病机

眩晕，以内伤为主，尤以肝阳上亢、气血虚损，以及痰浊中阻为常见。眩晕多系本虚标实，实为风、火、痰、瘀，虚则为气血阴阳之虚。其病变脏腑以肝、脾、肾为重点，三者之中，又以肝为主。

1. 肝阳上亢　肝为风木之脏，体阴而用阳，其性刚劲，主动主升，如《内经》所说：“诸风掉眩，皆属于肝。”阳盛体质之人，阴阳平衡失其常度，阴亏于下，阳亢于上，则见眩晕；或忧郁、恼怒太过，肝失条达，肝气郁结，气郁化火，肝阴耗伤，风阳易动，上扰头目，发为眩晕；或肾阴素亏不能养肝，阴不维阳，肝阳上亢，肝风内动，发为眩晕。正如《临证指南医案·眩晕门》华岫云按：“经云诸风掉眩，皆属于肝，头为六阳之首，耳目口鼻皆系清空之窍，所患眩晕者，非外来之邪，乃肝胆之风阳上冒耳。”

2. 肾精不足　脑为髓之海，髓海有余则轻劲多力，髓海不足则脑转耳鸣，胫酸眩冒。而肾为先天之本，主藏精生髓。若年老肾精亏虚；或因房事不节，阴精亏耗过甚；或先天不足；或劳役过度，伤骨损髓；或阴虚火旺，扰动精室，遗精频仍；或肾气亏虚，精关不固，滑泄无度，均使肾精不足而致眩晕。

3. 气血亏虚　脾胃为后天之本，气血生化之源，如忧思劳倦或饮食失节，损伤脾胃，或先天禀赋不足，或年老阳气虚衰，而致脾胃虚弱，不能运化水谷，生化气血；或久病不愈，耗伤气血；或失血之后，气随血耗。气虚则清阳不振，清气不升；血虚则肝失所养，虚风内动；皆能发生眩晕。如《景岳全书·眩晕》所说：“原病之由有气虚者，乃清气不能上升，或汗多亡阳而致，当升阳补气；有血虚者，乃因亡血过多，阳无所附而然，当益阴补血，此皆不足之证也。”

4. 痰浊中阻　饮食不节、肥甘厚味太过损伤脾胃，或忧思、劳倦伤脾，以致脾阳不振，健运失职，水湿内停，积聚成痰；或肺气不足，宣降失司，水津不得通调输布，留聚而生痰；或肾虚不能化气行水，水泛而为痰；或肝气郁结，气郁湿滞而生痰。痰阻经络，清阳不升，清空之窍失其所养，则头目眩晕。若痰浊中阻更兼内生之风火作祟，则痰夹风火，眩晕更甚；若痰湿中阻，更兼内寒，则有眩晕昏仆之虑。

5. 瘀血内阻　跌仆坠损，头脑外伤，瘀血停留，阻滞经脉，而致气血不能荣于头目；或瘀停胸中，迷闭心窍，心神飘摇不定；或妇人产时感寒，恶露不下，血瘀气逆，并走于上，迫乱心神，干扰清空，皆可发为眩晕。如《医学正传·眩运》说：“外有因坠损而眩运者，胸中有死血迷闭心窍而然。”

总之，眩晕反复发作，病程较长，多为本虚标实，并常见虚实之间相互转化。如发病初期，病程较短时多表现为实证，即痰浊中阻、瘀血内阻，或阴阳失调之肝阳上亢，若日久不愈，可转化为气血亏虚、肾精不足之虚证；也有气血亏虚、肾精不足所致眩晕者，反复发作，气血津液运行不畅，痰浊、瘀血内生，而转化为虚实夹杂证。痰浊中阻者，由于痰郁化火，煽动肝阳，则可转化为肝阳上亢或风挟痰浊上扰；由于痰浊内蕴，阻遏气血运行，日久可致痰瘀互结。

## 二、诊断

### （一）发病特点

眩晕可见于任何年龄，但多见于40岁以上的中老年人。起病较急，常反复发作，或渐进加重。可以是某些病证的主要临床表现或起始症状。

### （二）临床表现

本证以目眩、头晕为主要临床表现，患者眼花或眼前发黑，视外界景物旋转动摇不定，或自觉头身动摇，如坐舟车，同时或兼见恶心、呕吐、汗出、耳鸣、耳聋、怠懈、肢体震颤等症状。

## 三、鉴别诊断

1. 厥证　厥证以突然昏倒，不省人事，或伴有四肢逆冷，一般常在短时内苏醒，醒后无偏瘫、失语、口舌歪斜等后遗症。眩晕发作严重者，有欲仆或晕旋仆倒的现象与厥证相似，但神志清醒。

2. 中风　中风以猝然昏仆，不省人事，伴有口舌歪斜，半身不遂，言语謇涩为主症，或不经昏仆而仅以涡僻不遂为特征。而眩晕仅以头晕、目眩为主要症状，不伴有神昏和半身不遂等症。但有部分中风患者以眩晕为起始症状或主要症状，需密切观察病情变化，结合病史及其他症状与单纯的眩晕进行鉴别。

3. 痫病　痫病以突然仆倒，昏不知人，口吐涎沫，两目上视，四肢抽搐，或口中如作猪羊叫声，移时苏醒，醒后一如常人为特点。而眩晕无昏不知人，四肢抽搐等症状。痫病昏仆与眩晕之甚者似，且其发作前常有眩晕、乏力、胸闷等先兆，痫病发作日久之人，常有神疲乏力，眩晕时作等症状出现，故亦应与眩晕进行鉴别。

## 四、辨证论治

1. 辨证要点　如下所述。

（1）辨虚实：眩晕辨虚实，首先要注意舌象和脉象，再结合病史和伴随症状。如气血虚者多见舌质淡嫩，脉细弱；肾精不足偏阴虚者，多见舌嫩红少苔，脉弦细数；偏阳虚者，多见舌质胖嫩淡暗，脉沉细、尺弱；痰湿重者，多见舌苔厚滑或浊腻，脉滑；内有瘀血者，可见舌质紫黯或舌有瘀斑瘀点，唇黯，脉涩。起病突然，病程短者多属实证；反复发作，缠绵不愈，或劳则诱发者多属虚证，或虚实夹杂证。

（2）辨标本缓急：眩晕多属本虚标实之证，肝肾阴亏，气血不足，为病之本；痰、瘀、风、火为病之标。痰、瘀、风、火，其临床特征不同。如风性主动，火性上炎，痰性黏滞，瘀性留著等等，都需加以辨识。其中尤以肝风、肝火为病最急，风升火动，两阳相搏，上干清空，症见眩晕，面赤，烦躁，口苦，脉弦数有力，舌红，苔黄等，亟应注意，以免缓不济急，酿成严重后果。

2. 证候 如下所述。

（1）肝阳上亢：眩晕，耳鸣，头胀痛，易怒，失眠多梦，脉弦。或兼面红，目赤，口苦，便秘尿赤，舌红苔黄，脉弦数或兼腰膝酸软，健忘，遗精，舌红少苔，脉弦细数；或眩晕欲仆，泛泛欲呕，头痛如掣，肢麻震颤，语言不利，步履不正。

病机分析：肝阳上亢，上冒巅顶，故眩晕、耳鸣、头痛且胀，脉见弦象；肝阳升发太过，故易怒；阳扰心神，故失眠多梦；若肝火偏盛、循经上炎，则兼见面红，目赤，口苦，脉弦且数；火热灼津，故便秘尿赤，舌红苔黄；若属肝肾阴亏，水不涵木，肝阳上亢者，则兼见腰膝酸软，健忘遗精，舌红少苔，脉弦细数。若肝阳亢极化风，则可出现眩晕欲仆，泛泛欲呕，头痛如掣，肢麻震颤，语言不利，步履不正等风动之象。此乃中风之先兆，宜加防范。

（2）气血亏虚：眩晕，动则加剧，劳累即发，神疲懒言，气短声低，面白少华，或萎黄，或面有垢色，心悸失眠，纳减体倦，舌色淡，质胖嫩，边有齿印，苔薄白，脉细或虚大；或兼食后腹胀，大便溏薄，或兼畏寒肢冷，唇甲淡白；或兼诸失血证。

病机分析：气血不足，脑失所养，故头晕目眩，活动劳累后眩晕加剧，或劳累即发；气血不足，故神疲懒言，面白少华或萎黄；脾肺气虚，故气短声低；营血不足，心神失养，故心悸失眠；气虚脾失健运，故纳减体倦。舌色淡，质胖嫩，边有齿印，苔薄白，脉细或虚大，均是气虚血少之象。若偏于脾虚气陷，则兼见食后腹胀，大便稀溏。若脾阳虚衰，气血生化不足，则兼见畏寒肢冷，唇甲淡白。

（3）肾精不足：眩晕，精神萎靡，腰膝酸软，或遗精，滑泄，耳鸣，发落，齿摇，舌瘦嫩或嫩红，少苔或无苔，脉弦细或弱或细数。或兼见头痛颧红，咽干，形瘦，五心烦热，舌嫩红，苔少或光剥，脉细数；或兼见面色皖白或黧黑，形寒肢冷，舌淡嫩，苔白或根部有浊苔，脉弱尺甚。

病机分析：肾精不足，无以生髓，脑髓失充，故眩晕，精神萎靡；肾主骨，腰为肾之府，齿为骨之余，精虚骨骼失养，故腰膝酸软，牙齿动摇；肾虚封藏固摄失职，故遗精滑泄；肾开窍于耳，肾精虚少，故时时耳鸣；肾其华在发，肾精亏虚故发易脱落。肾精不足，阴不维阳，虚热内生，故颧红，咽干，形瘦，五心烦热，舌嫩红、苔少或光剥，脉细数。精虚无以化气，肾气不足，日久真阳亦衰，故面色恍白或黧黑，形寒肢冷，舌淡嫩，苔白或根部有浊苔，脉弱尺甚。

（4）痰浊内蕴：眩晕，倦怠或头重如蒙，胸闷或时吐痰涎，少食多寐，舌胖，苔浊腻或白厚而润，脉滑或弦滑，或兼结代。或兼见心下逆满，心悸怔忡，或兼头目胀痛，心烦而悸，口苦尿赤，舌苔黄腻，脉弦滑而数，或兼头痛耳鸣，面赤易怒，胁痛，脉弦滑。

病机分析：痰浊中阻，上蒙清窍，故眩晕；痰为湿聚，湿性重浊，阻遏清阳，故倦怠，头重如蒙；痰浊中阻，气机不利，故胸闷；胃气上逆，故时吐痰涎；脾阳为痰浊阻遏而不振，故少食多寐；舌胖、苔浊腻或白厚而润，脉滑或弦滑，或兼结代，均为痰浊内蕴之征。若为阳虚不化水，寒饮内停，上逆凌心，则兼见心下逆满，心悸怔忡。若痰浊久郁化火，痰火上扰则头目胀痛，口苦；痰火扰心，故心烦而悸；痰火劫津，故尿赤；苔黄腻，脉弦滑而数，均为痰火内蕴之象。若痰浊夹肝阳上扰，则兼头痛耳鸣，面赤易怒，胁痛，脉弦滑。

（5）瘀血阻络：眩晕，头痛，或兼见健忘，失眠，心悸，精神不振，面或唇色紫黯。舌有紫斑或瘀点，脉弦涩或细涩。

病机分析：瘀血阻络，气血不得正常流布，脑失所养，故眩晕时作；头痛，面唇紫黯，舌有紫斑瘀点，脉弦涩或细涩均为瘀血内阻之征。瘀血不去，新血不生，心神失养，故可兼见健忘、失眠、心悸、精神不振。

## 五、治疗

### （一）治疗原则

1. 标本兼顾 眩晕多属本虚标实之证，一般在眩晕发作时以治标为主，眩晕减轻或缓解后，常须标本兼顾，如日久不愈，则当针对本虚辨治。

2. 治病求本 眩晕的治疗应注意治疗原发病，如因跌仆外伤，鼻衄，妇女血崩、漏下等失血而致的眩晕，应重点治疗失血；脾胃不健，中气虚弱者，应重在治疗脾胃。一般原发病得愈，眩晕亦随之而愈。

辨证论治中应注意审证求因，治病求本。

## （二）治法方药

1. 肝阳上亢　平肝潜阳，清火息风。

方药：天麻钩藤饮加减。本方以天麻、钩藤平肝风治风晕为主药，配以石决明潜阳，牛膝、益母草下行，使偏亢之阳气复为平衡；加黄芩、栀子以清肝火；再加杜仲、桑寄生养肝肾；夜交藤、茯神以养心神、固根本。若肝火偏盛，可加龙胆草、丹皮以清肝泄热；或改用龙胆泻肝汤加石决明、钩藤等以清泻肝火。若兼腑热便秘者，可加大黄、芒硝以通腑泄热。若肝阳亢极化风，宜加羚羊角（或羚羊角骨）、牡蛎、代赭石之属以镇肝息风，或用羚羊角汤加减（羚羊角、钩藤、石决明、龟板、夏枯草、生地、黄芩、牛膝、白芍、丹皮）以防中风变证的出现。若肝阳亢而偏阴虚者，加滋养肝肾之药，如牡蛎、龟板、鳖甲、何首乌、生地、淡菜之属。若肝肾阴亏严重者，应参考肾精不足证结合上述化裁治之。

2. 气血亏虚　补益气血，健运脾胃。

方药：八珍汤、十全大补汤、人参营养汤等加减。若偏于脾虚气陷者，用补中益气汤；若为脾阳虚衰，可用理中汤加何首乌、当归、川芎、肉桂等以温运中阳。若以心悸、失眠、健忘为主要表现者，则以归脾汤为首选。血虚甚者，用当归补血汤，本方以黄芪五倍于当归，在补气的基础上补血，亦可加入枸杞子、山药之属，兼顾脾肾。

若眩晕由失血引起者，应针对失血原因而治之。如属气不摄血者，可用四君子汤加黄芪、阿胶、白及、三七之属；若暴失血而突然晕倒者，可急用针灸法促其复苏，内服方可用六味回阳饮，重用人参，以取益气回阳固脱之意。

3. 肾精不足　补益肾精，充养脑髓。

方药：河车大造丸加减。本方以党参、茯苓、熟地、天门冬、麦门冬大补气血而益真元，紫河车、龟板、杜仲、牛膝以补肾益精血；黄柏以清妄动之相火。可选加菟丝子、山茱萸、鹿角胶、女贞子、莲子等以增强填精补髓之力。若眩晕较甚者，可选加龙骨、牡蛎、鳖甲、磁石、珍珠母之类以潜浮阳。若遗精频频者，可选加莲须、芡实、桑螵蛸、沙苑子、覆盆子等以固肾涩精。

偏于阴虚者，宜补肾滋阴清热，可用左归丸加知母、黄柏、丹参。方中熟地、山茱萸、菟丝子、牛膝、龟板补益肾阴；鹿角胶填精补髓；加丹参、知母、黄柏以清内生之虚热。偏于阳虚者，宜补肾助阳，可用右归丸。方中熟地、山茱萸、菟丝子、杜仲为补肾主药；山药、枸杞子、当归补肝脾以助肾；附子、肉桂、鹿角胶益火助阳。可酌加巴戟天、淫羊藿、仙茅，肉苁蓉等以增强温补肾阳之力。在症状改善后，可辨证选用六味地黄丸或《金匮》肾气丸，较长时间服用，以固其根本。

4. 痰浊内蕴　燥湿祛痰，健脾和胃。

方药：半夏白术天麻汤加减。方中半夏燥湿化痰，白术健脾去湿，天麻息风止头眩为主药；茯苓、甘草、生姜、大枣俱是健脾和胃之药，再加橘红以理气化痰，使脾胃健运，痰湿不留，眩晕乃止。若眩晕较甚，呕吐频作者，可加代赭石、旋覆花、胆南星之类以除痰降逆，或改用旋覆代赭汤；若舌苔厚腻水湿盛重者，可合五苓散；若脘闷不食，加白蔻仁、砂仁化湿醒胃；若兼耳鸣重听，加青葱、石菖蒲通阳开窍；若脾虚生痰者可用六君子汤加黄芪、竹茹、胆南星、白芥子之属；若为寒饮内停者，可用苓桂术甘汤加干姜、附子、白芥子之属以温阳化寒饮，或用黑锡丹。若为痰郁化火，宜用温胆汤加黄连、黄芩、天竺黄等以化痰泄热或合滚痰丸以降火逐痰。若动怒郁勃，痰、火、风交炽者，用二陈汤下当归龙荟丸，并可随症酌加天麻、钩藤、石决明等息风之药。若兼肝阳上扰者，可参用上述肝阳上亢之法治之。

5. 瘀血阻络　祛瘀生新，活血通络。

方药：血府逐瘀汤加减。方中当归、生地、桃仁、红花、赤芍、川芎等为活血消瘀主药；枳壳、柴胡、桔梗、牛膝以行气通络，疏理气机。若兼气虚，身倦乏力，少气自汗，宜加黄芪，且应重用（30～60克以上），以补气行血。若兼寒凝，畏寒肢冷，可加附子、桂枝以温经活血。若兼骨蒸劳热，肌肤甲错，可加丹皮、黄柏、知母，重用生地，去柴胡、枳壳、桔梗，以清热养阴，祛瘀生新。若为产后血瘀血晕，可用清魂散，加当归、延胡索、血竭、没药、童便，本方以人参、甘草益气活血；泽兰、川芎活血祛瘀；荆芥理血祛风，合当归、延胡索、血竭、没药、童便等活血去瘀药，全方具有益气活血，祛瘀止晕的作用。

### （三）其他治法

1. 单方验方　如下所述。

（1）五月艾生用45g，黑豆30g，煲鸡蛋服食；或川芎10g，鸡蛋1只，煲水服食；或桑葚子15g，黑豆12g水煎服。治血虚眩晕。

（2）羊头1个（包括羊脑），黄芪15g，水煮服食，或胡桃肉3个，鲜荷蒂1枚捣烂，水煎服；或桑寄生120g水煎服。治肾精不足眩晕。

（3）生地30g，钩藤30g，益母草60g，小蓟30g，白茅根30g，夏枯草60g，山楂30g，红花9g，地龙30g，决明子30g，浓煎成160毫升，每次服40毫升，每日服2次。治瘀血眩晕。

（4）生明矾、绿豆粉各等分研末，用饭和丸如梧桐子大，每日早晚各服5丸，常服；或明矾7粒（如米粒大），晨起空腹开水送下。治痰饮眩晕。

（5）假辣椒根（罗芙木根）30～90g，或生芭蕉根60～120g，或臭梧桐叶30g，或棕树嫩叶15g，或向日葵叶30g（鲜60g），或地骨皮30g，或丹皮45g，或芥菜花30～60g，或杉树枝30g，或鲜车前草90g，或鲜小蓟根30g，或鲜马兜铃30g，任选一种，水煎服，每日1剂。治肝阳眩晕。

（6）芹菜根10株，红枣10枚，水煎服，每日1剂，连服2星期；或新鲜柳树叶每日250g，浓煎成100毫升，分2次服，6日为一个疗程；紫金龙粉每次服1g，开水冲服；或草决明30g，海带50g，水煎服；或野菊花15g，钩藤6g，益母草15g，桑枝15g，苍耳草15g，水煎服；或猪笼草60g，糯稻根15g，土牛膝15g，钩藤15g，水煎服；或茺蔚子30g，玉兰花12g，榕树寄生15g，山楂子、叶各15g，水煎服；或夏枯草、万年青根各15g，水煎服；或小蓟草30g，车前草30g，稀莶草15g，水煎服；或香瓜藤、黄瓜藤、西瓜藤各15g，水煎服；或桑寄生、苦丁茶、钩藤、荷叶、菊花各6g，开水泡代茶。上述均每日1剂，治肝阳眩晕。

2. 针灸　艾灸百会穴，可治各种虚证眩晕急性发作；针刺太冲穴，泻法，可治肝阳眩晕急性发作。气血亏虚眩晕，可选脾俞、肾俞、关元、足三里等穴，取补法或灸之；肝阳上亢者，可选风池、行间、侠溪等穴，取泻法；兼肝肾阴亏者，加刺肝俞、肾俞用补法，痰浊中阻者，可选内关、丰隆、解溪等穴，用泻法。

## 六、转归及预后

眩晕的转归，既包括病证虚实之间的变化，又涉及变证的出现。眩晕反复发作，日久不愈，常出现虚实转化。如气血亏虚者，日久可致气血津液运行不畅，痰瘀内生，而成虚实夹杂证；肝阳上亢者，木克脾土，脾失健运，痰湿内生，而转化为痰浊中阻证。

眩晕的预后，一般来说，与病情轻重和病程长短有关。若病情较轻，治疗护理得当，则预后多属良好。反之，若病久不愈，发作频繁，发作时间长，症状重笃，则难于获得根治。尤其是肝阳上亢者，阳愈亢而阴愈亏，阴亏则更不能涵木潜阳，阳化风动，血随气逆，夹痰夹火，横窜经隧，蒙蔽清窍，即成中风危证，预后不良。如突发眩晕，伴有呕吐或视一为二、站立不稳者，当及时治疗，防止中风的发生。少数内伤眩晕患者，还可因肝血、肾精耗竭，耳目失其荣养，而发为耳聋或失明之病证。

## 七、预防与护理

增强人体正气，避免和消除能导致眩晕发病的各种内、外致病因素。例如，坚持适当的体育锻炼，其中太极拳、八段锦及其他医疗气功等对预防和治疗眩晕均有良好的作用；保持心情舒畅、乐观，防止七情内伤；注意劳逸结合，避免体力和脑力的过度劳累；节制房事，切忌纵欲过度；饮食尽可能定时定量，忌暴饮暴食及过食肥甘厚味，或过咸伤肾之品；尽可能戒除烟酒。这些都是预防眩晕发病及发作的重要措施。注意产后的护理与卫生，对防止产后血晕的发生有重要意义。避免突然、剧烈的主动或被动的头部运动，可减少某些眩晕证的发生。

眩晕发病后要及时治疗，注意适当休息，症状严重者一定要卧床休息及有人陪伴或住院治疗，以免发生意外，并应特别注意生活及饮食上的调理。这些措施对患者早日康复是极为必要的。

## 八、现代研究

眩晕是临床中的常见症状，其病因复杂，与多种疾病有关，既是一些疾病的主要临床表现，也是某些疾病的首发或前驱症状之一。因此，眩晕的病因诊断比较困难，常需要一些辅助检查以明确病因。中医辨证论治对于减轻眩晕发作程度，控制眩晕发作次数具有一定疗效，但不同病因引发的眩晕，其中医药治疗效果存在较大差异，临床中往往需要从病证结合的层面对疗效进行评价。

近些年，在中医、中西医结合治疗眩晕方面的研究报道不断增加，其研究内容主要围绕眩晕的中医辨证论治规律探讨、中药复方的临床疗效观察以及从病证结合角度对中西医结合疗法进行疗效评价等。主要涉及椎－基底动脉供血不足、颈椎病、高血压、梅尼埃病、前庭神经元炎等所致的眩晕。

### （一）椎－基底动脉供血不足性眩晕

椎－基底动脉供血不足（Vertebral–Basilar Insufficiency，VBI）是中、老年人的常见病。这一病名已广泛用于临床诊断，但它的发病机制和诊断存在不少尚待解决的问题，目前尚缺乏统一的诊断标准。

本病以发作性眩晕、恶心呕吐、共济失调等为主要临床表现。如反复发作，可导致脑卒中的发生。因此，积极治疗本类眩晕对于脑卒中的防治十分重要。

近些年，关于中医药治疗椎－基底动脉供血不足性眩晕的报道逐渐增多，主要从肝风、痰浊、瘀血以及气虚进行临床辨治，常用的治疗方法有平肝潜阳、息风化痰、活血化瘀、益气活血、健脾补肾等。其临床研究类型多是针对中药复方的随机对照研究，或以中药复方治疗，或在西药治疗的基础上叠加中药治疗。有学者报道观察养血清脑颗粒治疗椎－基底动脉供血不足性眩晕的疗效。将符合诊断的 66 例患者随机分为治疗组和对照组，治疗组应用养血清脑颗粒，对照组用盐酸氟桂利嗪口服治疗。结果：治疗组有效率优于对照组，差异具有统计学意义（$P<0.01$）。两组治疗前后 TCD 各项指标比较均有显著性差异（$P<0.01$），治疗组优于对照组，认为养血清脑颗粒可以有效改善椎－基底动脉供血不足性眩晕。另有学者报道采用葛根素注射液治疗椎－基底动脉供血不足性眩晕 36 例，并与川芎嗪注射液治疗的 22 例进行随机对照观察，发现在改善患者眩晕症状方面葛根素疗效较明显。对西比灵和葛根素联合应用与单用氟桂利嗪治疗椎－基底动脉供血不足性眩晕进行临床随机对照研究，治疗组 34 例，对照组 30 例，两组疗程均为 2 星期，结果表明联合应用较单用氟桂利嗪效果更好（$P<0.01$）。

椎－基底动脉供血不足的发生原因和临床表现均比较复杂，可产生多种多样的症状和体征，很容易和椎－基底动脉系统短暂性脑缺血发作（TIA）混淆。单纯的眩晕或头晕症状难以做出椎－基底动脉供血不足的诊断，需要排除其他病因，并结合相应的神经系统症状体征。近年关于中医药治疗椎－基底动脉供血不足性眩晕的文献报道，多缺乏严格的临床诊断与纳入标准和严格的随机对照设计，因而影响对其治疗效果的评价。

### （二）颈源性眩晕

颈源性眩晕是指椎动脉颅外段受颈部病变的影响导致血流障碍引起的以眩晕为主的临床综合征。其临床特点是眩晕多发生在颈部转动时。中医药治疗颈性眩晕的临床研究报道，涉及辨证论治口服中药、针灸、推拿等多种治疗手段。对颈性眩晕的病机认识，则是肝肾亏虚，脾失健运为本，风、寒、痰、瘀为标，治疗采用补肾生髓，化痰逐瘀，药物结合其他疗法的综合治疗常获得较好的疗效。有学者根据临床经验将其分为精髓不足型、肝肾阴虚型、痰湿中阻型、气虚血滞型及寒凝督脉型。认为虚者，精髓不足、肝肾阴虚、心脾气虚为病之本；实者，风、寒、痰、湿为病之标。另有学者根据眩晕的中医辨证特点，将本病分为清气不升型、痰浊壅盛型、肝阳上亢型。还有学者则分为痰浊中阻型、肝阳上亢型、气血两虚型、肾精亏虚型。临床上本虚标实为多，中医治疗以不同的辨证概念加以分析归纳，采取不同的治疗方法，使机体重新恢复到平衡状态。

从目前文献报道看，颈源性眩晕采用中药、针灸、推拿等综合治疗的方法疗效较好，可改善症状，减少发作。但缺乏统一的诊断标准和疗效评价标准，因此，难以得到具有符合循证医学要求的研究证据。

同时，因对复杂干预的疗效评价方法的不完善，导致临床确有疗效的方案难以被认可，这均是需要进一步深入研究的课题。

### （三）其他病症所致的眩晕

目前，虽然关于中医药治疗眩晕的临床观察报告屡见报道，但由于导致眩晕的病症较多，影响预后的因素比较复杂，同时，缺乏统一的中西医诊断标准和严格的临床试验设计以及质量控制措施，因而导致各文献报道的研究结果存在着不同程度的偏倚。如何体现中医药治疗眩晕的优势，以及进一步明确中医药在各种病症所致眩晕的最佳干预环节或适应证候，仍需要进行更加严格的临床研究设计，并建立能够客观准确地评价中医药疗效的临床评价标准。

## 九、小结

眩晕是临床常见病证之一，临床需仔细询问病史，观察有无其他症状出现，以助判断病情轻重，选择治疗方法。一般眩晕发作时，宜及时采取治疗措施以控制病情，多从肝风、痰浊、瘀血论治；眩晕缓解后，则以扶正固本为主，予以益气升阳、滋补肝肾等。眩晕反复发作，或逐渐加重，或发作时伴有视一为二、站立不稳、肢体麻木等症状时，需密切观察病情变化，及时救治，防止发生中风。

# 第三节　颤证

颤证亦称颤振、颤震、振掉，是指以头部或肢体摇动、颤抖为主要表现的病证。轻者仅有头摇，或限于手足、肢体的轻微颤动，尚能坚持工作和自理生活；重者头部震摇大动，甚至扭转痉挛，全身颤动不已，或筋肉僵硬，颈项强直，四肢拘急，卧床不起。

颤证在《内经》称为“振掉”。《素问·至真要大论篇》谓：“诸风掉眩，皆属于肝。”《素问·脉要精微论篇》谓：“骨者，髓之府，不能久立，行则振掉。”即指颤振。指出颤证多属内风，病在肝肾。此论一直为后世所宗。

明代以来，对颤证的病因病机及临床发病规律阐释更趋深入，明代王肯堂《证治准绳·杂病》分析：“颤，摇也；振，动也。筋脉约束不住而莫能任持，风之象也。”同时指出颤证“壮年鲜有，中年以后乃有之，老年尤多。夫老年阴血不足，少水不能治壮火，极为难治，前哲略不治之”。明代楼英《医学纲目·颤振》亦说：“颤，摇，振，动也。风火相乘，动摇之象。”而颤振的病因“多由风热相合”“亦有风挟湿痰者”。明代孙一奎《赤水玄珠·颤振》认为颤证的基本病机是“木火上盛，肾阴不充，下虚上实，实为痰火，虚为肾亏”，属本虚标实，虚实夹杂之候。提出治疗本证应“清上补下”，以扶正祛邪，标本同治为原则。

清代张璐《张氏医通·卷六》指出，本病主要是风、火、痰为患，更阐述了颤证与瘛疭的区别：“颤证与瘛疭相类，瘛疭则手足牵引而或伸或屈；颤振则震动而不屈也，也有头摇手不动者。盖木盛则生风生火，上冲于头，故头为颤振；若散于四末，则手足动而头不动也。”并按脾胃虚弱、心气虚热、心虚挟痰、肾虚、实热积滞等13个证候提出论治方药，并通过脉象判断预后，从而使颤证的理法方药，趋于充实。清代高鼓峰《医宗己任编》强调气血亏虚是颤振的重要原因：“大抵气血俱虚，不能荣养筋脉，故为之振摇，而不能主持也。”治疗“须大补气血，人参养荣汤或加味人参养荣汤；若身摇不得眠者，十味温胆汤倍加人参，或加味温胆汤”。高氏等以大补气血治疗本病虚证，至今仍为临床治疗颤证的重要方法。

西医学所称的某些椎体外系疾病所致的不随意运动，如帕金森病、舞蹈病、手足徐动症等，均可参照本篇辨证论治。

## 一、病因病机

颤证以头部或肢体摇动、颤抖为主要表现，其病位在脑髓、筋脉。病因以内因为主，或由年老体衰，髓海不足，或由情志不遂，引动内风，或由劳欲过度，损及脾肾，或饮食不节，助湿生痰。

1. 肝肾阴亏　颤证多见于年迈体弱及久病之人，肾精亏虚，肝血渐耗，髓海不足，以致神机失养。水不涵木，虚风内动，脑髓筋脉失养，则头项肢体颤动振掉。

2. 气虚血少　劳倦过度，思虑内伤，则心脾两虚。心血虚神机失养，脾气虚生化乏源，以致气血不足，不能荣于四末，则筋脉肌肉瞤动，渐成颤振之疾。

3. 肝阳化风　肝性刚强，喜柔恶燥，肝阴不足，肝阳化风，或五志过极，木火太盛，或肝气郁结，气逆于上，以致经脉不利，则肢体筋脉震颤。

4. 痰瘀交阻　素体肥胖或过食肥甘，或嗜酒无度，致使痰浊内生。痰浊随气升降，内而脏腑，外而筋骨，且与风火瘀相兼，可致风痰阻络，痰火扰神，痰瘀互结，阻遏气血通达，则脑络、筋脉失荣，而见头摇、身动、肢颤。而瘀血阻络，又为贯穿于疾病全过程的重要因素。

总之，本病的基本病机为肝肾不足，脾运失健，致使脑髓筋脉失养，虚风内动。而瘀、痰、风、火为主要病理因素。病性以虚为本，以实为标，临床又以虚实夹杂为多见。

## 二、诊断

### （一）发病特点

颤证多发于中老年人，男性多于女性。起病隐袭，渐进发展加重，不能自行缓解。

### （二）临床表现

本病以头及四肢颤动、震摇为特征性临床表现。轻者头摇肢颤可以自制；重者头部、肢体震摇大动，持续不已，不能自制，继之肌强直，肢体不灵，行动迟缓，行走呈“慌张步态”，表情淡漠，呆滞，而呈“面具脸”。

## 三、鉴别诊断

1. 瘛疭　瘛疭多为急性热病或某些慢性病的急性发作，其症见手足屈伸牵引，常伴发热、神昏、两目窜视，头、手颤动。《张氏医通》谓：“瘛着，筋脉拘急也；疭者，筋脉驰纵也，俗谓之抽。”《证治准绳》谓：“颤，摇也；振，动也。筋脉约束不住，而莫能任持风之象也。”颤证以头部、肢体摇动、颤抖为特征，一般无发热、神昏、手足抽搐牵引及其他特殊神悲改变表现，多为慢性渐进病程。

2. 中风　中风以突然昏倒、不省人事，或不经昏仆而以半身不遂、口舌歪斜为主要表现。颤证以头及四肢颤动、震摇为主，而无半身不遂、口舌歪斜等见症。《医学纲目》谓：“战摇振动，轻利而不痿弱，必止中风身亸曳，牵动重迟者，微有不同。”

## 四、辨证

### （一）辨证要点

1. 辨轻重　颤震幅度较小，可以自制，脉小弱缓慢者为轻症；颤震幅度较大，生活不能自理，脉虚大急疾者为重症。

2. 审标本　以病象而言，头摇肢颤为标，脑髓及肝脾肾虚损为本；以病因病机而言，气血亏虚，髓海不足为病之本，瘀痰风火为病之标。

3. 察虚实　颤证为本虚标实，虚实夹杂的病证。机体脏器虚损的见症属虚，瘀痰风火的见证属实。

### （二）证候

1. 肝肾不足　四肢、头部及口唇、舌体等全身性颤动不止，伴见头晕耳鸣，少寐多梦，腰膝酸软，肢体麻木，形体消瘦，急躁易怒，日久举止迟钝，呆傻健忘，生活不能自理。舌体瘦小，舌质暗红苔少，脉细弦，或沉细弦。

病机分析：本型多见于中老年人，也可见于先天禀赋不足而幼年发病者。肝肾精血不足，筋脉失养则颤动不止，肢体麻木；阴虚阳亢，肝阳化风则头晕耳鸣；虚阳上扰，神不安舍则少寐多梦；举止迟钝，呆傻健忘为肾虚髓海不充所致。舌体瘦小，舌质暗红少苔，脉细弦均为肝肾阴精不足之象。

2. 气血两虚　肢体及头部颤震日久，程度较重，或见口唇、舌体颤动，行走呈“慌张步态”，表情淡漠而呆滞，伴面色无华，心悸气短，头晕眼花，倦怠懒言，自汗乏力。舌体胖嫩，边有齿痕，舌色暗淡，脉细弱。

病机分析：气血两虚，筋脉失于濡养，血虚风动故头部及手足颤动，行走慌张；气虚则倦怠懒言，自汗乏力，表情淡漠；血虚则面色无华，心悸头晕。舌胖嫩，脉细弱为气血不足之象。

3. 痰热动风　颤震或轻或重，尚可自制。常胸脘痞闷，头晕口干，咯痰色黄。舌苔黄腻，脉弦滑数。

病机分析：痰热内蕴，阳盛动风，而筋脉失于约束，以致颤震发作。胸脘痞闷，头晕口干，咯痰色黄，苔黄腻，脉滑数，皆为痰热动风表现。

4. 痰瘀交阻　素体肥胖，肢体颤抖不止，或手指呈“搓丸状”颤动，致使生活不便，不能工作，伴有胸闷，头晕，肢麻，口唇色暗。舌紫苔厚腻，脉沉伏涩滞。

病机分析：肥胖痰浊内蕴，病久入络，气滞血瘀，致使筋脉因痰瘀阻滞而失养，故见肢体颤抖麻木；痰瘀内阻，气滞不行，清阳不升，故头晕胸闷。痰瘀阻络，则口唇色暗，舌紫苔腻，脉沉伏涩滞。

## 五、治疗

### （一）治疗原则

1. 补益扶正填髓　肝肾不足，脾虚精亏，髓海空虚而颤者，治宜滋养肝肾，健脾益气养血，以冀脏腑脑髓得充，筋脉血络得滋而内风得宁。

2. 祛除风火痰瘀　风动痰滞，瘀血阻络为病之标，息风，清热，涤痰，化瘀，清除病理因素，则脑络、筋脉气血通达。

### （二）治法方药

1. 肝肾不足　滋补肝肾，育阴息风。

方药：大补阴丸合滋生青阳汤化裁。药用龟板、生熟地、何首乌、山茱萸、玄参、白芍、枸杞子、菟丝子、黄精，滋补肝肾，石决明、灵磁石潜纳浮阳；丹皮、知母、黄柏滋阴降火；天麻、菊花、桑叶清肝；可配合钩藤、白蒺藜、生牡蛎、全蝎、蜈蚣等以加强平肝息风之力。年迈体弱，病程较长者可选用大定风珠。

2. 气血两亏　益气养血，息风活络。

方药：八珍汤和天麻钩藤饮加减。药用人参、茯苓、白术补气；当归、白芍、熟地、何首乌养血；天麻、钩藤、生石决明、全蝎、蜈蚣平肝息风；杜仲、桑寄生、川断益肾；益母草、川牛膝、桃仁、丹参活血通络。心血虚少，心悸怔忡者，配伍龙齿、川芎、琥珀，重镇安神。

3. 痰热动风　豁痰清热，息风解痉。

方药：羚羊角汤合导痰汤化裁。方以羚羊角、珍珠母、竹茹、天竺黄清化痰热；夏枯草、丹皮凉肝清热；半夏、橘红、茯苓、胆南星、枳实、石菖蒲、远志豁痰行气开窍；可配伍天麻、钩藤、生石决明、川牛膝以加强平肝息风，潜阳降逆之力。

4. 痰瘀交阻　涤痰化瘀，通络息风。

方药：以血府逐瘀汤合涤痰汤加减。方中以当归、川芎、赤芍、桃仁、红花活血；柴胡、桔梗、枳壳行气；牛膝引血下行；半夏、陈皮、茯苓健脾燥湿化痰；胆南星、竹茹、石菖蒲化痰开窍。若痰湿较重，胸闷昏眩，呕吐痰涎，肢麻震颤，手不持物，甚则四肢不知痛痒，舌苔厚腻，脉沉滑或沉濡者，酌加僵蚕、地龙、皂角刺，以燥湿豁痰，开郁通窍。

### （三）其他治法

1. 单方验方　如下所述。

（1）定振丸（《临证备要》）：生地，熟地，当归，白芍，川芎，黄芪，防风，细辛，天麻，秦艽，全蝎，荆芥，白术，威灵仙。适用于老年体虚，阴血不足，脉络瘀滞之颤证。

（2）化痰透脑丸：制胆星 25g，天竺黄 100g，煨皂角 5g，麝香 4g，琥珀 50g，郁金 50g，半夏 50g，蛇胆陈皮 50g，远志 100g，珍珠 10 壳，沉香 50g，石花菜 100g，海胆 50g，共为细末，蜜为丸（重约

6g），每服 1 丸，日三服，白开水送下。

2. 针灸　主穴：百会，曲池，合谷，足三里，阳陵泉，三阴交。隔日针刺 1 次，健侧与患侧交替进行，以调和气血，祛风通络。

## 六、转归及预后

颤证多为中老年原发之疾，亦可继发于温热病、痹证、中毒、颅脑外伤及脑瘤等病变。其预后与原始病因和病情轻重密切相关。原发性病因所致颤证，病程绵长，早期病情较轻者若运用综合治疗方法，加之生活调摄得当，一般能改善症状，延缓病情发展，提高生活质量。颤证若继发于某些疾病基础之上，其预后多取决于该病本身的治疗状况。本病多呈进行性加重，患者可由部分起居不能自理，直至生活能力完全丧失。若病变最终累及多脏，则预后不良。

## 七、预防与护理

颤证的预防，主要在于早期明确诊断，积极治疗，干预危险因素。同时应注意进行病因预防。

颤证的护理包括精神和生活调摄。保持情绪稳定，防止情志过极。饮食宜清淡，起居要有规律，生活环境应保持安静舒适。

颤振较重，不能自制者，要注意肢体保护，以防自伤；生活不能自理者，应由专人护理，晚期卧床者要预防褥疮发生。

## 八、现代研究

近年来，各地运用颤证的辨证论治方法治疗老年震颤麻痹综合征（帕金森病）显示出一定疗效，具有延缓病情发展，提高生活质量的相对优势。

关于病因病机，帕金森病的病机较为复杂，相关研究认为，肝肾不足，脑髓、筋脉失养是本病发病的基本病机，肝肾亏虚，内风暗动，痰瘀交阻是病情发展变化的重要环节。有学者认为本病的形成，虽与脑有关，但以肾为本，以脾为根，以肝为标。本病多由年老体弱，肾精渐亏，或因外伤、外感毒邪等因素，直接伤及肝、肾、脑髓所致。因此，颤证的病性属本虚标实。本虚为气血亏虚，肝肾不足；标实为内风、瘀血、痰热。病位在肝，病久涉及脾肾，瘀血阻络常贯穿于疾病的全过程。

关于治疗，有报道运用中医药治疗一组震颤麻痹综合征，多为以往不同程度地接受过苯海索、金刚烷胺等治疗效果不满意，或服用左旋多巴及脱羧酶抑制剂等虽有效果，但终因不良反应大而被迫停药者，予以辨证治疗，一般不用西药。治疗结果：有效率为 86.6%，基本痊愈加显著好转者占 38.2%。常用药物益气为黄芪、党参、黄精；健脾为茯苓、薏苡仁、山药；养血为当归、白芍、木瓜；育阴为生熟地、玄参、何首乌；息风为钩藤、白蒺藜、天麻、羚羊粉、珍珠母、生石决、紫石英、全蝎、僵蚕：活血为丹参、赤芍、鸡血藤；清化痰热为全瓜蒌、胆南星、竹沥；另外，可酌加温阳药肉桂、淫羊藿。另有学者报道用滋阴息风汤治疗原发性震颤麻痹，其结果 32 例中明显进步 5 例，进步 17 例，稍有进步 10 例。方由生熟地、山茱萸、何首乌、当归、赤芍、蜈蚣、珍珠母、生牡蛎、钩藤、僵蚕、党参组成。有学者自拟息风汤治疗帕金森氏综合征 58 例，其结果痊愈 47 例，有效 9 例，无效 2 例，总有效率为 96.5%。息风汤由天麻、全蝎、钩藤、洋金花、蜈蚣组成。阴虚加龟板、生地、山茱萸，气血不足加党参、白术、当归、熟地黄，痰热加胆南星、枳实、竹茹等。

关于针刺治疗，有学者报道针刺治疗震颤麻痹，取穴顶颞前斜线，消颤穴（经验穴，于心经少海穴下 1.5 寸）、外关、合谷、阳陵泉、太冲，气血不足型加足三里，肝肾阴虚型加三阴交、复溜，痰热动风型加阴陵泉、丰隆，共治疗 41 例，总有效率为 80.49%，优于西药对照组 55.56%（$P<0.05$）；同时动物实验表明，针刺可使震颤麻痹大鼠中脑黑质和肾上腺髓质内 TH 活性增加。另有学者以头部电针透穴疗法治疗帕金森病，取前神聪透悬厘、前顶透悬颅、脑户透风府、玉枕透天柱、脑空透风池，头部电针透穴治疗，疗效达 75%，优于美多巴对照组 66.25%（$P<0.05$）。

## 九、小结

颤证以四肢或头部动摇，颤抖为主要临床表现，多发于老年男性。本病的病机，肝肾亏损、气血不足为其本；风、火、痰、瘀为其标。临床诊断须辨轻重，审标本，察虚实。滋养肝肾，补益气血，清化痰热，活血化瘀，息风通络为治疗本病的基本方法。

# 第四节　胁痛

## 一、概述

胁痛是以一侧或两侧胁肋部疼痛为主要表现的病证，也是临床较多见的一种自觉症状。

西医学中急性肝炎、慢性肝炎、肝硬化、肝寄生虫病、肝癌、急性胆囊炎、慢性胆囊炎、胆石症、胆管蛔虫以及肋间神经痛等，以上疾病为主要症状时均可以参考本节辨证论治。

## 二、临床表现

以一侧或两侧胁肋部疼痛为主要表现者，可以诊断为胁痛。胁痛的性质可以表现为刺痛、胀痛、烁痛、隐痛、钝痛等不同特点。部分患者可伴见胸闷、腹胀、嗳气、呃逆、急躁易怒、口苦、纳呆、厌食恶心等症。常有饮食不节、情志内伤、感受外湿、跌仆闪挫或劳欲久病等病史。

## 三、相关检查

胁痛以右侧为主者，多与肝胆疾病有关。

（1）检测肝功能指标以及甲、乙、丙、丁、戊等各型肝炎病毒指标，有助于病毒性肝炎的诊断。

（2）B 型超声检查及 CT、MRI 可以作为肝硬化、肝胆结石、急慢性胆囊炎、脂肪肝等疾病的诊断依据。

（3）血生化中的血脂、血浆蛋白等指标亦可作为诊断脂肪肝、肝硬化的辅助诊断指标。

（4）检查血中胎甲球蛋白、碱性磷酸酶等指标可作为初步筛查肝内肿瘤的参考依据。

## 四、鉴别诊断

胁痛应与悬饮相鉴别：悬饮亦可见胁肋疼痛，但其表现为饮留胁下，胸胁胀满，持续不已，伴见咳嗽、咳痰，咳嗽、呼吸时，疼痛加重，且常喜向病侧睡卧，患侧肋间饱满，叩诊呈浊音，或兼见发热，一般不难鉴别。

## 五、辨证论治

### （一）辨证要点

胁痛辨证应分清气血虚实。胀痛多属气郁，且疼痛游走不定，时轻时重，症状轻重变化与情绪有关；刺痛多属血瘀，且痛处固定不移，疼痛持续不已，局部拒按，入夜尤甚；实证多以气机郁滞、瘀血内阻、湿热内蕴为主，病程短，来势急，证见疼痛较重而拒按，脉实有力。虚证多为阴血不足，脉络失养，证见疼痛隐隐，绵绵不休，且病程较长，来势较缓，并伴见全身阴血亏虚之证。

### （二）分证论治

1. 肝郁气滞　如下所述。

主症：胁肋胀痛，走窜不定，甚则痛引胸背肩臂，疼痛因情志变化而增减，胸闷腹胀，嗳气频作，得嗳气而胀痛稍舒，纳少口苦，舌苔薄白，脉弦。

证候分析：肝气失于条达，阻于胁络，故胁肋胀痛；气属无形，时聚时散，聚散无常，故疼痛走窜不定；情志变化与肝气之郁结关系密切，故疼痛随情志变化而有所增减；肝经气机不畅，故胸闷气短；肝气横逆，易犯脾胃，故食少嗳气；脉弦为肝郁之象。

治法：疏肝解郁，理气止痛。

方药：柴胡疏肝散（《景岳全书》）。

方中柴胡、枳壳、香附、川楝子疏肝理气，解郁止痛；白芍、甘草养阴柔肝，缓急止痛；川芎活血行气通络。

若胁痛甚，可加青皮、延胡索以增强理气止痛之力；若气郁化火，证见胁肋掣痛，口干口苦，烦躁易怒，溲黄便秘，舌红苔黄者，可去方中辛温之川芎，加山栀、丹皮、黄芩、夏枯草；若肝气横逆犯脾，证见肠鸣，腹泻，腹胀者，可酌加茯苓，白术；若肝郁化火，耗伤阴津，致精血亏耗，肝络失养，证见胁肋隐痛不休，眩晕少寐，舌红少津，脉细者，可去方中川芎，酌配枸杞子、菊花、首乌、丹皮、栀子；若兼见胃失和降，恶心呕吐者，可加半夏、陈皮、生姜、旋覆花等；若气滞兼见血瘀者，可酌加丹皮、赤芍、当归尾、川楝子、延胡索、郁金等。

2. 肝胆湿热　如下所述。

主症：胁肋胀痛或烁热疼痛，口苦口黏，胸闷不适，纳呆食少，恶心呕吐，小便黄赤，大便质黏不爽，或兼有发热恶寒，身目发黄，舌红苔黄腻，脉弦滑数。

证候分析：湿热蕴结于肝胆，肝络失和，胆不疏泄，故胁痛口苦；湿热中阻，升降失常，故胸闷纳呆，恶心呕吐；肝开窍于目，肝火上炎，则目赤；湿热交蒸，胆汁不循常道而外溢，可出现目黄、身黄、小便黄赤；舌苔黄腻，脉弦滑数均是肝胆湿热之证。

治法：清热利湿。

方药：龙胆泻肝汤（《兰室秘藏》）。

方中龙胆草清泻肝胆湿热；山栀、黄芩清泻肝火；川楝子、枳壳、延胡索疏肝理气止痛；泽泻、车前子清热渗湿。

若兼见发热，黄疸者，加茵陈、黄柏以清热利湿退黄；若肠胃积热，便秘，腹胀腹满者，可加大黄，芒硝；若湿热煎熬，结成砂石，阻滞胆管，证见胁肋剧痛连及肩背者，可加金钱草、海金沙、川楝子，或酌情配以硝石矾石散；呕吐蛔虫者，先以乌梅丸安蛔，再予驱蛔。

3. 瘀血阻络　如下所述。

主症：胁肋刺痛，痛有定处，痛处拒按，入夜尤甚，胁肋下或见有癥块，舌质紫暗，脉象沉涩。

证候分析：肝郁日久，气滞血瘀，或跌仆损伤，致瘀血停着，痹阻胁络，故胁痛如刺，痛处不移，入夜痛甚；瘀结停滞，积久不散，则渐成癥块；舌质紫暗，脉象沉涩，均属瘀血内停之征。

治法：祛瘀通络。

方药：血府逐瘀汤（《医林改错》）或复元活血汤（《医学发明》）。

方中当归、川芎、桃仁、红花，活血化瘀，消肿止痛；柴胡、枳壳疏肝调气，散瘀止痛；制香附、川楝子、广郁金，善行血中之气，行气活血，使气行血畅；五灵脂、延胡索散瘀活血止痛；三七粉活血散瘀、止痛通络。

若因跌打损伤而致胁痛，局部积瘀肿痛者，可酌加穿山甲、酒军、瓜蒌根破瘀散结，通络止痛。

4. 肝络失养　如下所述。

主症：胁肋隐隐作痛，悠悠不休，遇劳加重，口干咽燥，心中烦躁不安，头晕目眩，舌红或绛，少苔，脉细弦而数。

证候分析：肝郁日久化热，耗伤肝阴，或久病体虚，精血亏损，不能濡养肝络，故胁络隐痛，悠悠不休，遇劳加重；阴虚易生内热，故口干咽燥，心中烦躁不安；精血亏虚，不能上荣，头晕目眩；舌红或绛，少苔，脉细弦而数，均为阴虚内热之象。

治法：养阴柔肝。

方药：一贯煎（《柳州医话》）。

方中生地、枸杞子、黄精、沙参、麦冬可滋补肝肾，养阴柔肝；当归、白芍、炙甘草，滋阴养血，柔肝缓急；川楝子、延胡索疏肝理气止痛。若阴亏过甚，舌红而干，可酌加石斛、玄参、天冬；若心神不宁，而见烦躁不寐者，可酌配酸枣仁、炒栀子、合欢皮；若肝肾阴虚，头目失养，而见头晕目眩者，可加菊花、女贞子、熟地等；若阴虚火旺，可酌配黄柏、知母、地骨皮等。

## 六、针灸治疗

1. 基本处方　期门、支沟、阳陵泉、足三里。

肝募期门疏利肝胆气机，行气止痛；支沟、阳陵泉上下相伍，和解少阳，疏肝泄胆，舒筋活络，缓急止痛；配足三里取“见肝之病，当先实脾”之意。

2. 加减运用　如下所述。

（1）肝气郁结证：加太冲以疏肝理气。诸穴针用泻法。

（2）湿热蕴结证：加中脘、阴陵泉、三阴交以清热利湿。诸穴针用平补平泻法。

（3）瘀血阻络证：加合谷、膈俞、血海、三阴交、阿是穴以化瘀止痛。诸穴针用泻法。

（4）肝阴不足证：加肝俞、肾俞、太溪、太冲以滋肾养肝。诸穴针用平补平泻法。

## 七、病案选录

贾 ××，女，37 岁，2013 年 1 月 20 日初诊。

病史：右胁胀痛二三年，加重约半年。胁痛呈间歇发作，伴肩困，背困，偶尔左胁也痛，缓解时好如常人。素日性情急躁，月经不调，一年仅来潮二次，饮食二便正常，脉沉滑，舌质暗，舌体稍胖，苔白，肝功能化验正常，曾在某医院摄片检查，诊为：“胆囊浓缩功能不良”。

辨证施治：肝气郁结，气滞血瘀而致胁痛。治以疏肝理气，活血通络之法。

处方：柴胡 6g，枳壳 9g，香附 9g，青皮 12g，茯苓 18g，川芎 6g，当归 12g，赤芍 12g，焦山楂 12g，甘草 3g。水煎服。

二诊：药后诸证减轻，照上方加益母草 12g。

嗣后依上方为基础，稍加化裁，共服二十余剂，胁痛基本消失，近两月月经按时来潮，脉舌和一般情况均属正常。

# 第五节　黄疸

## 一、概述

黄疸是感受湿热疫毒，肝胆气机受阻，疏泄失常，胆汁外溢所致，以目黄、身黄、尿黄为主要表现的常见肝胆病证。

本病证包括阳黄、阴黄与急黄，黄疸常并见于其他病证，如胁痛、胆胀、臌胀、肝癌等。

本病与西医所述黄疸意义相同，相当于西医学中肝细胞性黄疸、阻塞性黄疸、溶血性黄疸、病毒性肝炎、肝硬化、胆石症、胆囊炎以及出现黄疸的败血症等，均可参照本节辨证论治。

## 二、临床表现

以目黄、身黄、小便黄为特征，其中目黄为确诊本病的主要依据。患病初期，一般是黄疸还未出现，常以畏寒、发热，食欲不振，疲乏等类似感冒症状为先驱，3 ~ 5 天后才出现黄疸，故应注意早期诊断。

## 三、鉴别诊断

阳黄以湿热为主，病程较短，黄色鲜明如橘色；急黄为阳黄之重症，湿热夹毒，郁而化火，热毒炽盛、黄色深褐如金，病情凶险；阴黄以寒湿为主，病程较长，黄色晦暗如烟熏。

## 四、辨证论治

### （一）辨证要点

1. 辨阳黄与阴黄　阳黄由湿热所致，起病急，病程短，黄色鲜明如橘色，口干发热，小便短赤，大便秘结，舌苔黄腻，脉弦数，一般预后良好；阴黄由寒湿所致，起病缓，病程长，黄色晦暗如烟熏，脘闷腹胀，畏寒神疲，口淡不渴，舌淡白，苔白腻，脉濡缓或沉迟，一般病情缠绵，不易速愈。

2. 阳黄宜辨湿热轻重　热重于湿者，身目俱黄，黄色鲜明，发热口渴，恶心呕吐，小便短少黄赤，便秘，舌苔黄腻，脉弦数；而湿重于热者，身目俱黄，其色不如热重者鲜明，头重身困，胸脘痞满，恶心呕吐，便溏，舌苔厚腻微黄，脉弦滑。

### （二）分证论治

1. 阳黄　如下所述。

（1）热重于湿

主症：身热，口干苦而渴，欲饮水，目黄、身黄，黄色鲜明如橘子色。心中懊恼，食欲不振，脘腹不适，时有恶心，胸肋胀闷。小便黄赤，大便干或秘结。舌质红、舌苔黄，舌面少津；脉弦而数，或弦滑而数。

治法：清热化湿，佐以泄下。

方药：茵陈蒿汤加减。

绵茵陈 30g，栀子 12g，大黄 10g，鸡骨草 30g，车前草 20g，茯苓 15g，甘草 6g。水煎服。

加减：腹胀满明显者可加枳实、厚朴、川楝子等；呕吐者可加竹茹、法夏、陈皮等，若因砂石阻滞胆管者，可加柴胡、枳实、郁金各 12g，金钱草 30g。

（2）湿重于热

主症：目黄、身黄，色黄而不晶亮，身热不振。头痛头重，如蒙如裹，困倦乏力，胸腹痞满，食少纳呆，厌食油腻，口虽渴而不欲多饮。大便不实，或溏而不爽，小便黄。舌尖赤，苔厚腻，或微黄；脉弦滑濡数。

治法：利湿化浊，佐以清热。

方药：茵陈五苓散加减。

绵茵陈 30g，茯苓、猪苓各 15g，白术、泽泻、藿香各 12g，薏苡仁 20g，布渣叶 15g，厚朴 10g，甘草 6g。水煎服。

加减：可酌加藿香、佩兰、蔻仁；阳黄湿热并重者，宜改用甘露消毒丹利湿化浊，清热解毒；黄疸初起兼表证者，宜先用麻黄连翘赤小豆汤以解表清热利湿。

（3）急黄

主症：发病急骤，黄色迅速加深，其色如金，高热烦渴，胁痛腹满，神昏谵语，或见衄血、便血，或肌肤出现瘀斑。舌质红绛，苔黄燥，脉滑数。

治法：清热解毒，凉营开窍。

方药：清瘟败毒饮加减。

水牛角 30g，黄连、栀子、黄芩各 15g，生地黄 20g，玄参 18g，石膏 30g，牡丹皮、知母、赤芍各 12g，大黄 15g，金银花 20g，人工牛黄 3g（冲），甘草 6g。水煎服。

2. 阴黄　如下所述。

（1）寒湿阻遏

主症：目身皆黄，黄色晦滞，脘腹胀满，遇寒则甚，食少纳呆，神疲乏力，肢冷畏寒，大便溏薄。舌淡胖嫩，舌苔白腻，脉沉细而迟。

治法：温中健脾化湿。

方药：茵陈术附汤。

茵陈、白术、附子、干姜、肉桂、炙甘草。

加减：可酌加苍术、厚朴、秦艽等。

（2）脾虚血亏

主症：面目及肌肤发黄，黄色不著，精神萎靡，全身或肢体浮肿，倦怠乏力，时时头晕，心悸气短，食少便溏。舌质淡白、边有齿痕，舌苔薄白；脉濡而细，或细弱无力。

治法：健脾温中，补养气血。

方药：黄芪建中汤。

黄芪、桂枝、白芍、甘草、大枣、饴糖。

加减：酌加党参、白术、当归、熟地等。

（3）瘀血停积

主症：身目发黄而晦暗，面色青紫暗滞，胁下有包块而疼痛不舒，皮肤可见蛛纹丝缕，大便黑，舌质青紫或有瘀斑，脉弦涩或细涩。

治法：活血化瘀退黄。

方药：膈下逐瘀汤。

桃仁、红花、赤芍、丹皮、五灵脂、当归、川芎、元胡、乌药、香附、枳壳、甘草。

加减：酌加茵陈等退黄药，也可合鳖甲煎丸。

## 五、其他疗法

简验方如下：

（1）虎茵汤：虎杖、茵陈、红枣各 30g，煎成 100mL，加糖适量，分两次服，连服至黄疸消退，适用于阳黄。

（2）青叶胆 30g，煎服，每日 3 次，用于阳黄。

（3）金钱草 30 ~ 60g，煎服，适用于胆囊炎、胆石症引起的黄疸。

（4）青黛 1.5g，明矾 3g，共研细末，装入胶囊，做一日量，分三次服，具有清热消炎，排石退黄的作用，可用于黄疸经久不退的患者。

## 六、预防调护

感受外邪而引起的黄疸，多具有传染性，故应注意饮食卫生和餐具的消毒。

1. 阳黄　如下所述。

（1）休息：休息的好坏对疾病的发展与好转有密切关系。黄疸初期，注意休息，保存正气以抗御外邪，并应保持心情舒畅，使肝气调达以恢复其疏泄功能。

（2）饮食：片面强调三高一低（高蛋白、高碳水化合物、高热量、低脂肪）饮食，不利于肝炎（黄疸）患者肝功能的恢复。湿热之邪伤及脾胃，影响中焦气机升降，应予易于消化的食物，食欲恢复后，适当增加营养，起到补脾缓肝之效。禁食辛辣热及油腻助湿之品。

（3）针灸：黄疸消退缓慢者，可配合针灸，取穴肝俞、内关、足三里等。

2. 阴黄　全身症状如发热、无力等明显时，应很好休息，好转后，应适当参加体育锻炼如太极拳、气功等，增强体质，有利于疾病恢复。进食富有营养而又易于消化的食物，禁食辛辣油腻食物，以免阻碍脾胃气机的升降。

3. 急黄　绝对卧床休息。吃流质食物。频繁呕吐者，可补充液体。舒适的环境，愉快的精神状态，有利于病情的好转。密切观察脉证的变化，如出现脉微欲绝、神志恍惚，烦躁不安，黄疸加深，并有瘀斑、瘀点出现，乃病情恶化之兆，应组织力量，多途径给药，及时抢救。总之，各类黄疸的急性期，均应卧床休息，食欲及全身状况好转后，适当增加体育锻炼，动静结合；病程的始终均应保持精神愉快、心情舒畅，以利于疾病的恢复。

## 七、病案选录

阎××，男，40岁，2015年12月9日入院。

病史，全身黄染一周。病初似如感冒，未予介意，仅感全身乏力，食欲不振，泛泛欲呕，迅即全身发黄，皮肤发痒，大便发白，小便黄赤，脉弦数，苔黄腻。肝功能化验：胆红质4.8mg，黄疸指数60单位，麝浊16单位，麝絮（+++）谷丙转氨酶1 300单位，诊为急性黄疸型传染性肝炎，收住入院。

辨证施治：证属湿热黄疸，治以清热利湿之法。

处方：茵陈30g，栀子6g，大黄3g，茯苓12g，猪苓6g，泽泻4.5g，秦艽9g，木通6g，车前子12g。水煎服，每日一剂。

一周后，大便不白，恢复正常黄色，第十天黄疸消退，服19剂后，谷丙转氨酶降至120单位，其他各项均正常，又服9剂，复查肝功，全部正常。

# 第八章

# 肾系病证

## 第一节　癃闭

### 一、定义

癃闭主要是指因为肾和膀胱气化失司进而使得小便量变少，小便点滴而出，小便可能出现闭塞不通的情况，这一病症被统称癃闭。进行细分可见，小便不利，点滴量少，同时病情发展较缓慢称之为癃；小便闭塞且病势急则称之为闭。

### 二、病因病机

病机关键：膀胱气化不利。

1. 湿热蕴结　中焦湿热不解，进入膀胱等，导致湿热阻滞，进而造成小便不通，形成癃闭之症。

2. 肺热气壅　肺为水之上源，热壅于肺，肺气不能肃降，津液输布失常，水道通调不利，不能下输膀胱；又因热气过盛，下移膀胱以致上、下焦均为热气闭阻，而成癃闭。

3. 脾气不升　过于疲劳容易伤脾，饮食不节制还有就是久病体质虚弱，使得脾虚，进而使得清气难以有效上升，浊阴无法下降，小便也就据此导致不利。

4. 肾元亏虚　年老虚弱，还有就是久病不愈身体虚弱，肾阳不足，进而导致膀胱气化，湿热排不出。或还因小焦积热导致日久不愈，肾阴不足，进而也就形成癃闭。

5. 肝郁气滞　肝气郁结容易伤肝，如果疏散不及时，则容易导致三焦水液等受到影响，水道因此通调受阻，自而产生癃闭。

6. 尿路阻塞　瘀血败精或肿块结石，阻塞尿路，小便难以排出，因而形成癃闭。

总体来看，这一病症的主要病灶所在膀胱，但是其与脾肾等都有关系，上焦之气不化，则源于肺；中焦之气不化，则源自脾；小焦之气不化则源自肾。肝郁气滞这种症状，使得三焦气化不利，进而也就容易引发癃闭。其他原因造成的尿路阻塞，也可能会引起癃闭。

### 三、诊断与鉴别诊断

#### （一）诊断

1. 发病特点　此症多源自于忧思易恼怒等情况，忍尿，还有就是饮食方面存在过油辛辣，不注意保暖，纵欲无度等也容易导致发病。该病多见于老年男性，也见于产后妇女等。

2. 临床表现　排尿出现一定困难，排尿次数即可能增多，也可能会建设，每日尿量出现明显变少情况，排尿没有明显疼痛感，点滴尿液或者闭塞是主要症状。

3. 理化检查　肛门指诊、B 超、腹部 X 线摄片、膀胱镜、肾功能检查。

### （二）鉴别诊断

1. 淋证　对于病症的区分方式来看，虽然两者都属于膀胱气化不利，进而产生了排尿问题的症候。但癃闭不存在刺痛感，小便日排出量少于正常情况，无尿排出情况也时有出现。癃闭感受外邪，其常并发淋证；淋证则小便刺痛，同时频次少而涩痛，每日排出尿量基本正常，淋证日久不愈，可发展成癃闭。《医学心悟·小便不通》："癃闭与淋证不同，淋则便数而茎痛，癃闭则小便短涩而难通。"

2. 关格　这两者之间相似之处在于均可见小便尿量减少火灾闭塞不通的情况。关格主要由淋证等症久治不愈而起病，小便不通畅同时呕吐情况并存，关格常会有皮肤瘙痒情况，口中含有尿味，患者可能出现抽搐昏迷情况。癃闭则不存在呕吐情况，癃闭的病情发展可能导致转为关格。

3. 水肿　两者主要表现为小便不利，同时伴有量少情况。水肿更多是人体当中水液潴留，导致身体四肢等部位出现浮肿情况，严重者存在胸等位置积液，其并没有水蓄膀胱情况；癃闭通常不存在浮肿情况，部分患者还存在小便点滴而出等水畜膀胱症状。

## 四、辨证论治

### （一）辨证要点

1. 细审主证　如下所述。

（1）小便短赤灼热、苔黄、舌红、脉数者属热；若口渴欲饮、咽干、气促者，为热壅于肺；若口渴不欲饮，小腹胀满者，为热积膀胱。

（2）小便欲出而不出，精神疲劳身体乏力多为虚证；老年排尿出现无力，腰膝出现酸痛，该情况为肾虚命门火衰；小便不利同时还有小腹胀坠感，多为中气不足。

（3）如果尿线变得比较细或者出现了排尿中断情况，伴有腰腹疼痛，舌质紫暗者，就属于浊瘀阻滞。

2. 详辨虚实　癃闭往往存在虚实的差别，湿热蕴结、肝郁气滞等所致病患者，多数都属于实证；而因为肾气不足、肾阳不足、气化不及等情况多是虚证。如起病比较急促，而病程相对比较短，患者体质比较好，尿道窘迫，小便赤热，舌苔黄腻更多属于实证。起病缓慢，病程持续时间比较长，尿流颇显无力，脉沉细弱更多属于虚证。

### （二）治疗原则

癃闭的治疗需遵循基本的治疗原则，这其中以"六腑以通为用"原则，要重点于通，通利小便。实际治疗运用过程中，通之方法也会因为证候的虚实存在一定的差异和差别。实证治疗需要注重于清湿热，同时要散瘀结，利气机；虚证则注重于补脾肾，要助气化，进而能够使小便通畅。同时也需要结合具体病症具体分析，结合原因去选择治疗方式，根据病变所在位置不同，如肾脾等差别，辨证论治，不能滥用通利小便之品。还有就是可以根据"上窍开则下窍自通"的理论，用开提肺气法，开上以通下，即所谓"提壶揭盖"之法治疗。

### （三）分证论治

1. 膀胱湿热　如下所述

症状：小便不畅量少频多且灼热，小腹鼓胀，口苦，干咳不愿饮水，或大便不畅，舌苔深红，脉络沉。

病机：体内湿热沉积至膀胱处，则小便不畅呈赤热，甚至堵塞不通；湿热互结，膀胱气化不畅，则小腹鼓胀；湿热过剩，苦口干涸；舌质红，苔黄腻，脉沉数或大便不畅，均因下焦湿热所致。

治法：清热利湿，通畅小便。

方法：八正散。舌苔重而黄腻，加苍术、黄柏；心烦，口内舌苔呈糜烂，合导赤散；大便通畅，去大黄；口干舌燥，潮热盗汗，手心足心发热，舌尖泛红，可服滋肾通关丸，车前子、牛膝。

2. 肺热壅盛　如下所述。

症状：小便不通不畅，口干舌燥，干咳欲饮，呼吸急促或干咳，舌苔泛红呈薄黄。

病机：肺热壅盛，失于肃降，不得通常，下行膀胱，则小便不通不畅；肺热上壅，体内气逆，故此呼气急促干咳；口干舌燥、不愿饮水，舌苔泛红，则是里热内郁症状。

治法：清肺热，利水道。

方药：清肺饮。心神烦闷，舌苔泛红口舌生疮，则用黄连、竹叶治；大便不通不畅，服杏仁、大黄治；头痛、鼻塞、服薄荷、桔梗治。

3. 肝郁气滞　如下所述。

症状：小便不通不畅，小腹鼓胀，气烦易怒，舌苔泛红薄黄。

病机：七情内伤，气机郁滞，肝内气血属于顺畅，水液排泄不畅，由此小便不同不畅；小腹鼓胀，则为肝气发病。脉弦，烦躁易怒，则是肝气过旺；舌苔泛红薄黄，则是肝郁化火之症。

治法：疏利气机，通利小便。

方药：沉香散。肝郁气滞症状较重，服六磨汤；气郁化火，舌苔泛红薄黄，服丹皮、山栀。

4. 尿道阻塞　如下描述。

症状：小编不畅短促或如细线，小腹鼓胀疼痛，舌苔暗紫有淤痕，脉细。

病机：淤血败精阻塞构成内郁结块，尿道膀胱受阻不通，则小便不畅短促与细线，舌苔暗紫有淤痕，脉细，则都是淤阻气滞的症状。

治法：化瘀散结，清利水道。

方药：代抵当丸。呈严重淤血状，服丹参、红花治；久病而面色不顺，服黄芪、丹参；小便不畅不顺，服金钱草、海金沙、冬葵子治。

5. 脾气不升　如下所述。

症状：欲小便则不畅或量小而不通，气促，话语无力，小腹鼓胀，精神匮乏，食欲不佳；舌质较淡呈薄白，脉细弱。

病机：清气不升则浊阴不降，则小便不通不畅；中气不足，则话语无力；中气下陷，则小腹鼓胀；脾气不足，则精神匮乏，食欲不佳；舌质较淡呈薄白，脉细弱，则为气虚之症状。

治法：升清降浊，化气利水。

方药：补中益气汤合春泽汤。舌质泛红，服补阴益气煎；肾虚，服济生肾气丸。

6. 肾阳衰惫　如下所述。

症状：小便不通不畅排尿无力不畅，面色苍白，精神萎靡，怕寒畏冷，腰膝冷而无力，舌苔呈白且淡，脉沉且弱。

病机：命门火衰，气化不及州都，则小便不通不畅，排尿无力且不畅；脸色苍白，精神萎靡，则是元气衰败之像，怕寒畏冷，腰膝冷而无力，则是肾阳不足之症状。

治法：温阳益气，补肾利尿。

方药：济生肾气丸。有脾虚之症状，可服补中益气汤或春泽汤；精神萎顿，腰膝冷而无力服香茸丸。

## 五、其他

1. 单验方　生大黄 12g，荆芥穗 12g，晒干后（不宜火焙，否则药力减弱）共研末，分 2 次服，每间隔 4 小时用温水调服 1 次，每日 2 次。适用于癃闭之肺热壅盛证。

2. 中成药　如下所述。

（1）参麦注射液 60mL，加 5% 葡萄糖注射液或 0.9% 氯化钠注肘液 100mL，每日 1 次静点。适用于癃闭气阴两虚证。

（2）注射用红花黄色素氯化钠注射液 100mL，每日 1 次静点。适用于癃闭之血瘀阻络证。

3. 针灸　如下所述。

选穴：足三里、中极、三阴交、阴陵泉。

刺法：反复捻转提插，强刺激。体虚者，灸关元、气海。

# 第二节　遗精

## 一、定义

遗精则指不因性行为而发生的精液排泄，有甚者排泄较为频繁的病症。梦中遗精，成为梦遗；日常遗精，或十分清醒时精液无辜排泄，称为滑精，是遗精的两种轻重不同的证候。此外中医又有失精、精时自下、漏精、溢精、精漏、梦泄精、梦失精、梦泄、精滑等名称。

## 二、病因病机

本病病因较多，病机复杂，但其基本病机可概括为两点。一是火热或湿热之邪循经下扰精室，开合失度，以致精液因邪扰而外泄，病变与心肝脾关系最为密切；二是因脾肾本身亏虚，失于封藏固摄之职，以致精关失守，精不能闭藏，因虚而精液滑脱不固，病变主要涉及脾肾。

1. 肾虚不藏　恣情纵欲：青年早婚，房事过度或少年频犯手淫，造成肾精损耗。肾阴虚者，大都阴虚火旺，相火偏盛，扰动精室，封藏失职；肾气虚者，大都以肾气不能固摄，精关失约而出现自遗。

2. 君相火旺　操劳过度：劳神过度，心阴虚耗，心火无法下至于肾，肾水不通于心，心肾不交，水亏则火旺，继而遗精。

3. 气不摄精　思虑过度，损伤心脾，或饮食不节，脾虚气陷，失于固摄，精关不固，精液遗泄。

4. 湿热痰火下注　饮食无节制，嗜酒无节制，损伤脾胃，湿热化火，流注与下，扰动精室，亦然发生遗精。

综上所述，造成遗精的病因，主要以心、肝、脾、肾。或房事无节制，先天不足，劳心费神，饮食不当等因引起。

## 三、诊断与鉴别诊断

### （一）诊断

每星期两次以上或一日数次，在睡梦中发生遗泄或在清醒时精白滑出，并有头昏、耳鸣、精神萎靡、腰酸腿软等症状，即可诊断为遗精。

### （二）鉴别诊断

1. 生理性溢精　通常都是未婚成年男性或者婚后长期未有性生活者，一般情况是每月 1 至 2 次遗精，如无其他症状，这一情况为生理性益精。不需要进行特定治疗，只需要更多了解性知识，消除恐慌情绪。病例遗精则每周两次或者以上，个别严重者存在每晚遗精数次的情况。

2. 早泄　早泄主要是指男性在性交时其阴茎刚刚进入到阴道后随即泄精或者没有进入阴道就泄精，无法正常完成性交。诊断早泄一个要点就是要看性交是否存在早射精情况。遗精则是没有人为干预情况下出现精液遗泄，性交时能够正常射精。诊断要点就是非人为，还有就是睡眠当中更多见，两者同时并存情况较多。

3. 小便尿精　这一症状主要是精液随着尿排出，尿液颜色正常，这一病症的诊断要点在于精液是需要与尿液同时排出或者尿后流精液。这一病症诱因在于过度饮酒，沉迷色情，脾肾气虚等情况。

4. 尿道球腺分泌物　男性在性兴奋情况下尿道外口可能会排出少量黏稠无色液体，这一液体不是精液，这种情况不能视为遗精，要有所区分。

5. 前列腺溢液　部分中青年，因为自身纵欲无度，存在酗酒等不良习惯，导致前列腺充血等问题，一旦受力则导致腹压增大，会阴肌肉松弛，白色分泌物就会流出，这种情况被称之为前列腺渗液。

## 四、辨证论治

### （一）辨证要点

1. 审察病位　一般认为用心过度或杂念妄想，君相火旺，引起遗精的多为心病；精关不固，无梦遗泄的多为肾病；故前人有“有梦为心病，无梦为肾病”之说。但还须结合发病的新久以及脉证的表现等，才能正确地辨别病位。

2. 分清虚实　初起以实证为多，日久则以虚证为多。实证以君相火旺及湿热痰火下注，扰动精室者为主；虚证则属肾虚不固，脾虚气不摄精，封藏失职。若虚而有热象者，多为阴虚火旺。

3. 辨别阴阳　遗精属于肾虚不藏者，又当辨别偏于阴虚，还是偏于阳虚。阴虚者更多症状表现在头晕目眩、腰酸腿疼、存在耳鸣情况；阳虚者面白少华，脉沉细。

4. 洞察转归　遗精的发生发展与体质、病程，治疗恰当与否有密切关系。病变初期及青壮年患者多为火盛或湿热所致，此时若及时清泻则可邪退病愈；遗精日久必耗伤肾阴，甚则阴损及阳，阴阳俱虚，此时可导致阳痿、早泄、男子不育等。故对遗精日久不愈、有明显虚象或年老体衰者，治疗又当以补血为主。若治疗后遗精次数减少，体质渐强，全身症状减轻，则为病势好转，病将痊愈之象。

### （二）治疗原则

遗精的基本病机包括两个方面，一是火邪或湿热之邪，扰及精室；二是正气亏虚，精关不固。治疗遗精切忌只用固肾涩精一法，而应该分清虚实，实证以清泄为主；虚证方可补肾固精。同时还应区分阴虚阳虚的不同情况，而分别采用滋养肾阴及温补肾阳的治法。至于虚而有热者，又当予以养阴清火，审证施治。

### （三）分证论治

1. 心肾不交　如下所述。

症状：睡梦当中出现遗精次数多，转天昏昏沉沉、存在心悸等情况，小便发黄有低烧感，脉细数。

病机：君火亢盛、心阴暗耗，心火不能下交于肾、肾水不能上济于心，水亏火旺，扰动精室，致精液走泄；心火偏亢，火热耗伤心营，营虚不能养心则心惊；外不能充养肌体，则体倦无力，精神不振；上不能奉养于脑，则头昏且晕；小便短黄而有热感，乃属心火下移小肠，热入膀胱之征；舌质红，脉细数，均为心营被耗，阴血不足之象。

治法：清心滋肾，交通心肾。

方药：三才封髓丹加黄连、灯芯草之类。方中天门冬补肺，地黄滋肾，金水相生也；黄柏泻相火，黄连、灯芯草清心泻火，俾水升火降，心肾交泰，则遗泄自止。若所欲不遂，心神不定，邪火妄动，导致精室不安，精液出现泄出，需安神精心。安神定志丸可治疗之。

2. 肾阴亏虚　如下所述。

症状：遗精，每日头晕且昏沉无力，存在耳鸣现象，身体虚弱，脉弦细带数。

病机：恣情纵欲，耗伤肾阴，肾阴虚则相火妄动，干扰精室，致使封藏失职，精液泄出；肾虚于下，真阴暗耗，则精气营血俱不足，不能上承，故见头昏、目眩；不能充养肌肉，则形体瘦弱，神疲乏力；腰为肾之府，肾虚则腰酸；肾开窍于耳，肾亏则耳鸣；舌红少津，脉弦细带数，均为阴虚内热之象。

治法：壮水制火，佐以固涩。

方药：知柏地黄丸合水陆二仙丹化裁。方中知母、黄柏泻火，丹皮清热，地黄、山药、山茱萸、芡实、金樱子填精止遗。遗精情况经常性出现，且难以有效治愈，应采用金锁固精丸以固肾摄精。

3. 肾气不固　如下所述。

症状：滑精情况经常性出现，面色苍白无力，精神不振，身体虚寒，舌苔发白，脉沉细且较弱。

病机：病久不愈，阴精内涸，阴伤及阳，以致下元虚惫，气失所摄，相关因而不固，故滑精频作；其真阴亏耗，元阳虚衰，五脏之精华不能上荣于面，则面白少华，精神萎靡，畏寒肢冷；舌淡、苔白，脉沉细而弱，均为元阳已虚，气血不足之征。

治法：补肾固精。

方药：偏于阴虚者，用六味地黄丸，以滋养肾阴；偏于阳虚者，用《济生》秘精丸和斑龙丸主之。前方偏于温涩，后者温补之力尤胜。

4. 脾虚不摄　如下所述。

症状：遗精频频发作，劳累过度既增多增重，甚至产生滑精情况，精液清稀，食欲不振且便溏，气短乏力，舌淡，脉虚。

病机：脾气存在亏虚情况，精失固摄，遗精现象频频出现；过劳则伤害中气，气虚则导致不摄，精关不够牢固，滑精情况时有多见；频繁出现遗精，使得精液清稀；脾气亏虚，缺乏气血，心脉不稳，心悸气短；脾虚气陷，全身无力，寡言少语；舌淡苔薄，上述现象均为脾气亏虚的表现。

治法：益气健脾，摄精止遗。

方药：妙香散合水陆二仙丹或补中益气汤加减。方中人参、黄芪益气健脾生精；山药、茯苓健脾补中，兼以安神，远志、辰砂清心调神；木香调气；桔梗升清；芡实、金樱子摄精止遗。若以中气下陷为主可用补中益气汤加减。

5. 肝火偏盛　如下所述。

症状：多为梦中出现遗精现象，患者易烦躁，胸中气得不到疏解，常常面红目赤，口干舌燥，小便短赤。舌红，苔黄，脉弦数。

病机：肝胆经绕阴器，肾脉上贯肝，两脏经络相连，如情志不遂，肝失条达，气郁化火，扰动精室，则引起遗精；肝火亢盛，则阳物易举，易烦躁，胸中气得不到疏解，肝火旺盛，常常面红目赤，口干舌燥，小便短赤，舌红苔黄，脉来弦数，均为肝火偏盛之征。

治法：清肝泻火。

方药：龙胆泻肝汤为主。方中龙胆草直折肝火，栀子、黄芩清肝，柴胡疏肝，当归、生地滋养肝血，泽泻、车前子、木通导湿热下行，肝火平则精宫自宁。久病肝肾阴虚者，可去木通、泽泻、车前子、柴胡等，酌加何首乌、女贞子、白芍等滋养肝肾之品。

6. 湿热下注　如下所述。

症状：遗精频作或尿时有精液外流，口苦或渴，小便热赤。苔黄腻，脉濡数。

病机：湿热下注，扰动精室，则遗精频作，甚则尿时流精；湿热上蒸，则口苦而渴；湿热下注膀胱，则小便热赤；苔黄腻，脉濡数，均为内有湿热之象。

治法：清热化湿。

方药：猪肚丸。猪肚益胃，白术健脾，苦参、牡蛎清热固涩，尚可酌加车前子、泽泻、猪苓、黄柏、萆薢等，以增强清热化湿之力。

7. 痰火内蕴　如下所述。

症状：遗精频作，胸闷脘胀，口苦痰多，小便热赤不爽，少腹及阴部作胀。苔黄腻，脉滑数。

病机：痰火扰动精室，故见遗精频作；痰火郁结中焦，故见胸闷脘胀，口苦痰多；痰火互结下焦，故见小便热赤不爽，少腹及阴部作胀；苔黄腻，脉滑数，均为痰火内蕴之征。

治法：化痰清火。

方药：猪苓丸加味。方中半夏化痰，猪苓利湿。还可加黄柏、黄连、蛤粉等泻火豁痰之品。如患者尿时不爽，少腹及阴部作胀，为病久夹有瘀热之征，可加败酱草、赤芍以化瘀清热。

# 第三节 阳痿

## 一、定义

阳痿主要是指青壮年年龄段男性，因自身存在湿热虚亏等原因，导致宗筋过于松弛，导致性交时阴茎难以勃起，无法正常进行性交。

## 二、病因病机

病机关键：宗筋弛纵。

1. 命门火衰　多因房事过度过力，年少时过度手淫，婚育过早，导致精气虚损，致使阳事不举。

2. 心脾受损　忧郁等证容易伤身影响心脾，而胃为水谷气血之海，以致气血两虚，宗筋失养，而成阳痿。

3. 恐惧伤肾　恐则伤肾，恐则气下，渐至阳痿不振，举而不刚，而导致阳痿。

4. 肝郁不舒　肝主筋，阴器为宗筋之汇，若情志不遂，忧思郁怒，肝失疏泄条达，则宗筋所聚无能。

5. 湿热下注　湿热下注，宗筋弛纵，可导致阳痿，经所谓壮火食气是也。

总之，就临床所见，本病以命门火衰较为多见，而湿热下注较为少见，所以《景岳全书·阳痿》说："火衰者十居七八，火盛者，仅有之耳。"主要病位在宗筋与肾，与心、肝、脾关系密切。

## 三、诊断与鉴别诊断

### （一）诊断

1. 发病特点　性生活过度，或者因为年少时频繁手淫，进而导致腰膝酸痛，精神疲劳，小便不畅，存在滴沥情况。

2. 临床表现　成年男性，青壮年阶段，性交时阴茎难以勃起，缺乏正常性生活能力，这种情况就可以诊断为这一病症。

3. 理化检查　血、尿常规，前列腺液，夜间阴茎勃起试验，阴茎动脉测压等检查。同时排除性器官发育不全或药物引起的阳痿。

### （二）鉴别诊断

1. 早泄　二者都可能出现阴茎疲软，早泄更多是在性交开始之前，虽然可以勃起，但是过早排精，因为排精后就无法有效勃起，进而影响正常性交，阳痿则是性交时不能勃起，二者在临床表现上有明显差别，但在病因病机上有相同之处。若早泄日久，可进一步导致阳痿的发生。

2. 生理性机能减退　二者均可出现阳事不举，但男子八八肾气衰，若老年人而见阳事不举，此为生理性机能减退，与病理性阳痿应予以区别。

## 四、辨证论治

### （一）辨证要点

1. 辨别有火无火　阳痿而兼见面色白，畏寒肢冷，阴囊阴茎冷缩或局部冷湿，精液清稀冰冷，舌淡，苔薄白，脉沉细者，为无火；阳痿通常伴随着易怒烦躁问题，患者口干舌燥，舌苔黄腻，有实火。这其中以脉象和舌苔的辨证为主要方式手段。

2. 分清脏腑虚实　由于恣情纵欲、思虑忧郁、惊恐所伤者，多为脾肾亏虚，命门火衰，属脏腑虚证；由于肝郁化火，湿热下注，而致宗筋弛纵者，属脏腑实证。

### （二）治疗原则

对于阳痿的治疗手段来看，中医强调要从病机入手，要注重于虚者注重于补，而实者则注重于清，无火需要强调温。命门火衰者，温补忌纯用刚热燥涩之剂，宜选用血肉有情温润之品；心脾受损者，补益心脾；恐惧伤肾者，益肾宁神；肝郁不舒者，疏肝解郁；湿热下注者，苦寒坚阴，清热利湿，即《素问·脏气法时论》所谓“肾欲坚，急食苦以坚之”的原则。

### （三）分证论治

1. 命门火衰　如下所述。

症状：阳事不举或举而不坚，精薄清冷，腰酸膝软，精神萎靡，面色白，头晕耳鸣，畏寒肢冷，夜尿清长，舌淡胖，苔薄白，脉沉细。

病机：恣情纵欲，耗损太过，精气亏虚，命门火衰，故见阳事不举，精薄清冷；肾精亏耗，髓海空虚，故见头晕耳鸣；腰为肾之府，精气亏乏，故见腰酸膝软，精神萎靡；畏寒肢冷，舌淡胖，苔薄白，脉沉细，均为命门火衰之象。

治法：温补下元。

方药：右归丸合或赞育丹。阳痿日久不愈，加韭菜籽、阳起石、仙灵脾、补骨脂；寒湿，加苍术、蔻仁；气血薄弱明显，加人参、龟甲胶、黄精。

2. 心脾受损　如下所述。

症状：阳事不举，精神不振，夜寐不安，健忘，胃纳不佳，面色少华，舌淡，苔薄白，脉细弱。

病机：思虑忧郁，损伤心脾，病及阳明冲脉，而阳明总宗筋之会，气血亏虚，则可导致阳事不举，面色少华，精神不振；脾虚运化不健，故胃纳不佳，心虚神不守舍，故夜寐不安；舌淡，脉细弱，为气血亏虚之象。

治法：补益心脾。

方药：归脾汤。肾阳虚，加仙灵脾、补骨脂、菟丝子；血虚，加何首乌、鹿角霜；脾虚湿滞，加木香、枳壳；胃纳不佳，加神曲、麦芽；心悸失眠，加麦冬、珍珠母。

3. 恐惧伤肾　如下所述。

症状：阳痿不举或举而不坚，胆怯多疑，心悸易惊，夜寐不安，易醒，苔薄白，脉弦细。

病机：恐则伤肾，恐则气下，可导致阳痿不举或举而不坚；情志所伤，胆伤则不能决断，故见胆怯多疑；心伤则神不守舍，故见心悸易惊，夜寐不安。

治法：益肾宁神。

方药：大补元煎或启阳娱心丹。肾虚明显，加仙灵脾、补骨脂、枸杞子；惊悸不安，梦中惊叫，加青龙齿、灵磁石。

4. 肝郁不舒　如下所述。

症状：阳痿不举，情绪抑郁或烦躁易怒，胸脘不适，胁肋胀闷，食少便溏，苔薄，脉弦。

病机：暴怒伤肝，气机逆乱，宗筋不用则阳痿不举。肝主疏泄，肝为刚脏，其性躁烈，肝气郁结，则情绪抑郁或烦躁易怒；气机紊乱则胸脘不适，胁肋胀闷；气机逆乱于血脉，则脉象弦。

治法：疏肝解郁。

方药：逍遥散。肝郁化火，加丹皮、山栀子；气滞日久，而见血瘀证，加川芎、丹参、赤芍。

5. 湿热下注　如下所述。

症状：阴茎萎软，阴囊湿痒臊臭，睾丸坠胀作痛，小便赤涩灼痛，肢体困倦，泛恶口苦，舌苔黄腻，脉濡数。

病机：湿热下注，宗筋弛纵，故见阴茎萎软；湿阻下焦，故见阴囊湿痒，肢体困倦；热蕴于内，故见小便赤涩灼痛，阴囊臊臭；苔黄腻，脉濡数，均为湿热内阻之征。

治法：清热利湿。

方药：龙胆泻肝汤。大便燥结，加大黄；阴部瘙痒，潮湿重，加地肤子、苦参、蛇床子。

## 五、其他

1. 单验方　牛鞭 1 根，韭菜子 25g，淫羊藿 15g，将牛鞭置于瓦上文火焙干、磨细；淫羊藿加少许羊油，在文火上用铁锅炒黄（不要炒焦），再和韭子磨成细面；将上药共和混匀。每晚用黄酒冲服 1 匙或将 1 匙粉用蜂蜜和成丸，用黄酒冲服。

2. 中成药　如下所述。

（1）参附注射液 20 ~ 40mL，加 5% 葡萄糖注射液或 0.9% 氯化钠注射液 100mL，每日 1 次静点。适用于阳虚重症。

（2）参麦注射液 60mL，加 5% 葡萄糖注射液或 0.9% 氯化钠注射液 100mL，每日 1 次静点。适用于阳痿气阴两虚证。

（3）六味地黄丸：每次 1 丸，每日 2 次口服。适用于阳痿之肝肾阴虚证。

（4）逍遥丸：每次 1 丸，每日 2 次口服。适用于阳痿之肝气郁结证。

（5）龙胆泻肝丸：每次 1 丸，每日 2 次口服。适用于阳痿之肝经湿热证。

3. 针灸　如下所述。

（1）针刺

选穴：关元、中极、太溪、次谬、曲骨、阴廉。

刺法：针刺得气后留针，并温针灸 3 ~ 5 壮。

（2）灸法：取会阴、大敦、神阙，艾条温和灸与雀啄灸交替使用。

（3）耳针：取耳穴肾、皮质下、外生殖器，以 0.6cm × 0.6cm 胶布中央粘上王不留行籽贴于上述 3 穴，然后用指稍加压。两耳交替进行，每周 2 次，10 次为 1 个疗程。

# 第四节　水肿

## 一、定义

水肿主要是因为患者外邪、饮食失调，进而使得其自身出现脏腑功能调节问题，气化不利，津液疏导不畅，水液潴留，泛溢于肌肤，引起多部位浮肿或者全身浮肿情况。

## 二、病因病机

人体水液的运行，有赖于脏腑气化，诸如肺气的通调、脾气的转输、肾气的蒸腾等等。由于外邪的侵袭，或脏腑功能失调，或脏气亏虚，使三焦决渎失职，膀胱气化不利，即可发生水肿。

### （一）病因

1. 风邪外袭　肺为水之上源，主一身之表，外合皮毛，最易遭受外邪侵袭，一旦为风邪所伤，内则肺气失宣，不能通调水道，下输膀胱，以致风遏水阻，风水相搏，流溢于肌肤，发为水肿。

2. 风湿相搏　风湿伤人，可以导致痹证，若痹证不已，反复感受外邪，与脏气相搏，脏气受损，不能化气行水，亦可发生水肿。可见风湿相搏之为肿，即可发为痹，痹证不差，复感外邪发为水肿；也可因风湿搏结不散，胀急为肿。

3. 疮毒内犯　诸痛痒疮皆属心火，疮毒内攻，致津液气化失常，也是形成水肿的常见病因。

4. 气滞血瘀　气的升降出入失常，不能温煦和推动血的运行，致血液不能正常运行，瘀血内停，瘀滞于身体某一部位，导致局部肿胀，形成水肿。

5. 饥馑劳倦　由于兵戎战祸，或因严重天灾，生活饥馑，饮食不足，或因脾虚失运，摄取精微物质的功能障碍，加之劳倦伤脾，也是水肿发病的常见原因。

### （二）病机

关于水肿的病机，历代医家多从肺、脾、肾三脏加以阐述分析，其中以《景岳全书·肿胀》论述扼要。此外，水肿的病机与心、肝两脏也密切相关。如《奇效良方》说："水之始起也，未尝不自心肾而作。"肝主疏泄和藏血，肝气郁结可导致血瘀水停，发展为水肿。

## 三、诊断与鉴别诊断

### （一）诊断

1. 发病特点　水肿一般先从眼睑开始，继则延及头面、四肢以及全身。亦有先从下肢开始，然后及于全身者。

2. 临床表现　凡具有头面、四肢、腹背，甚至全身水肿临床表现者，即可诊断为水肿。若水肿病情严重者，可见胸闷腹胀、气喘不能平卧等症状。

### （二）鉴别诊断

鼓胀：鼓胀是因腹部膨胀如鼓而命名。以腹胀大、皮色苍黄、脉络暴露为特征。其肿肢体无恙，胀唯在腹；水肿则不同，其肿主要表现为面、足，甚者肿及全身。

## 四、辨证论治

### （一）辨证要点

1. 辨外感内伤　水肿有外感和内伤之分，外感常有恶寒，发热，头痛，身痛，脉浮等表证；内伤多由内脏亏虚，正气不足或反复外感，损伤正气所致。故外感多实，内伤多虚。不过外感日久不愈，其病亦可由实转虚；内伤正气不足，抗病能力下降，也容易招致外感。

2. 辨病性　辨水肿应分清寒热，察明虚实。阳水属热属实，阴水属寒属虚，临床上除单纯的热证和寒证外，往往是寒热兼夹，较难辨识。一般而言，青少年初病或新感外邪，发为水肿，多属实证；年老或久病之后，正气虚衰，水液潴留，发为水肿者，多以正虚为本，邪实为标。

3. 辨病位　水肿有在心、肝、脾、肺、肾之分。心水多并见心悸、怔忡；肝水多并见胸胁胀满；脾水多并见脘腹满闷食少；肺水多并见咳逆；肾水多并见腰膝酸软，或见肢冷，或见烦热。同时结合其他各脏脉证特点，综合分析，以辨明其病位。

4. 辨兼夹证　水肿常与痰饮、心悸、哮喘、鼓胀、癃闭等病证先后或同时出现，且部分患者往往还可见到多种兼证。临床时则应分清孰主孰从，以便在论治时正确处理好其标本缓急。

5. 辨病势　就是辨别疾病的发展趋势。如病始何脏，累及何脏；是脾病及肾还是肾病及脾；是气病及水还是水停导致气滞；是正复邪退还是正衰邪盛等。这些对治疗和预后都有重要意义。

### （二）治疗原则

水肿的治疗，《内经》提出的"开鬼门""洁净府""去菀陈莝"三条基本原则，对后世影响深远，一直沿用至今。其具体治法，历代医家都有补充发展，现将常用的治法分述如下：

1. 利尿法　是治疗水肿病最基本、最常用的方法。常与发汗、益气、温化等法合并运用。

2. 发汗法　适用于面部水肿初起而又有肺气不宣表现的患者或水肿而兼有表证的患者。这种方法的应用要注重于适度这一原则，同时要考虑多种方式综合使用。

3. 健脾益气法　本法并非专用于脾脏水肿，实则五脏水肿均可使用。临床上常与利尿法同用。

4. 温化法　适用于阳虚水肿，常与利尿法同用。

5. 育阴利水法　适用于口燥咽干，舌红少苔，小便黄少，脉细数，或阴虚阳亢，头目眩晕的阴虚水肿患者。

6. 燥湿理气法　适用于脾虚不运，腹胀苔腻的患者，也常与利尿法同用。气行则水行，气降则水降，畅通三焦，有助于利尿。

7. 清热解毒法　适用于发热，口渴，咽喉肿痛或身上生疮的水肿患者，常与利尿法同用。

8. 活血化瘀法　适用于有瘀血的水肿患者。

9. 泻下逐水法　适用于全身严重水肿，体实病急，诸法无效，二便不通，可用本法，治标缓急。

10. 扶正固本法　适用于水肿消退，机体正气未复的患者。本法的应用，要注意处理好扶正与祛邪的关系。一般说来，水肿的消退，不等于余邪已尽，病根已除，因此不宜立即放弃祛邪这一治疗环节，而转入纯补之法。如过早补阳则助长热邪，过早补气补阴则助长湿邪，均可引起水肿复发。在水肿消退后的余邪未尽阶段，宜用祛邪而不伤正、扶正而不碍邪的和法治疗，待余邪已尽，再根据气、血、阴、阳的偏损情况，合理进行调补善后。

### （三）分证论治

1. 肺水　如下所述。

（1）风邪遏肺

症状：先见眼睑及颜面浮肿，然后延及全身。兼见恶风、发热，咳嗽或咽部红肿疼痛，小便不利。舌苔薄白，脉浮。

病机：风邪犯肺，阻遏卫气，故恶寒发热、咽痛微咳；风邪外袭，肺失宣发，风水相搏，水郁气结，不能通调水道，下输膀胱，故小便不利；先见头面浮肿，逐渐导致全身水肿。

治法：疏风解表，宣肺行水。

方药：越婢加术汤加减。方用麻黄、生姜宣肺解表以行水；白术健脾制水；石膏清肺胃之郁热；大枣、甘草补益肺脾，使中焦健旺，营卫调和，结散阳通，微微汗出，风水随汗而解，小便自利，肿自消失。若口不渴，为肺胃之郁热不甚，去石膏，加茯苓皮、冬瓜皮以利小便；恶寒无汗脉浮紧，为风寒外束皮毛，去石膏加羌活、防风、苏叶发汗祛风；咳嗽喘促不得卧，为风水阻闭肺气，加杏仁、陈皮、苏子、葶苈子以利气行水；咽喉肿痛，为风邪郁结咽喉所致，去生姜，加牛蒡子、射干、黄芩、板蓝根清肺经郁热。

（2）痰热壅肺

症状：头面四肢或全身水肿，咳嗽，痰色黄稠，胸闷气促，身热口渴，小便黄。舌苔黄，脉滑数。

病机：本证多为外邪入里化热而成。痰热壅肺，津液气化失常，不能下输膀胱，浸溢肌肤，发为水肿；痰热郁肺，窒塞胸中，故咳嗽胸闷气促；肺热内盛，故痰色黄稠；身热、口渴、小便黄、舌苔黄腻、脉滑数，为痰热之征象。

治法：清金化痰，利尿消肿。

方药：清金化痰汤合《千金》苇茎汤。方中黄芩、知母、苇茎、桑白皮清热宣肺；陈皮、桔梗、瓜蒌仁理气化痰；麦门冬、贝母、甘草润肺止咳；茯苓、薏苡仁、冬瓜仁健脾渗湿消肿；桃仁逐瘀行滞，可增强桔梗、瓜蒌仁等之宣肺效果。故两方合用有清热宣肺、豁痰止咳、渗湿消肿之效。肺热壅盛，咳而喘满，咳痰黏稠不爽，去陈皮，加石膏、杏仁、鱼腥草等泻肺清热。

（3）肺气虚寒

症状：头面或四肢浮肿，气短乏力，面色苍白，形寒畏冷，咳声无力，痰质清稀。舌淡苔白，脉虚细。

病机：肺为水之上源，肺气虚寒，不能通调水道，水液潴留，故头面四肢浮肿；肺气虚寒，上不能敷布津液于百脉，下不能温运于四肢，故气短乏力，形寒畏冷；肺气失于宣化，留而为饮，故咳吐清稀之痰；舌淡苔白，脉细弱，为虚寒之象。

治法：温阳散寒，宣肺行水。

方药：苓甘五味加姜辛半夏杏仁汤。方中干姜、细辛、半夏温化肺中寒痰；杏仁、茯苓宣肺利水；五味子收敛肺气；甘草调中益气。

2. 脾水　如下所述。

（1）脾胃气虚

症状：头面或四肢水肿，时肿时消，食欲欠佳，倦怠乏力，少气懒言，面白不华或大便稀溏。舌淡苔少，脉缓弱。

病机：脾胃气虚，运化失常，水湿浸溢肌肤，故见头面四肢水肿；脾胃为后天之本，脾虚食少，化源不足，故倦怠乏力，少气懒言，面色不华，舌质淡白，脉微弱，脾虚失运，水湿下注，故大便稀溏。

治法：补益脾胃，渗湿消肿。

方药：参苓白术散。方以人参、山药、莲子、扁豆健脾益气；茯苓、白术、薏苡仁健脾渗湿消肿；砂仁运脾化湿；甘草调中和胃；桔梗宣肺升提。

若水肿而大便稀溏，食少短气，时有肛坠，感冒时作，舌淡苔少，脉虚弱，为中气下陷之征，当补中益气，升阳举陷，用补中益气汤。

（2）脾阳不足

症状：眼睑或全身浮肿，脘腹胀闷，腰以下肿甚，食少便溏，小便短少，面色萎黄，神倦肢冷。舌淡，苔白滑，脉沉缓。

病机：本证多由脾胃气虚发展而成。眼胞属脾，脾虚水湿运化迟缓，故眼胞先肿；脾阳虚弱，水湿停滞，故脘腹胀闷、小便短少不利；脾虚不能消磨水谷，输布精微，营养全身，故面色萎黄、神倦肢冷、食少便溏；舌淡苔白、脉沉缓，为阳气虚弱、阴邪内盛所致。

治法：温脾行水。

方药：实脾饮。方用附子片、干姜、白术、厚朴、草果、茯苓温运脾阳；槟榔、木瓜、木香理气行水；生姜、甘草、大枣补中温胃。脾胃阳气健旺，气化水行，则肿胀自消。腹胀大，小便短少，为水湿内盛，原方去大枣、甘草，加桂枝、猪苓、泽泻通阳化气以行水；气短便溏，为中气大虚，加党参、黄芪以益气；咳喘不思食，为脾阳困惫，水气上泛，去大枣、甘草，加砂仁、陈皮、紫苏叶运脾利气。

3. 心水　如下所述。

（1）心气虚弱

症状：下肢或全身水肿，心悸怔忡，心掣气短，胸中憋闷。舌质淡，苔薄白，脉细弱或结代。

病机：心居膈上，心气贯于宗脉，若心气不足，运行无力，水邪伏留而为水肿。心气虚则心脉运行不畅，故见心悸怔忡，心掣气短，胸中憋闷；舌质淡，苔薄白，脉细弱或结代等均为心气虚衰的表现。

治法：补益心气。

方药：归脾汤。本方既可治疗心脾两虚，亦可用于心气虚弱之水肿。方中人参、黄芪、白术、炙甘草补益心气；当归、龙眼肉、茯神、酸枣仁、远志等养心血、安心神；少佐木香行气，使补而不滞。水肿较甚，加猪苓、泽泻、车前子利尿消肿；心悸失眠，加合欢花、柏子仁养心安神。

（2）心阳不振

症状：心阳不振除有心气虚弱的证候外，还可见形寒肢冷、咳喘上逆、全身肿满等证。心阳虚衰严重时，则可见大汗淋漓，四肢逆冷，脉微欲绝。

病机：心阳鼓动血脉，运行全身，故亦有化气行水之功。心阳不足，心脉运行受阻，水不化气，上逆则咳喘，外溢而为水肿。心阳衰微不能温煦四肢百骸，故形寒肢冷；心阳外脱，则大汗淋漓；阴阳之气不相顺接，则脉微欲绝。

治法：温通心阳，化气行水。

方药：真武汤。方中附子辛温大热，强心、温阳、散寒；茯苓、白术健脾利水，导水下行；生姜温散水气；芍药敛阴和阳。水肿甚者，加猪苓、泽泻、葶苈子；心气虚，胸闷气短甚者，加人参、黄芪；汗多者，加龙骨、牡蛎、浮小麦。心阳外脱，汤剂不能及时起效，应改用参附注射液静脉注射。

（3）心血瘀阻

症状：下肢或全身水肿，气短而咳逆，脘腹胀闷疼痛，胁下有痞块。舌质瘀暗，口唇发绀，脉结代。

病机：心血瘀阻，多由心气虚或心阳不振演变而来或相互兼见，同时心血瘀阻，亦可加重心气、心阳之虚衰，两者可互为因果。故心血运行瘀阻，气化行水之功失权，上逆而喘咳，水肿加重，脘腹胀闷疼痛等症出现。胁下痞块、舌紫唇青，则属一般瘀血所具有的临床征象。

治法：活血化瘀。

方药：桃红四物汤合四苓散。方中桃红四物汤养心血、化瘀血；四苓散健脾利水消肿。兼心气虚者，加附子、桂枝等。

此外，发于心脏的水肿，若阴阳气血均有亏损，主症表现为水肿、心动悸、脉结代，可用炙甘草汤治之。

4. 肾水　如下所述。

（1）膀胱停水

症状：全身或头面水肿，烦渴饮水，水入即吐，脐下悸动，小便不利，或外有表证，头痛发热。苔白脉数。

病机：肾合膀胱，故本证属于肾水的一种证型。膀胱气化失常，水蓄于内，津液不能上承，故口渴饮水，因内有停水，故水入即吐；膀胱为太阳之府，太阳表证与膀胱停水最易同时而作，形成外有表证、内有膀胱停水之证。

治法：化气行水。

方药：五苓散。方中桂枝化气行水；白术健脾燥湿；泽泻、茯苓、猪苓甘淡渗湿，畅利水道。

（2）下焦湿热

症状：头面与双足浮肿，甚至全身浮肿，纳呆，五心烦热，身热不扬，小便赤涩，尿色黄浊。舌苔白黄，脉数。

病机：肾合膀胱，同属下焦，下焦感受湿热，湿遏热郁，肾与膀胱失开阖、气化之职，水液泛溢，则出现头面、双足甚至全身浮肿。纳呆、五心烦热、身热不扬、尿黄、舌黄、脉数为湿热阻滞之象。

治法：清热除湿，利水消肿。

方药：通苓散。方以车前子、木通、茵陈、瞿麦清热除湿；以四苓散利尿消肿。腰痛甚，小便混浊，为浊湿阻滞尿道，去白术，加黄柏、苍术、土茯苓、草薢解毒除湿；小便带血，为热伤阴络，加茅根、生地、小蓟清热止血；面热、头眩、失眠、腰酸、脉弦数，为湿热日久伤及肾阴，肝阳偏旺，加菊花、钩藤、石决明镇肝潜阳。

（3）肾阳不足

症状：周身浮肿，腰痛膝软，畏寒肢冷，小便不利或夜尿特多，舌质淡白，两尺脉弱。若阳复肿消，则可呈现面目微肿，头昏耳鸣，少寐健忘，遗精盗汗等阴虚之候。

病机：人体水液的气化、输布，主要由肾阳的蒸腾、推动来完成，若肾阳虚衰，则水液的气化失常，出现周身浮肿、腰痛膝软、小便不利或夜尿特多等症；畏寒肢冷、舌质淡白、脉虚弱均为阳虚之候。

治法：温肾行水。

方药：《济生》肾气丸。本方为《金匮》肾气丸加牛膝、车前子而成，有温补肾阳、化气行水之力。本证水肿，除济生肾气丸之外，《金匮》肾气丸和真武汤亦属常用方药，当因证选用。

（4）浊邪上逆

症状：肿满不减或肿消之后，出现神情淡漠，嗜睡不食，甚则神志昏迷，恶心欲吐或呕吐清涎，头晕头痛，胸闷肢冷，神疲面白，少尿或无尿。舌淡苔腻，脉细弱。

病机：浊阴内盛，上扰神明，轻则嗜睡不食，甚则神昏谵语；浊阴不降，清阳不升，胃气上逆，则恶心呕吐，头晕头痛，苔腻；阴寒内盛，阳气不能外达，则四肢逆冷。本证候多为水肿经久不愈或肿虽消，浊毒未清，肾气衰败，演变而成的危急重症。

治法：化浊降逆。

方药：温脾汤加减。方中附子片、党参温阳益气化湿；陈皮、茯苓、厚朴、生大黄化湿导浊下行。若阴阳俱虚，出现恶心呕吐、神志不清、面色不华、呼吸微弱、汗出肢冷、二便自遗、舌淡苔腻、脉微欲绝，应回阳救脱、益气敛阴，方用生脉散合《济生》肾气丸。

若内热较甚，身热呕吐，神昏谵语，鼻衄或牙龈出血，舌质红，苔黄燥，脉数有力，治宜清热凉血，降逆和胃止呕，方用黄连温胆汤合犀角地黄汤加大黄。

5. 肝水　气滞水停。

症状：胁肋满痛，脘腹痞满，肢体或全身水肿，纳食减少，嗳气不舒，面色、爪甲淡白无华，小便短少。舌淡，脉弦。

病机：肝失疏达，则气滞水停，胁肋胀满；肝木侮土，运化呆滞，故食少嗳气；脾病则气血的化源不足，故面色爪甲白；舌质淡、脉弦为肝郁气滞之征。

治法：疏肝理气，除湿散满。

方药：柴胡疏肝散合胃苓汤。前方疏肝解郁，理气止痛；胃苓汤燥湿散满，利水消肿。若胁腹胀满较甚，可佐入木香、香附、青皮、谷芽、麦芽等健脾理气之品；气病及血而见胁肋刺痛、舌有瘀点、脉细涩者，可加桃仁、红花、虫、丹参、郁金等活血散瘀；倦怠乏力，少气懒言，气虚较甚者，加党参、黄芪、黄精以益气；畏寒、肢冷、便溏阳虚者，加附子片、干姜、补骨脂等以温阳；口苦，小便黄，为气郁化热，加茵陈、虎杖、黄连等清热利湿。

## 五、其他

（1）木香散：木香、大戟、牵牛子各等份，研为细末，每次用糖开水冲服 3 ~ 6g。此方多用于体实病实之证，一般以一泄为宜。

（2）大枣 150g，锅内入水，以上没四指为度；用大蓟并根苗 30g，煮熟为度，去大蓟吃枣，分 4 ~ 6 次服，每日 2 ~ 3 次。

以上两方，均用于消肿，使用时要注意攻补兼施，中病即止。

（3）卢氏消肿方：牵牛子 130g，红糖 125g，老姜 500g，大枣 62g。共研细末，泛丸，分 3 日服完，每日 3 次，食前服。本方能促使水邪从肠道排出，对于肾病水肿，消肿效果较好。

（4）益母草，晒干，125g，加水 800mL，煎至 300mL，去渣分 4 次服，隔 3 小时服 1 次。小儿酌情减量。本方用于肾病水肿，小便不通，尿血等。

（5）福寿草（又名冰凉花）碾成粉剂，每次服 25 毫克，每日 1 ~ 3 次。用于心水肿漫有效。但使用时要严格掌握剂量，过量可出现恶心呕吐，多汗，腹痛，头昏眩晕，视物不清，心慌等中毒症状。

（6）商陆 15g，绿豆 30 ~ 50g，煮熟去商陆，常服。本方适用于有热象的水肿患者，但应注意毒副反应的发生，一般不宜长用。

（7）加味鲤鱼汤，鲤鱼 1 条（约 500g），生姜 31g，葱 62g，炖汤不放盐，喝汤吃鱼。本方适用于气血虚弱患者，对邪浊上逆之肾水慎用。

（8）鳝鱼 500g，鲜薤白 120g，炖汤不放盐，喝汤吃鱼。本方适用于气血虚弱患者，对邪浊上逆之肾水慎用。

（9）黄芪 30 ~ 60g，煎服每日 1 剂。有利尿消肿，消除蛋白尿作用。

（10）益肾汤：当归、川芎、赤芍、红花各 10 ~ 15g，丹参 15g，桃仁 9g，益母草、金银花、白茅根、板蓝根、紫花地丁（或蒲公英）各 30g，水煎服。适用于肾炎水肿，有出血倾向等符合有瘀血表现者。本方在消除蛋白和恢复肾功能方面有一定疗效。

（11）清热解毒方：金银花、连翘、射干、赤芍、玄参、地肤子、白茅根、白鲜皮、玄参、蚤休、蒲公英。适用于水湿内蕴，郁久化热；或外感风热毒邪；或服温燥药与激素后，出现湿热表现，如咽喉干痛，唇舌干红，苔黄腻，面部或皮出现红色皮疹者等有一定疗效。

# 第五节　关格

## 一、定义

这一病症通常以小便不通畅、患者呕吐难止为主要表现特征。中医来看小便不通名曰日关，呕吐不止则为日格，两者并见则为日关格。关格通常的起病都比较缓慢，患者之前都有淋证、消渴等慢性病发展史，逐渐出现了疲倦乏力等情况，尿量减少，呕吐不止，口气较重。关格的晚期症状当中有抽搐、尿闭等。

另有所述以大便不通兼有呕吐而亦称为关格者，不属本篇讨论范围。

## 二、病因病机

关格是小便不通、呕吐和各种虚衰症状并见的病证，此由多种疾病发展到脾肾衰惫，浊邪壅塞所致。临证表现为本虚标实，寒热错杂，三焦不行，进而累及其他脏腑，终致五脏俱伤，气血阴阳俱虚。

1. 脾肾阳虚　水无源；或因劳倦过度，久病伤正，年老体虚，以致肾元亏虚，命门火衰，肾关因阳微而不能开。脾肾俱虚，脏腑失养，故见神疲乏力，面色无华，纳呆泛恶，腰膝酸软，尿少或小便不通。脾肾阳气衰微，气不化水，阳不化浊，则湿浊益甚。末期精气耗竭，阳损及阴，而呈阴阳离决之势。

2. 湿浊壅滞　脾肾虚损，饮食不能化为精微，而为湿浊之邪。湿浊壅塞，三焦不利，气机升降失调，故上而吐逆，下而尿闭。若属中阳亏虚，阳不化湿，湿浊困阻脾胃，则肢重乏力，纳呆呕恶，腹胀便溏，舌苔厚腻。若湿浊久聚，从阳热化，湿热蕴结中焦，胃失和降，脾失健运，则脘腹痞满，纳呆呕恶，口中黏腻或见便秘。浊毒潴留上熏，则口中秽臭或有尿味。湿浊毒邪外溢肌肤，症见皮肤瘙痒或有霜样析出。湿浊上渍于肺，肺失宣降，肾不纳气，则咳逆倚息，短气不得卧。

3. 阴精亏耗　禀赋不足，素体阴虚或劳倦久病，精气耗竭，阳损及阴，以致肾水衰少，水不涵木；水不济火，心肾不交；心脾两虚，水谷精微不化气血，则面色萎黄，唇甲色淡，心悸失眠；肝血肾精耗伤，失于滋养，则头晕耳鸣，腰膝酸软；阴虚火旺，虚火扰动，则五心烦热，咽干口燥。肾病日久累及他脏，乃至关格末期阴精亏耗，浊毒泛溢，五脏同病。肾病及肝，肝肾阴虚，虚风内动，则手足搐搦，甚则抽搐；肾病及心，邪陷心包，心窍阻闭，则胸闷心悸或心胸疼痛，甚则神志昏迷。

4. 痰瘀蒙窍　脏腑衰惫，久病入络，因虚致瘀或气机不畅，血涩不行，阻塞经脉，加之湿邪浊毒内蕴，三焦壅塞，气机逆乱，以致痰浊瘀血上蒙，清窍闭阻，神机失用，则神昏谵语，烦躁狂乱或意识蒙眬。

5. 浊毒入血　痰瘀痹阻，脉络失养，络破血溢；或湿浊蕴结，酿生毒热，热入营血，血热妄行，以致吐衄便血。此乃脾败肝竭，关格病进入危笃阶段。

6. 毒损肾络　失治误治，未能及时纠偏，酿生浊毒；或久服含毒药物，以致药毒蓄积，侵及下焦，耗损气血，危害肾络，进而波及五脏。

## 三、诊断与鉴别诊断

### （一）诊断

1. 发病特点　患者多有水肿、淋证、癃闭、消渴等基础病史，渐进出现关格见症。部分患者亦可由于急性热病、创伤、中毒等因素而突然致病。

关格一般为慢性进程，但遇外感、咳喘、泄泻、疮疡、手术等诱因引发，可致病情迅速进展或恶化。

2. 临床表现　关格临床表现为小便不通、呕吐和各种虚衰症状并见，兼症极为复杂。一般而言，关格前期阶段以脾肾症状为主，后期阶段则渐进累及多脏，出现危候。

早期阶段：在原发疾病迁延不愈的基础上，出现面色晦暗，神疲乏力。白天尿量减少，夜间尿量增多。食欲不振，恶心欲呕，晨起较为明显，多痰涎或有呕吐。部分患者可有眩晕、头痛、少寐。舌质淡而胖，边有齿印，舌苔薄白或薄腻，脉沉细或细弱。

中末期阶段：早期阶段诸般症状加重乃至恶化，恶心呕吐频作，饮食难进，口中气味臭秽，甚至有尿味。尿量减少，甚至少尿或无尿。或见腹泻，一日数次至十数次不等，或有便秘。皮肤干燥或有霜样析出，瘙痒不堪，或肌肤甲错，甚则皱瘪凹陷。或有心悸怔忡，心胸疼痛，夜间加重，甚至不可平卧。或胸闷气短，动则气促，咳逆倚息，面青唇紫，痰声辘辘。或有肢体抖动抽搐，甚至瘛疭。或有牙宣、鼻衄、咯血、呕血、便血、皮肤瘀斑、月经不调。或烦躁不宁，狂乱谵语，意识朦胧。或突发气急，四肢厥逆，冷汗淋漓，神志迷糊，脉微欲绝等等。本证阶段患者脉象以沉细、细数、结或代为主。

### （二）鉴别诊断

1. 走哺　走哺以呕吐伴有大小便不通利为主症，相似于关格。但走哺一般先有大便不通，继之出现呕吐，呕吐物多为胃中饮食痰涎或带有胆汁和粪便，常伴有腹痛，最后出现小便不通。故属实热证，其病位在肠，与关格有本质的区别。两者相比，关格属危重疾病，预后较差。

2. 转胞　转胞以小便不通利为临床主要表现或有呕吐等症。但转胞为尿液潴留于膀胱，气迫于胞则伴有小腹急痛，其呕吐是因水气上逆所致，一般预后良好。

## 四、辨证论治

### （一）辨证要点

1. 判断临床分期　虚证作为关格的主要早期病症，脾肾阳虚、气阴两虚、脾肾气虚等临床表现比较明显，由于原发病变不同及个体差异，部分患者可见阴虚证。此时兼有浊邪，但并不严重。把握前期阶段对疾病预后至关重要，须有效进行病情控制，促进终末期病程的延缓。否则容易阳损及阴，使正气衰败，促进浊邪弥漫。在疾病后期，关格症虚实兼夹，病变脏腑已经从患者脾肾到达其他器官，例如，肝、肺、心等，潴留浊邪，壅滞三焦，病情逐渐恶化，最终导致厥脱危象出现，耗尽阴精，导致孤阳离别。

2. 详审原发病证　结合中医临床规律，原发疾病对脏腑虚损程度具有很大的影响。原发病与继发病之间的关系为标本，因为病因的差异性，对脏腑阴阳气血导致差异性的程度损伤，使化寒，使阳伤，化热导致阴伤，在疾病晚期发展中，因为机体内在基础不稳定，导致不同证候趋向的出现。例如，对于因为反复发作水肿而引起的关格，大多数原因为脾肾阳虚，很少有单纯病因为阴虚；因迁延淋证而导致的关格疾病，因为病发于下，使湿热焦，热可用湿化，热可伤及阴，因此常常观察到阴虚病症。对于癃闭导致的关格疾病，转归存在很大的差异性。癃闭的病因相对比较复杂，有的因为六淫疫毒，有的因为情志劳倦，还有其他的湿热、瘀血、气结等，都波及三焦。通常来看，因为进起病促进虚性癃闭而诱发关格疾病的患者，阳虚、气虚为首要病症，其他原因导致的关格疾病，热寒夹杂、阴阳两虚。胃热、肺燥、肾虚为消渴的重要病理基础，随着病程的不断延伸，将会导致耗气血、伤阴津，出现关格症的阶段，大多数表现为气阴两伤，阴阳两虚。

3. 区别在气在血　早期关格发病阶段，主要病症为气分，在后期发病阶段转化为血分。要想准确区别关格在气在血，需要通过脉症，其中需要注意两个要点：一是风寒夹杂、风热、寒湿、湿热等各种诱发因素，病在上焦肺卫和中焦脾胃者，多在气分。可伴有发热，恶寒，或咽喉干痛，咳嗽痰黄，或尿痛淋漓，或泄泻腹胀等等。若病及心肝，为血分。二是在外邪有无的条件下，只要观察到各种出血症状，则病为气分，让气血更加虚弱，并耗竭脾肾。

4. 明辨三焦病位　对于病情严重的关格，因为存在复杂的证候，因此，辨证论治三焦病位，是治疗关格的重要问题。关格疾病发展到后期，因为浊邪对整体上中下三焦脏腑进行侵犯，且存在侧重性，导致预后的不同。中焦受浊邪侵犯，为关格症的必须症，同时也伴随着胃、脾受浊邪侵犯的病症。倘若并在心肺上焦，气急为主要临床表现，杜绝平卧，呼吸略显低微，且胸痛心悸，甚至出现谵语神昏的状态。如果下焦肝肾受浊邪侵犯，临床上常常以形体寒冷、肢体冰凉为主，焦灼不安，四肢厥逆，主要特征为抽搐瘛疭。

在后期阶段的关格症发展中，通过对三焦病位的观察，可以提前了解疾病转归。对于阳损偏向者，命门火衰为主要特征，不能滋润脾土，所以先观察到脾败，而后再观察到肝竭；阴损偏向者，大多数为肾阴枯竭，内窜肝风，所以先观察到肝竭，后观察到脾败。而对于肺绝、心绝，多见于肝竭或者脾败之后。若上、下焦受浊邪侵犯，关格就会步入危重过程，随时会有阴阳离的危象。

### （二）治疗原则

1. 治主当缓，治客当急　本病脾肾衰惫为其本，浊毒内聚为其标。前者为主，后者为客。脏腑虚损为渐进过程，不宜竣补，而需长期调理，用药刚柔相兼，缓缓图之。湿浊毒邪内蕴，宜及时祛除继发诱因，尽力降浊排毒，以防发生浊毒上蒙清窍，阻塞经脉，入营动血或邪陷心包之变。

2. 虚实兼顾，把握中焦　补泻两难是关格的主要疾病特征。结合病程发展的基本规律，对于关格的早期治疗，补虚为重，化浊以辅；在病情后期，浊邪弥漫，正气衰败，治疗宜兼顾虚实，用药方面讲究灵活性。在临床上，关格波及三焦脏腑，然浊毒壅滞中焦在整个病程中贯穿始终，因此掌握中焦，这是治疗的主要原则。上下交损，当治其中。其时患者尽管正气虚衰，若强用补益亦难以受纳，且更易滋生邪实，导致病情加重。因此要重点保护脾胃，使浊化逆降，有效促进呕恶缓解，激发食欲，才能为下一步治疗提供条件。

### （三）分证论治

1. 脾阳亏虚　如下所述。

症状：纳呆恶心，干呕或呕吐清水，少气乏力，面色无华，唇甲苍白，晨起颜面虚浮，午后下肢水肿，尿量减少，形寒腹胀，大便溏薄，便次增多。舌质胖淡，苔薄白，脉濡细或沉细。

病机：脾阳不振，气血生化无源，气不足则少气乏力；血不足则面色无华，唇甲苍白；中运失健，湿浊内生，则尿少水肿，腹胀便溏；浊邪上逆，则恶心呕吐；脉濡细，苔薄舌质淡为脾阳虚的征象。

治法：温中健脾，化湿降浊。

方药：温脾汤合吴茱萸汤。方中附子、干姜温运中阳，人参、甘草、大枣益气健脾，大黄降浊，吴茱萸温胃散寒，下气降逆，生姜和胃止呕。本方为补泻同用之法，适用于脾胃虚寒，浊邪侵犯中焦，以致上吐下闭者。大黄攻下降浊是权宜之计，以便润为度，防止久用反伤正气。此外，人参的选用应注意原发病的内在基础，如关格由水肿发展而来，以红参为宜；若关格的本病为淋证、癃闭、血尿、肾痨，为阴损及阳，兼有湿热者，选用白参较为适当。阳虚水泛而为水肿者，治宜健脾益气，温阳利水，化裁黄芪补中汤或防己黄芪汤，以人参、黄芪益气补中，白术、苍术、防己健脾燥湿，猪苓、茯苓、泽泻、陈皮利水消肿，甘草和中。其中，生黄芪益气利水而无壅滞中满之弊，治疗水肿较为适宜。脾虚湿困而泛恶者，可用理中丸加姜半夏、茯苓利湿和胃。若湿抑中阳较著，可加用桂枝，师《金匮要略》防己茯苓汤法。

2. 肾阳虚衰　如下所述。

症状：腰酸膝软，面色晦滞，神疲肢冷，下肢或全身水肿，少尿或无尿，纳呆泛恶或呕吐清冷。舌质淡如玉石，苔薄白，脉沉细。

病机：下元亏损，命门火衰，脏腑失于温煦濡养，则腰酸膝软，面色晦滞，神疲肢冷，舌淡，脉沉而细；肾阳衰微，气不化水，阳不化浊，则湿浊潴留，壅塞水道，泛滥肌肤而为水肿；肾关因阳微而不能开，则少尿或无尿。

治法：温补肾阳，健脾化浊。

方药：《济生》肾气丸化裁。方中肉桂、附子温补肾阳，地黄、山药、山茱萸滋养脾肾，茯苓、丹皮、泽泻、车前子、牛膝化湿和络，引药下行。肾阳亏损而水肿较重者，选用真武汤。兼有中焦虚寒者，配伍干姜、肉豆蔻、吴茱萸温运中阳。呕吐明显者，加用生姜、半夏。肾阳虚衰者，往往肾阴亦亏，在应用温肾药时，应了解关格的原发疾病以及肾阴、肾阳虚损的情况。若原发疾病有湿热伤阴基础乃至阴损及阳，温肾药物宜选用淫羊藿、仙茅、巴戟天等温柔之品或选用右归饮，寓温肾于滋肾之中。若肾脏畸形，命火衰微，水湿潴留于肾，以致肾脏肿大，腹部癥积者，治宜温补肾阳，同时配伍三棱、莪术、生牡蛎、象贝母等活血祛瘀软坚之品。

3. 湿热内蕴　如下所述。

症状：恶心厌食，呕吐黏涎，口苦黏腻，口中气味臭秽，脘腹痞满，便结不通。舌苔厚腻，脉沉细或濡细。

病机：脾胃受损，纳化失常，湿浊内生，壅滞中焦。湿浊困脾，则脘腹痞满，纳呆厌食，舌苔厚腻，脉沉细或濡细；浊邪犯胃，胃失和降，故恶心呕吐；湿浊化热，则口苦黏腻，口中气味臭秽，便结不通。

治法：清化湿热，降逆止呕。

方药：黄连温胆汤化裁。方用陈皮、半夏、竹茹、枳实、茯苓、黄连清化湿热，配用生姜降逆止呕。浊邪犯胃，和胃降逆化浊法的常用方剂尚有小半夏汤、旋覆代赭汤等，后者降逆止呕的作用较强。亦可加大黄通导腑气，使浊邪从大便而出。

4. 肝肾阴虚　如下所述。

症状：眩晕目涩，腰酸膝软，呕吐口干，五心烦热，纳差少寐，尿少色黄，大便干结。舌淡红少苔，脉弦细或沉细。

病机：阴精亏耗，肾水衰少，水不涵木，肝肾失于滋养，则眩晕目涩，腰酸膝软，纳差少寐，舌淡红少苔，脉弦细或沉细；阴虚火旺，虚火扰动，则五心烦热，咽干口燥，尿少色黄，大便干结。

治法：滋养肝肾，益阴涵阳。

方药：杞菊地黄丸化裁。方用地黄、山茱萸滋养肝肾，山药补脾固精，茯苓、泽泻渗湿，丹皮凉肝泄热，枸杞子、菊花滋补肝肾，平肝明目。肝肾阴虚，肝阳偏亢，易引动肝风，可配伍钩藤、夏枯草、牛膝、石决明平肝潜阳，降泻虚火，以防虚风内动。本病兼夹湿热浊毒，用药不宜滋腻，以免滞邪碍胃。

5. 肝风内动　如下所述。

症状：头痛眩晕，手足搐搦或肢体抽搐，纳差泛恶，尿量减少，皮肤瘙痒，烦躁不安，甚则神昏痉厥癫痫，尿闭，舌抖或卷缩，舌干光红或黄燥无津，脉细弦数。

病机：关格末期，肾病及肝，肝肾阴虚，肝阳上亢，则头痛眩晕，舌干光红或黄燥无津，脉细弦数；浊毒阻闭心窍，则舌抖卷缩；浊毒泛溢，虚风内动，则肢体搐搦，皮肤瘙痒；阴分耗竭，阴不敛阳，阳越于外，故见烦躁不安，甚则神昏痉厥。

治法：平肝潜阳，息风降逆。

方药：镇肝息风汤化裁。方用龙骨、牡蛎、代赭石镇肝降逆；龟板、芍药、玄参、天门冬柔肝潜阳息风；牛膝引气血下行以助潜降；合茵陈、麦芽清肝舒郁。若出现舌干光红，抽搐不止者，宜用大定风珠，方用地黄、麦门冬、阿胶、生白芍、麻仁甘润存阴；龟板、鳖甲、牡蛎育阴潜阳；五味子配甘草，酸甘化阴，滋阴息风。

6. 痰瘀蒙窍　如下所述。

症状：小便短少，甚则无尿，胸闷心悸，面白唇暗，恶心呕吐，痰涎壅盛或喉中痰鸣，甚则神志昏蒙，气息深缓。舌淡苔腻，脉沉缓。

病机：脏腑衰惫，浊毒壅塞，气机逆乱，瘀血阻滞经脉，以致痰浊瘀血上蒙，清窍闭阻，神机失用，则诸症蜂起。

治法：豁痰化瘀，开窍醒神。

方药：涤痰汤化裁。本方适用于痰瘀蒙窍而偏于痰湿者，药方中含有陈皮、半夏、茯苓三味，具有化痰、躁湿、健脾功效；药方中含有的石菖蒲、竹茹、胆南星，具有开窍化痰功效。若属痰瘀蒙窍而偏于痰热者，用羚羊角熬成中药汤剂服用。该方中含有天竺黄、珍珠母、羚羊角、竹茹，具有化痰热功效；远志、石菖蒲有助于开窍化痰；丹皮、夏枯草有助于凉血清肝。以上二方化瘀力稍嫌不足，宜酌情配伍丹参、赤芍、蒲黄、桃仁、三七等化瘀之品。痰瘀浊毒内盛，上蒙清窍而致神昏者，治宜利气开窍醒神。可用醒脑静或清开灵静脉滴注或鼻饲苏合香丸。关格进入神昏危笃阶段，小便不通，治以开窍急救时，尤应注意禁用含毒药物，以免药毒蓄积，危害肾脏。

7. 浊毒入血　如下所述。

症状：烦躁或神昏谵语，尿少或尿闭，呕吐臭秽，或见牙宣、鼻衄、咯血、呕血、便血、皮肤瘀斑，或有发热，大便秘结。舌干少津，脉细弦数。

病机：关格进入危笃阶段，肾病及心，邪陷心包，或脾败肝竭，浊毒入营动血，络破血溢，以致吐衄便血，烦躁神昏。

治法：解毒化浊，宁络止血。

方药：犀角地黄汤、清官汤化裁。适用于痰浊化热，热入血分而致鼻衄、咯血等出血证。组方宜以水牛角、生地黄、赤芍等解毒清热、凉血止血为主药或酌情配合应用至宝丹或紫雪丹。治疗血证，要掌握“治火、治气、治血”基本原则，酌情选用收敛止血、凉血止血、活血止血药物。严密观察病情变化。

8. 阳微阴竭　如下所述。

症状：周身湿冷，面色惨白，胸闷心悸，气急倚息不能平卧或呼吸浅短难续，神昏尿闭。舌淡如玉，苔黑或灰，脉细数，或结或代，或脉微细欲绝或沉伏。

病机：肾者元气之根，水火之宅，五脏之阴非此不能滋，五脏之阳气非此不能发。肾阳衰微，阳损及阴，阴耗血竭，阴不敛阳，虚阳浮越，终至阳微阴竭，气脱阳亡，阴阳离决。

治法：温扶元阳，补益真阴。

方药：地黄饮子化裁。方用附子、肉桂、巴戟肉、肉苁蓉、地黄、山茱萸温养真元，摄纳浮阳；麦门冬、石斛、五味子滋阴济阳；石菖蒲、远志、茯苓开窍化浊。若出现呼吸缓慢而深，肢冷形寒，汗出不止，命门耗竭者，急宜温命门之阳，参附注射液静脉滴注。若正不胜邪，心阳欲脱，急用参麦注射液静脉滴注敛阳固脱。

凡浊邪侵犯上焦心肺或下焦肝肾，为关格进入末期危重阶段，口服药物无法受纳者，应采用中西医结合的方法进行抢救。

## 五、其他

1. 单方验方　如下所述。

（1）冬虫夏草：临床一般用量 3 ~ 5g，水煎单独服用或另煎兑入汤剂中，亦可研粉装胶囊服用。20 日为一个疗程，连服 3 ~ 4 个疗程。

（2）地肤子汤：地肤子 30g，大枣 4 枚，加水煎服，每日 1 剂，分 2 次服完。具有清热利湿止痒功效，适用于关格皮肤瘙痒者。

2. 针灸治疗　主要选穴为中脘、气海、足三里、三阴交、阴陵泉、肾俞、三焦俞、关元、中极、内关。每次选主穴 2 ~ 3 个，配穴 2 ~ 3 个。可根据病情需要选择或增加穴位。虚证用补法，实证用泻法，留针 20 ~ 30 分钟，中间行针 1 次，每日针刺 1 次，10 次为一个疗程。

3. 灌肠疗法　降浊灌肠方：生大黄、生牡蛎、六月雪各 30g，浓煎 200 ~ 300mL，高位保留灌肠。2 ~ 3 小时后药液可随粪便排出。每日 1 次，连续灌肠 10 日为一个疗程。休息 5 日后，可再继续一个疗程。适用于关格早中期。

4. 药浴疗法　药浴方：由麻黄、桂枝、细辛、附子、红花、地肤子、羌活、独活等组成。将药物打成粗末，纱布包裹煎浓液，加入温水中，患者浸泡其中，使之微微汗出，每次浸泡 40 分钟，每日 1 次，10 ~ 15 日为一个疗程。

# 第九章

# 风湿病证

## 第一节　行痹

### 一、概述

行痹又称风痹，是指卫阳不固，风邪入侵，以致经络闭阻，气血运行不畅，出现以肌肉、筋骨、关节游走性酸胀疼为主要特征的一种病证。本病多发于春季，初次发病以青少年多见。迁延日久，可出现心、肾病症，严重者危及生命。西医学中风湿热（风湿性关节炎）、风湿性多肌痛症、过敏性紫癜及类风湿关节炎初期、纤维织炎、坐骨神经痛、系统性红斑狼疮、骨关节炎等其他风湿类疾病，出现类似行痹的临床表现时，可参照本节辨证论治。

行痹首见于《素问·痹论》。该篇曰："风寒湿三气杂至，合而为痹也，其风气胜者为行痹……"，认为"粗理而肉不坚""风寒湿三气杂至"为行痹基本病因病机，介绍了针刺治疗的方法，并指出"风气胜者""其人易已"，阐明了其预后转归。

近现代医家对行痹病因病机及治则治法的观点大致相同，认为行痹为卫阳不固，风邪入侵所致，以肌肉，筋骨、关节游走性疼痛为特征，治当以祛风通络、养血和营为主。

### 二、病因病机

行痹的主要病因是风邪，以风寒、风湿致病为多见。但有遇疾风暴雨而不病者，提示行痹的发病除外邪侵袭之外，尚与人体卫外能力的强弱有关。如营卫不和，卫阳不固，腠理空虚，则风邪夹寒、夹湿侵入人体经络、筋骨、关节，阻滞气血，发为本病。

#### （一）卫阳不固

营卫不和，则卫阳不固，腠理空虚，风邪乘虚而入，闭阻经络、血脉，则成行痹。

#### （二）风邪入侵

摄生不慎而遇气候骤变，风邪入侵，经络气血痹阻发为行痹。风为阳邪，其性向上，故致病多发于肩背上肢等处；风善行而数变，故疼痛游走不定。风邪夹寒或湿入侵分别形成行痹之风寒证、风湿证。痹病日久，邪滞经络，蕴郁化热，而成行痹之热证或寒热错杂证。

#### （三）精血亏虚

或先天不足，或素体虚弱，或失治误治，致外邪深入，肝肾受损，则成虚实夹杂之行痹。日久，邪郁留滞，耗伤正气，精血亏虚愈甚，筋骨、关节失养，致病情加重。同时，精血内虚，使营卫不和尤甚，卫外失固，外邪反复入侵，导致病程缠绵。

#### （四）风痰阻络

或素体肥胖，痰浊内盛；或风寒湿邪痹阻经络气血，气机不利，津液输布障碍，津凝为痰；复感风邪，风浊流注经络，阻滞气血，发为痹病。

总之，行痹发病多因营卫不和，卫阳不固，卫外失用，腠理空疏，或精血亏虚，风邪夹寒、夹湿、夹热、夹痰流注经络关节，气血运行不畅所致。其病位在经络、关节、肌肉。因致病以风邪为主，风性升发，故常以上肢、肩背部受累多见；风善行数变，故起病急，流窜游走，痛无定处，患无定所。气候骤变之时，邪得外援而行痹复发或加剧。本病日久不愈，可病及血脉、筋骨，或复感于邪，可累及心、肾等脏，出现相应的心、肾病证。

本病初起以邪实为主，风寒、风湿、风痰为患，寒、湿、痰可兼夹为病；邪蕴日久可化热，出现类似热痹的表现；病程迁延，正气日耗，肝肾不足，精血亏损，病性虚实夹杂，疾病后期可见以虚为主的证候。行痹因风邪致病，风性来之较急，去之较易，故患病之初，应及时诊断，确立证候，合理用药，邪去正安，其病常可迅速向愈。若失治、误治而致病邪深入，或痹久不愈，复感外邪，内舍其合，患者于脏，虚实夹杂，致病情缠绵，严重者可并发他病而危及生命。

## 三、诊断与鉴别诊断

### （一）诊断要点

（1）有感受风邪病史，初起常有恶风、发热等症。

（2）肢体肌肉关节酸痛，尤以痛处游走不定更具特征性。

（3）疼痛部位以上肢及肩背部为主，

（4）可出现关节肿大，屈伸不利。

（5）舌苔薄白，脉浮缓或弦细。

### （二）鉴别诊断

行痹应与痛痹、着痹、热痹、肌痹、历节等相鉴别。

1. 痛痹　行痹与痛痹均有关节疼痛，但痛痹以寒邪为主，疼痛较剧，痛处固定，遇寒尤甚，得热痛减，全身症状呈寒象或阳气虚损表现；行痹以风邪为主，痛无定处，常见上肢及肩背受累。

2. 着痹　行痹与着痹均有关节肿胀疼痛，但着痹以湿邪为主，病程较长，肢体关节重着，常见腰以下关节重着疼痛；行痹以风邪为主，病程较短，痛处不定，常见腰以上各关节肿胀疼痛。

3. 热痹　行痹中邪化热可出现类似热痹的临床表现，但热痹起病退即见明显热象，痛处相对固定，关节触及发热，常涉及单关节或小关节；行痹在病程中可见热证，而痛无定处，常见多关节受累。

4. 肌痹　行痹与肌痹均可出现肌肉酸胀疼痛，但肌痹肌肉酸痛常呈对称性，以上臂及大腿肌肉受累为主，可见肌肉痿弱不用；行痹肌肉酸痛呈游走性，痛处不定，肌肉萎缩较少见。

5. 历节　行痹与历节均可出现关节疼痛，游走不定，但历节发病遍历关节，疼痛剧烈，日轻夜重，可出现关节僵硬变形；行痹主要表现为肌肉关节游走性疼痛，痛势较轻，不出现关节变形。

## 四、辨证论治

### （一）辨证要点

1. 辨虚实　行痹初起，肌肉关节游走性疼痛，关节屈伸不利，甚至红肿灼热，苔薄或腻，脉浮或弦，以邪气偏盛为主，属实证；行痹日久，乏力气短，面色少华，腰膝酸软，关节隐痛，舌淡苔少，脉细或伏，以正气虚弱为主，属虚证。

2. 辨兼夹　夹寒者，疼痛较重，疼痛部位更换较慢，其痛遇寒而剧，得热痛减，苔薄白，脉浮紧；夹湿者，肌肉及肢体关节肿胀沉重，苔薄腻，脉濡缓；夹热者，身热口渴，关节红肿，局部灼热，舌质红，苔薄黄，脉濡数或滑数；夹痰者，神倦多睡，饮食无味，肢体关节走窜疼痛，肢体麻木，苔腻，脉浮滑；夹瘀者，病程较久，局部刺痛，痛处渐趋固定，可见皮肤瘀斑，关节僵硬畸形，舌有瘀斑，脉细涩或结代。

3. 辨气血　气虚者，神疲乏力，少气懒言，饮食少进，较易感冒；血虚者，面色萎黄，或见面白，唇甲不荣，舌淡脉细。

4. 辨脏腑　脾肾阳虚者，关节冷痛，肢体不温，面浮肢肿，舌淡嫩或白腻，脉沉细；肝肾阴虚者，形体消瘦，头晕耳鸣，筋脉拘急，舌红苔少，脉细数。

## （二）分证论治

1. 风寒痹阻证　调摄不慎，冒风感寒，风寒入侵，痹阻经络气血，肌肉关节受累，发为本病。

证候：肌肉关节疼痛，游走不定，遇寒痛剧，得热痛减，关节屈伸不利，局部皮色不红，扪之不热，舌淡红，苔薄白，脉浮缓或弦紧。

治法：祛风散寒，温经通络。

方药：防风汤加减。防风 10g、茯苓 12g、秦艽 15g、葛根 12g、麻黄 10g、桂枝 10g、当归 10g、羌活 15g、甘草 4g、生姜 3 片、大枣 4 枚

加减：痛在上肢关节者，加白芷 12g、威灵仙 15g、川芎 10g；痛在下肢关节者，加独活 15g、牛膝 15g；以腰背关节为主者，加杜仲 15g、桑寄生 12g、续断 12g。

中成药：木瓜丸，祛风止痛片，寒湿痹颗粒。

分析：祛风散寒应与养血和血结合，切忌祛风过燥、散寒过峻，以免耗伤精血，致筋骨关节失养而病情缠绵。

2. 风湿痹阻证　居处潮湿，或涉水劳作，或汗后冲凉，风湿痹阻经络，气血不畅，发为行痹。

证候：肌肉关节游走性疼痛，局部肿胀重着，阴雨天尤甚，肌肤麻木不仁，或身微肿，小便不利，苔薄白或薄腻，脉濡缓。

治法：祛风除湿，通络止痛。

方药：蠲痹汤加减。羌活 15g、独活 10g、防风 10g、防己 10g、伸筋草 15g、川芎 10g、海桐皮 12g、桂枝 10g、海风藤 15g、白芷 10g、木香 10g、甘草 5g

加减：风甚加白花蛇 10g、山甲珠 10g；湿甚加薏苡仁 30g、苍术 6g；痛剧加川乌 12g、全蝎 4g；肢体麻木加路路通 10g、苏木 15g；上肢痛加威灵仙 15g、姜黄 10g；下肢痛加牛膝 12g、续断 10g；身肿者加泽泻 12g、茯苓 12g。

中成药：盘龙七片。

分析：祛湿与健脾结合，可明显提高疗效；燥湿不宜太过，以免伤阴。

3. 营卫不和证　起居失当，卫阳不固，腠理空疏，营卫不和，风邪入侵，正邪相争，气血失和，即发本病。

证候：肌肉关节疼痛，痛处不定，周身酸楚，肌肤不仁，恶风汗出，头项强痛，或发热微恶寒，舌淡红白，脉浮缓。

治法：调和营卫，祛邪通络。

方药：桂枝汤合玉屏风散加减。桂枝 10g、白芍 15g、甘草 5g、生姜 3 片、大枣 4 枚、黄芪 12g、防风 12g、白术 12g、秦艽 12g、海风藤 15g、独活 12g

加减：头项强痛加葛根 15g、羌活 15g；痛甚加全蝎 4g、细辛 3g。

中成药：天麻丸。

分析：营卫不和最易感受风邪，故药宜温服，药后覆被，调摄起居，其病向愈。

4. 血虚风痹证　产后血虚，或禀赋不足，或痹久伤脾化源不足，风邪乘虚而入，痹阻肌肉关节，发为本病。

证候：肌肉关节酸痛乏力，时轻时重，劳累后加重，肢体麻木或肌肉萎软，面黄少华，心悸气短，筋脉拘急，舌淡苔薄白或苔少，脉细弱。

治法：益气养血，舒筋通络。

方药：三痹汤或独活寄生汤加减。独活 15g、党参 12g、黄芪 15g、白术 10g、当归 10g、川芎 10g、白芍 12g、鸡血藤 15g、桂枝 10g、牛膝 12g、茯苓 12g、甘草 4g

加减：气血虚较甚加西洋参 10g、阿胶 10g、枸杞子 10g；肝肾不足加女贞子 12g、墨旱莲 12g、五加皮 10g；邪甚痛剧者加制川乌 10g、蜈蚣 4g、延胡索 12g。

中成药：痹祺胶囊，人参再造丸。

分析：此证宜扶正祛邪并用，扶正重于祛邪，忌动辄改方，应坚持守方治疗，根据病情适当加减。

5. 风痰阻络证　或素体痰盛，或脾虚痰浊内生，猝感风邪，风夹痰走窜，流注经络关节，痹阻气血，即成行痹。

证候：肌肉关节胀痛走窜，肢体麻木或有蚁行感，神倦多睡，或纳少恶心，舌淡红，苔薄腻，脉浮滑或弦。

治法：祛风逐痰，和络舒筋。

方药：指迷茯苓丸加减。姜半夏 12g、茯苓 12g、枳壳 10g、风化硝 6g、白芥子 10g、木瓜 15g、威灵仙 12g、穿山龙 15g、鸡血藤 15g、制南星 10g、地龙 10g、甘草 4g

加减：肢体麻木加伸筋草 15g、路路通 10g、乌梢蛇 10g；疼痛较甚加制草乌 12g、蜈蚣 4g；神倦多睡加藿香 10g、石菖蒲 10g；胃脘不适加怀山药 12g、白术 10g。

中成药：瘀血痹颗粒，小活络丸。

分析：行痹实证经治不愈，可从痰论治，常有奇效。

以上各型，若出现身热、口渴、局部红肿灼热、舌红、苔黄、脉数等类似于热痹的证候表现，可在辨证基础上合用宣痹汤或四妙散，或参照热痹论治；如出现皮肤青紫、皮下结节、痛如针刺、舌有瘀斑、脉结或代等瘀证表现，加桃仁、红花、土鳖虫、穿山甲；当病程迁延，复感外邪，内舍其合，出现心、肾等病证时，可按相应病证进行辨证论治。

## 五、其他治疗

### （一）单方验方

1. 养血祛风汤　当归 10g、酒白芍 10g、川芎 10g、防风 6g、秦艽 10g、陈皮 10g、桂枝 5g、羌活 5g、独活 5g、松节 10g。水煎服，日 1 剂，分 2 煎。适用于风寒、风湿痹阻证。行痹呈游走性疼痛，多由风邪所致。“治风先治血，血行风自灭”这是古代医家的临床经验，所以治风除用祛风药外，不定期要加养血药。根据“气为血帅”“血随气行”的道理，在应用血分药时，须加一二味气分药，才能使血分药发挥更大的作用。

2. 通痹汤　钻地风 30g，防风、当归各 12g，熟地黄、薏苡仁、鸡血藤各 15g，桂枝、全蝎各 9g，制乳香、制没药、生甘草各 5g，每日早晚各 1 剂，水煎服。适用于风寒、风湿痹阻证。

3. 行痹验方　汉防己 30g，麻黄 6g，黄芪 9g，每日 1 剂，用清水 5 碗煎成 2 碗，盛在暖水壶中作为饮料，随时进饮。适用于风寒痹阻证。

### （二）针灸治疗

1. 毫针　上肢取曲池、合谷、大杼、列缺，下肢取阳陵泉、足三里、环跳、昆仑，浅束泻法，日 1 次，10 次为 1 个疗程，适用于风寒痹阻证；先泻合谷、风池，次补复溜、然谷，配曲池、少商、涌泉等，日 1 次，5 次为 1 个疗程，适用于营卫不和证；取大杼、曲池、肾俞、足三里、三阴交、昆仑等穴，深刺透穴，留针 10 ~ 15 分钟，酌情温针，日 1 次，10 次为 1 个疗程，适用于脾肾两虚及气血两虚证。

2. 耳针　取肾、脾及患部相应压痛点，每次选 1 ~ 2 个穴，埋针 3 ~ 5 日，间日 1 次，3 ~ 5 次为 1 个疗程，适用于风寒或风湿痹阻证。

3. 拔罐　取穴同毫针穴位，或取疼痛部位，用梅花针重手法叩击，少量出血，然后用闭火法拔罐，隔日 1 次，5 ~ 7 次为 1 个疗程，适用于风寒、风湿痹阻证。

### （三）外治法

1. 离子导入　将祛风、散寒、除湿中药如制川草乌、制乳香、制没药、威灵仙、羌活、独活、鸡血藤、海桐皮等，煎液浓缩萃取，制成含有中药有效成分的药物垫，运用中频脉冲治疗仪进行中药离子导入治疗，治疗部位可选关节局部或相关穴位。

2. 中药熏蒸　利用熏蒸治疗仪进行全身或局部中药熏蒸治疗。熏蒸方法：将中药放入熏蒸机煮药锅内，加水适量，以埋住药物而又不至于煮干为度，接通电源煮药，待汽箱内温度达40℃时，让患者裸体进入熏蒸机内，头伸出机外，汽箱内温度控制在37～42℃，每次20～30分钟。每日1次，10日为1个疗程。局部熏蒸则将中药蒸汽作用于患处即可。熏蒸处方：五加皮30g，乳香25g，没药25g，松节30g，威灵仙30g，马钱子20g，苏木30g，生草乌30g，鸡血藤20g。有严重心肺疾病者忌用。

3. 中药外敷与洗浴

用药：川乌、草乌各20g，血竭15g，乳香、没药各25g，细辛10g，白芷25g，川芎15g，樟脑20g，山柰20g，透骨草20g。外敷：将上述药物制成粉末，用陈醋调和，每部位外敷50g，用白胶布固定，保留8小时，每日1次，5日1个疗程。洗浴：将上述药物加水2 500mL，煮沸后倒入盆中，将患处先熏后浸浴，每日1次，5日1个疗程。

另外，红外线、紫外线、激光、超声、磁疗、冰疗、泥疗、沙疗、温泉浴等治疗措施，均可酌情选用。

### （四）饮食疗法

1. 苡米煲粥　用薏苡仁30～60g，加大米适量煮粥，调味服食，咸、甜均可。适用于风湿痹阻证。（《世医得效方》）

2. 五加皮酒以纱布2层包五加皮适量放入阔口瓶内，用米酒浸泡过药面，加盖密封3～4周后去渣，每天饮1～2次，每次15～30mL，或视各人酒量酌饮。适用于风寒、风湿痹阻证。（《本草纲目》）

3. 大枣人参汤　白参或西洋参10g，大枣5枚，放炖盅内隔水炖服，间日1次或每周2次，视病情而定。适用于精血亏虚证或气血两虚证。（《十药神书》）

4. 葱白粥煮米成粥，临熟加入葱白，不拘时服，食后覆被微汗。适用于风寒痹阻证。（《饮食辨录》）

5. 姜葱羊肉汤　羊肉100g，大葱30g，生姜15g，大枣5枚，白醋30g，加水适量，做汤1碗，日1次。适用于营卫不和证。（《痹病论治学》）

## 六、调摄

1. 克服恐惧心理，了解疾病发生发展的规律，树立信心，积极治疗，保持良好心态，做到有病早治、正规治疗、按疗程服药。

2. 注意防寒保暖，避免涉水冒雨，防止感冒，保持居处环境及衣被干燥，勿下冷水，阴雨天及气候变化时应注意局部保暖。

3. 饮食宜清淡易于消化，忌肥甘厚味，有热象者忌酒及辛辣煎炸之品。

4. 急性发作期，关节肿胀、疼痛剧烈，应注意休息，不宜剧烈活动；疼痛缓解，病情稳定后，宜适当锻炼，增强体质，提高机体对气候、环境因素变化的适应能力，同时维护关节功能。

## 七、转归预后

营卫不和及风寒风湿痹阻证多见于行痹初期，证情较轻，较易治愈。因失治、误治或调摄不当，常可转成慢性。或风寒湿邪胶结，缠绵不已；或邪郁化热成风湿热痹。但若坚持治疗，调摄得当，仍可治愈。若素体虚弱，加之患病日久，或反复感邪，则易耗伤正气，而成气血亏虚或肝肾阴虚或脾肾阳虚证。

素体强壮，感邪轻者，易于治愈，预后较好；素体虚弱，感邪重者，不易治愈，预后较差。行痹的转归与预后除取决于患者正气的强弱与感邪的轻重之外，尚与治疗是否及时有关。治疗及时者，容易治愈；治疗不及时或误治者，则易转成慢性而缠绵难愈。

# 第二节 痛痹

## 一、概述

痛痹是因正气不足，风、寒、湿邪以寒邪为主侵袭人体，闭阻经络，气血运行不畅，而引起肌肉、筋骨、关节发生疼痛，痛有定处，疼痛较剧，得热痛减，遇寒痛重，肢体拘挛、屈伸不利等为主的病证。本病四季气候骤降时均可发生，多发于冬季，发病年龄以中年居多，女性多于男性。

西医学的风湿性关节炎、类风湿关节炎、系统性红斑狼疮、硬皮病、多发性肌炎、坐骨神经痛、臂丛神经痛、增生性脊柱炎、颈椎病、跟痛症、骨性关节炎等多种风湿病病程中均可出现痛痹的临床特点，可参考本节辨证论治。

《内经》对痛痹已有精辟的论述。《素问·痹论》曰："风寒湿三气杂至，合而为痹也。……其寒气胜者为痛痹"。《素问·举痛论》曰："寒气客于经脉之中，与炅气相薄则脉满，满则痛而不可按"，又说"寒气客于脉外则脉寒，脉寒则缩蜷，缩蜷则脉绌急，绌急则外引小络，故卒然而痛"，进一步阐明寒主收引凝滞，致经脉缩蜷绌急拘挛而发急性疼痛。

## 二、病因病机

痛痹病因有内外正邪两类因素。外因多与气温骤降、寒凉涉水、触风冒雨、步履冰雪、久居寒湿环境等，致使风寒湿邪以寒邪为主侵入机体有关。内因则主要与脏腑阴阳失调、正气不足为决定性因素。其病机是正气亏虚，风寒湿邪以寒邪为主侵袭肌肉、关节、经络，气血痹阻而发生痛痹。

### （一）正气虚衰

正气不足是痛痹发生的内在根据，是其本；而风寒湿邪杂至以寒为主是痛痹发生的外在条件，是其标。

1. 营卫不和　卫循脉外，营荣脉中，人体防御功能与营卫关系密切。营卫不和则腠理疏松，卫外防御功能失常，风寒湿邪乘虚侵袭，邪阻经络，凝滞气血而引发痛痹。

2. 气血不足　此病发病女性多于男性，与女子经、孕、产、乳的生理有关。女子以血为本，经、孕、产、乳等以血为用，皆易耗血，气血互存互生，不足则卫外不固，腠理疏松。若起居不慎，调摄失宜，风寒湿邪乘虚侵袭，留滞肌肤、筋脉、经络、关节，闭阻血脉而成痛痹。

3. 阴阳失调　各种原因导致的阴盛阳衰，必然引起脏腑功能低下或失调，进而影响营卫气血津液的生成，使正气虚衰，抗邪能力下降，外邪乘虚内侵而发为痛痹。另一方面，阳气虚衰，阴气偏盛，寒自内生，感受风寒湿邪，多从阴化寒而为寒湿痹。

4. 肝脾肾亏虚　肾为先天之本，藏精而主骨。肝为罢极之本，藏血而主筋。脾为后天之本，气血生化之源，主肌肉四肢。若先天不足或后天失养或久病大病之后，元气未复，或起居不节，房劳过度，或负重劳损，或妇人、产妇失血过多等，皆可损伤肝脾肾三脏，使肾精、肝血、脾气不足，肌肉筋骨失养，外邪乘虚而入，而生痛痹。

### （二）外邪痹阻

《素问·痹论》曰："风寒湿三气杂至，合而为痹也……其寒气胜者为痛痹"，说明了外感风寒湿邪以寒气胜者为痛痹发病的外因。寒邪凝滞，湿性黏腻，同为阴邪最易相合，临床上寒湿痹阻亦是常见的病机与证候。

### （三）痰浊瘀血

痰浊和瘀血既是病理产物，又是致病因素。饮食不节致脾失健运，聚湿生痰；或跌仆闪挫、外伤术后等，可致气血凝滞。痰瘀互结滞留局部，阻遏气血，肌肉筋脉失养，机体御邪功能低下，风寒湿邪乘虚侵袭而发痛痹。《医门法律·中风门》曰："风寒湿三痹之邪，每借人胸中之痰为相授，故治痹方中，多兼用治痰之药"。《儒门事亲》认为，痹症乃"胸膈间有寒痰之故也"，并指出："必先涌去其寒痰，然后诸法皆效"。临证所见痹与痰瘀相夹比单纯风寒湿痹更为复杂严重。另外，风寒湿痹病程日久导致脏腑经络功能失调，遂生痰瘀，痰瘀与风寒湿交阻相夹成为新的致病因素，进一步阻闭脉络、蓄滞于骨骱，出现骨节肿大、僵硬变形或剧痛难忍等症。《医学传心录》所说：“风寒湿气传入肌肤，流注经络，则津液为之不清，或变痰饮，或瘀血，闭塞隧道，故作痛走注”。《类证治裁·痹证》在论述痹病日久不愈时更明确地指出“必有湿痰败血瘀滞经络”。

## 三、诊断与鉴别诊断

### （一）诊断要点

（1）本病多以肢体关节（颈、脊、腰、髋、肩、膝、肘、腕、踝、跖）疼痛、酸楚、麻木为主。

（2）腰脊、四肢关节及肌肉冷痛，以疼痛剧烈，痛处不移为特点。

（3）其痛遇寒痛重、得温痛减，局部皮色不红，肢体关节屈伸不利，形寒肢冷，昼轻夜重。

（4）舌质淡胖，苔薄白，脉弦紧。

### （二）鉴别诊断

本病应与行痹、着痹、热痹、肌痹、脉痹等相鉴别（见相关节）。

## 四、辨证论治

### （一）寒凝痹阻证

证候：肢体关节肌肉痛剧，遇寒痛增，得热痛减，痛处固定，昼轻夜重，甚则关节不能屈伸，痛处不红不热，形寒肢冷，舌淡苔白，脉弦紧。痛剧不移、得温痛减、遇寒痛重为本证辨证要点。

治法：温经散寒，通络止痛。

方药：乌附麻辛桂姜汤加减。制川乌 15g、熟附子 10g、干姜 10g、麻黄 10g、细辛 3g、桂枝 10g、甘草 6g。

加减：寒甚加制草乌 15g；痛偏上肢加羌活 15g、威灵仙 24g、千年健 15g；痛偏下肢加独活 15g、牛膝 18g、防己 24g；痛偏于腰加桑寄生 15g、杜仲 10g、续断 15g、淫羊藿 15g。

中成药：寒湿痹颗粒，尪痹颗粒，坎离砂，附桂风湿膏。

分析：此证是因人体阳气不足，寒邪侵袭为患。寒为阴邪，性凝滞，主收引，寒邪阻遏气血，经脉拘挛则疼痛。遇寒冷则凝滞收引，疼痛加剧，肢节屈伸不利；遇热则寒凝暂散，气血又复流通温煦，故痛减症缓。寒邪伤阳，阳气不足则形寒肢冷，脉弦紧、舌淡苔白，也属寒凝。方用制川乌、熟附子、干姜温经散寒止痛，麻黄、细辛、桂枝疏风散寒，甘草调和诸药，共奏温经散寒、通络止痛之功。

### （二）风寒痹阻证

证候：肢体关节冷痛，游走不定，遇寒痛增，得热痛减，局部皮色不红，触之不热，四肢拘急、关节屈伸不利，恶风畏寒，舌质淡黯，苔薄白，脉浮紧或弦缓。疼痛游走不定、遇寒痛增、得热痛减为本证辨证要点。

治法：祛风散寒，温经通络。

方药：乌头汤加减。制川乌 12g、麻黄 10g、黄芪 18g、白芍 15g、甘草 10g、蜂蜜 30g

加减：风胜加羌活 15g；痛以上肢为主加威灵仙 18g、川芎 10g；痛以腰背为主加杜仲 10g；痛以膝踝为主加独活 15g、牛膝 18g。

中成药：疏风定痛丸，伤湿止痛膏。

分析：风寒之邪侵袭肌体，闭阻经络、关节气血。风性善行，疼痛呈游走性。寒为阴邪，性凝滞主收引，使气血凝滞，阻遏更甚，故关节冷痛，屈伸不利，遇寒痛增。寒既属阴，故局部皮色不红，触之不热，恶风畏寒。舌质淡黯，苔薄白，脉弦紧或弦缓，为筋脉拘急风寒之征。方用川乌头、麻黄温经散寒，两药配合可搜剔入骨之风寒，为方中主药，辅以黄芪益气固卫，白芍养血，甘草、蜂蜜缓痛解毒。诸药相合，共奏祛风散寒，温经通络之效。本证亦可选用麻黄附子细辛汤加减；轻症可用《济生方》防风汤加减。

### （三）寒湿痹阻证

证候：肢体关节冷痛重着，痛有定处，屈伸不利，昼轻夜重，遇寒湿痛增，得温热痛减，关节肿胀，舌质淡胖，苔白滑腻，脉弦滑或沉紧。关节冷痛重着，痛有定处为本证辨证要点。

治法：温经散寒，祛湿通络。

方药：附子汤加减。制附子 15g、白术 15g、白芍 15g，茯苓 15g、人参 10g、肉桂 10g、细辛 3g、川椒 10g、独活 15g、秦艽 15g。

加减：寒甚加制川乌 10g；湿重加薏苡仁 15g、苍术 15g。

中成药：寒湿痹颗粒，尪痹颗粒，强筋健骨丸，盘龙七片。

分析：风寒湿外邪致痹，寒湿邪偏重形成寒湿痹阻证。寒为阴邪，性凝滞主收引，主疼痛，气血经脉为寒邪阻遏，不通则痛，故关节冷痛；遇寒冷则凝滞加重，故遇寒痛甚屈伸不利，遇热则寒凝渐散，气血运行，故得热则痛减；湿为阴邪，重浊黏滞，阻碍气机，故肢体重着，痛处不移；寒湿日盛，留于关节，故关节肿胀；舌质淡黯、舌体胖嫩、苔白腻、脉弦紧或弦缓等皆为寒湿之象。方中重用附子温经扶阳，祛寒湿止疼痛；白术、附子相伍能温散寒湿；参、附同用温补元阳；芍药、附子同用能温经和营止痛；茯苓利水渗湿；以大辛大热之肉桂、细辛、川椒配附子温散重症寒湿；独活、秦艽以祛风除湿，和血通络。诸药合用，共奏温经散寒、祛湿通络之功。本证亦可选用桂附姜术汤加减。

（四）风寒湿痹阻证

证候：肢体关节冷痛沉重，痛处游走不定，局部肿胀，关节屈伸不利，遇寒痛增，得温痛减，恶风畏寒，舌质黯淡，苔薄白或白腻，脉浮紧或弦缓。肢体关节冷痛沉重，痛无定处，遇风寒加剧，得温则减，为本证辨证要点。

治法：疏风散寒，祛湿通络。

方药：蠲痹汤加减。羌活 15g、独活 15g、肉桂 10g、秦艽 15g、海风藤 15g、桑枝 15g、当归 10g、川芎 15g、乳香 6g、广木香 6g、甘草 3g、细辛 3g、苍术 15g

加减：痛甚加威灵仙 20g、防己 15g；风偏胜加防风 15g，秦艽增至 20g；寒胜加制附子 10g；湿胜加防己 15g、薏苡仁 20g、萆薢 15g。

中成药：祛风止痛片，蕲蛇药酒，木瓜酒，五加皮酒。

分析：风性善行，则疼痛游走不定。寒为阴邪，易伤阳气，阻遏气血，经络不通，故冷痛。湿性重浊，阻遏气机，则肢体困重。肢体冷痛、重着，痛处游走不定，舌淡黯、苔薄白、脉浮紧，为风寒湿痹阻证主要特点。方用羌活、独活、桑枝、秦艽、海风藤祛风宣痹；肉桂、细辛温经通阳；苍术健脾燥湿；乳香、木香、川芎、当归理气活血；甘草调和诸药。全方共奏祛风散寒、除湿通络之功。本证亦可选用羌活胜湿汤加减，或用《圣济总录》海桐皮汤（海桐皮、防己、炮附子、肉桂、麻黄、天冬、丹参、生姜、甘草）。

### （五）痰瘀痹阻证

证候：痹病日久肌肉关节肿胀刺痛，痛处不移，关节变形，屈伸不利，肌肤紫黯，肿处按之稍硬、有硬结或有瘀斑，肢体顽麻，面色黯黧，眼睑浮肿，胸闷痰多，舌质紫黯有瘀斑瘀点，苔白腻，脉弦涩。关节刺痛、痛处不移、局部色黯肿胀有硬结瘀斑为本证辨证要点。

治法：活血行瘀，化痰通络。

方药：身痛逐瘀汤合二陈汤加减。桃仁 10g、红花 10g、川芎 6g、当归 10g、陈皮 15g、半夏 10g、茯苓 15g、没药 6g、五灵脂 10g、地龙 15g、秦艽 15g、羌活 15g、怀牛膝 18g、甘草 6g。

加减：痰留关节，皮下结节，加制南星 10g、白芥子 10g 以豁痰利气；如痰瘀不散，疼痛不已，加炮山甲 10g、白花蛇 1 条、蜈蚣 2 条、土鳖虫 10g，以搜风散结，通络止痛；痰瘀痹阻多损伤正气，若神疲乏力，面色不华，可加党参 18g、黄芪 24g；肢凉畏风冷者，加桂枝 10g、制附子 10g、细辛 3g、防风 10g 以温经通痹。

中成药：瘀血痹颗粒，大活络丸，小活络丹。

分析：痰瘀即瘀血与痰湿互结而成，二者交结留阻经络、关节、肌肉，故肌肉关节肿胀刺痛。痰瘀留于肌肤，则见痰核结节或瘀斑；深入筋骨，致骨变筋缩，久则关节僵硬畸形。痰瘀阻滞，经脉肌肤失荣，故顽麻不仁，面色黧黑。舌质紫黯或瘀斑瘀点、脉弦涩为血瘀之象；目睑浮肿、胸闷痰多、困倦乏力、苔白腻，为痰湿为患。方用桃仁、红花、川芎、当归活血化瘀兼养血；二陈汤燥湿化痰；没药、五灵脂、地龙、香附活血祛瘀、理气通络：秦艽羌活祛风除湿通关节；羌活善祛上肢风寒湿，怀牛膝活血通络，引血下行，补肝肾强筋骨；甘草调和诸药。诸药合用，可治痹久不愈，痰瘀互结，疼痛不已。

### （六）肝肾阴虚证

证候：腰膝酸软而痛，关节冷痛，关节肿胀甚至变形，屈伸不利，骨节烦痛，入夜愈甚，肌肤麻木，步履艰难，筋脉拘急，形体消瘦，口燥咽干，眩晕耳鸣，失眠，健忘，潮热盗汗，五心烦热，两颧潮红，男子遗精，女子经少或经闭，舌红少苔，脉细数或弦细数。腰膝酸软、五心烦热、关节肿痛、肌肤麻木是本证辨证要点。

治法：补肝益肾，强筋健骨。

方药：独活寄生汤加减。独活 15g、桑寄生 15g、杜仲 10g、怀牛膝 18g、秦艽 15g、防风 10g、细辛 3g、当归 10g、生地黄 15g、白芍 15g、人参 10g、茯苓 15g、川芎 6g、肉桂 10g、生姜 3 片、甘草 6g。

加减：疼痛甚加制川乌 10g、地龙 15g、红花 10g，以祛寒通络，活血止痛；寒邪偏重加制附子 10g、干姜 10g；湿邪偏重加防己 15g、苍术 15g、薏苡仁 15g。

中成药：尪痹颗粒，大补阴丸，龟鹿补肾丸，益肾壮骨胶囊。

分析：肾主骨藏真阴而寓元阳，为先天之本。肝主筋，司全身筋骨关节之屈伸。痹久伤阴，导致肾水亏虚，水不涵木，肝木风火消灼阴精，筋骨关节脉络失养，则见关节疼痛，肢体麻木，抽掣拘急，屈伸不利，行动困难。腰为肾府，肾阴不足，则腰酸无力。肝肾阴虚，脉络不荣，血脉不通，气血凝滞，则关节肿胀变形。昼阳夜阴，邪入于阴，正邪相争，故疼痛夜重昼轻。肝肾阴虚则生内热，故五心烦热，潮热盗汗，两颧潮红，失眠健忘，口燥咽干。肾水亏损，水不涵木而头晕目眩。舌红少苔或无苔，脉细数或弦细数，均为阴虚有热。方用独活辛温发散，祛风除湿，为治痛痹主药；桑寄生、杜仲、牛膝益肝肾，强腰膝，为辅药；秦艽、防风祛风湿止痹痛，细辛发散阴经风寒，搜剔筋骨风湿而止痛，当归、生地黄、白芍养血和血，人参、茯苓、甘草补气健脾扶助正气，共为佐药；更以川芎、肉桂温通血脉，生姜发散祛寒，为使药。诸药协同，使寒邪得祛，气血得充，肝肾得补。

### （七）肝肾阳虚证

证候：腰膝酸软，关节冷痛，肿胀，屈伸不利，昼轻夜重，下肢无力，足跟疼痛，畏寒肢冷，面色㿠白，自汗，口淡不渴，毛发脱落或早白，齿松或脱落，面浮肢肿，夜尿频数、性欲减退，月经愆期量少，淡胖，苔白滑，脉沉弦无力。腰膝酸软而痛、畏寒、关节冷痛肿胀为本证辨证要点。

治法：温补肝肾，祛寒除湿，散风通络。

方药：消阴来复汤加减。鹿茸 6g、制附子 10g、补骨脂 15g、菟丝子 15g、枸杞子 15g、益智仁 15g、小茴香 10g、木香 10g、当归 10g、牛膝 18g、狗脊 10g、独活 15g、生姜 3 片、大枣 10 枚。

加减：寒重加制川乌 10g、制草乌 10g、麻黄 10g；湿胜加薏苡仁 15g、茯苓 15g、苍术 24g。

中成药：尪痹颗粒，滋补大力丸，参茸酒。

分析：肾藏精主骨生髓，肝藏血主筋，肝肾阳虚，髓不能满，筋骨失养，气血不行，痹阻经络，渐致关节疼痛、僵硬、屈伸不利。肾阳不足，温煦失司，致畏寒喜暖，手足不温。腰为肾府，肾阳不足，故腰膝酸软，下肢无力。足少阴肾经循足跟，肾虚经脉失养，致足跟酸痛。肝肾阳虚，精血失于温养，故性欲减退，月经愆期量少。舌体胖苔白滑，脉沉弦，为阳虚之象。方中以鹿茸温补肝肾、强筋骨为主药；制附子大辛大热，壮阳散寒通痹，通行十二经，补骨脂、菟丝子暖肝肾，牛膝、狗脊补肝肾固腰膝，独活祛风除湿而止痛，共为辅药；枸杞子补血养精，益智仁散寒暖肾，小茴香暖下元，木香、当归行气养血活络，使气行血畅，共为佐药；生姜、大枣调和诸药为使药。诸药合用，共奏益肾养肝、强筋壮骨、散寒通痹之效。

## 五、其他治疗

### （一）单方验方

1. 风痛散　马钱子、麻黄等量，同煮4～6小时，弃麻黄，取马钱子去皮、心，麻油炸至黄而不焦表面起泡时立即取出，擦去表面油，研末，装胶囊，每晚临睡前服1次，每次0.3g，黄酒1匙或温开水送服，每3天加1次量，每次递增0.3g，以出现轻微头晕和偶然抽搐为度，每次最多0.9～1.2g。如抽搐较多，可多饮开水，如抽搐严重则用镇静药拮抗。适于风寒湿痹阻证。（上海市中医院方）

2. 金雀根汤　金雀根30g，桑树根30g，大枣10枚。治疗漏肩风、颈肩风、腿股风、鸡爪风等证属风寒湿痹阻证者。（上海民间单方）

3. 海风藤24g，地龙12g，炮山甲9g，木瓜15g，乌梢蛇9g，威灵仙15g，制南星9g，橘红9g，独活12g，水煎服。适用于痰瘀痹阻证。

### （二）针灸治疗

1. 毫针

主穴：关元、肾俞、大椎、足三里、阳陵泉、丰隆、三阴交、夹脊穴，每次选用3～4个。配穴：肩关节取肩髎；肘、腕、掌指关节取曲池、尺泽、内关、外关、合谷；膝关节取梁丘、犊鼻、内膝眼；跖趾关节取昆仑、太溪、丘墟、解溪、承山。疼痛部位可配阿是穴。宜温针、艾灸。

2. 耳针　取心、肺、脾、肝、肾穴，配病变相应部位针刺，间日1次，3～15次为1个疗程。

3. 灸法　上述毫针处皆可加艾灸，亦可取阿是穴，艾条灸15～20分钟（预防烫伤），10次为1个疗程。

4. 拔罐　根据患病部位，选用大小相宜的火罐，在疼痛部位进行操作，可用3～5个火罐，每次留罐5分钟。

5. 刺血　取委中、委阳、足临泣或患肢静脉血管较明显处的有关穴位1～3个，用三棱针刺入穴位部小静脉使其自然出血，每1～2周治疗1次，3～5次为1个疗程。

6. 穴位注射

（1）野木瓜注射液，每次用2～4mL，按针灸穴位或阿是穴分别注射。

（2）复方当归注射，每次用5～10mL，每穴可注入2～4mL，每日或隔日1次。

### （三）推拿疗法

1. 点穴　背部可点大椎、肝俞、脾俞、肾俞、关元、八髎、秩边；下肢可点环跳、承扶、殷门、委中、承山、昆仑、髀关、伏兔、鹤顶、膝眼、足三里、三阴交、绝谷、太溪、内庭；上肢可点肩井、肩贞、曲池、外关、合谷。均用强刺激手法，然后停留镇定手法。

2. 推拿　背部用捏脊舒筋法，自八髎开始，沿夹脊两线上至大椎，推捏3遍，再沿膀胱经各推捏3遍，四肢可采用按、揉、推、攘、提、旋转、扇打、劈叩、归挤、捋等手法，刚柔并用，以深透为主。以上二法可相结合。此外，用特定的电磁波治疗器（又名TDP治疗器、神灯）照射患病部位，每次30～40分钟，每日1次，10次为1个疗程。

### （四）外治法

1. 熏洗法

（1）海桐皮、桂枝、海风藤、路路通、宽筋藤、两面针各30g，水煎，趁热熏洗关节，每日1～2次，每次20～30分钟。（《实用中医内科学》）

（2）花椒、透骨草各9g，艾叶30g，水煎，利用其热气先熏后洗患处，每日1次。

（3）川、草乌各20g，白芷50g，伸筋草60g，羌、独活各50g，透骨草60g，细辛10g，川芎30g，桂枝30g，威灵仙60g，水煎，熏洗，每日2～3次，每次15分钟，5～10天为1个疗程。（贵阳中医学院附院方）

2. 外搽法

（1）蜂生擦剂，蜂房（洗净，扯碎，晾干）180g，生川乌、生草乌、生南星、生半夏各60g，以

60% 乙醇溶液 1 500mL 浸泡 2 周，去渣，用 200mL 之瓶分装。以药棉蘸药液搽关节肿痛处，每天 3 ～ 4 次，有消肿止痛之效。

（2）用红灵酒揉搽患肢，每日 20 分钟，日 2 次。

3. 贴敷法

（1）附子、干姜、吴茱萸等分研粉，蜜调敷足底涌泉穴，每日 1 次。用于寒凝证。

（2）伤湿止痛膏、痛贴灵、附桂风湿膏贴患处。

（3）寒痛乐外敷局部。

4. 离子导入　干姜、桂枝、赤芍、当归各 2g，羌活、葛根、川芎、海桐皮、姜黄、乳香各 6g，分袋装约 25cm×15cm，每袋 9 ～ 12g，封口置蒸锅内加热至气透出布袋，取出降温至 40 ～ 42℃，热敷患处加直流电导入。

### （五）饮食疗法

1. 世胜酒　黑芝麻炒 20g，薏苡仁炒 10g，生姜 15g，绢袋装，酒 500mL，浸 3 ～ 7 日，每次服 25mL，空腹临卧温服。

2. 薏米粥　生薏苡仁多于白米 2 ～ 3 倍，先将薏苡仁煮烂后入白米粥。（《饮食辨录》）

3. 鹿茸酒　鹿茸 3 ～ 6g，山药 30 ～ 60g，白酒 500g。将鹿茸、山药浸泡在酒中，封固 7 天后饮用，每次 1 小盅。（《本草纲目》）

## 六、调摄

1. 本病多病程长，病情缠绵，要劝患者坚持治疗，保持身心愉快，勿神躁情急。

2. 坚持锻炼，可打太极拳、舞太极剑、做广播操及散步等，原则是循序渐进。

3. 注意保暖，避免过劳，防风寒，避潮湿。

4. 加强营养，不过食肥腻食品。

## 七、转归预后

痛痹的转归与预后取决于患者正气的强弱和感邪的轻重。素体强壮，正气不虚，感邪轻者，易于治愈，预后好。素体虚弱，正气不足，感邪重者，则不易治愈，预后较差。转归、预后与发展缓急与是否及时诊断治疗关系密切。起病急者，易早发现，治疗及时，常可痊愈；起病缓者，正虚为主，诊断困难，治疗常不及时，病情缠绵，预后较差。

风寒痹阻证、寒凝痹阻证、寒湿痹阻证及风寒湿痹阻证等多见于痛痹初中期，证多属实，治护得法，可寒祛病除，失治误治则病缠绵难愈，或转为痰瘀痹阻证或肝肾亏虚证。痰瘀痹阻证多为痛痹中晚期，常由痛痹之初、中期迁延不愈而成，病情顽重，需较长时间治疗方能治愈，否则累及肝肾，成为肝肾阴虚证或肝肾阳虚证。

肝肾阴虚或肝肾阳虚证多由素体虚弱或其他痛痹后期转变而成，为久病及脏，已值痛痹中晚期，治宜滋补肝肾为主或温补肝肾为主兼通痹止痛。此类病证日久根深，预后较差，精心治疗后病情可好转。若日趋严重，则可成阴阳俱虚危候。

病程中，痛痹诸证可交叉出现。寒凝与血瘀，寒湿与痰浊，肝肾阴虚与痰瘀，肝肾阳虚寒凝与痰瘀均可交叉或相兼出现。证虽相兼或交叉，临证仍须明辨主次。

# 第三节　尪痹

尪痹其起病缓慢，反复迁延不愈，多因感受风寒湿邪而反复发作。初起多以小关节呈对称性疼痛肿胀，好发于指关节或背脊、晨僵，活动不利；病久受累关节呈梭形肿胀、压痛拒按，活动时疼痛；后期关节变形僵直，周围肌肉萎缩。舌淡胖，苔白消、脉沉纫。血查类风湿因子阳性，发作期血沉增快。X 线摄片可见骨质疏松改变等。本病属西医的类风湿性关节炎，中医辨证且有风寒湿阻、风湿热郁、痰瘀互结、肾虚寒凝、肝肾阴虚、气血专虚等证型，但常相万兼杂。临床所见，以肾虚、风、寒、湿、痰、淤兼杂致病者居多。故治宜祛风散寒除湿，益肾化痰祛淤。

## （一）病因病机

中医对类风湿关节炎病因的认识最早见于《素问·痹论》，指出："风、寒、湿三气杂至，合而为痹，其风气胜者为行痹，寒气胜者为痛痹，湿气胜者为著痹也。"外邪为痹证发病的主要外因。正气不足是痹证发病的内在因素，如《灵枢·百病始生》中曰："风雨寒热，不得虚，邪不能独伤人。"

1. 外感邪气，经络痹阻　或因饮酒当风，或汗出入水，或坐卧湿地，或行立寒水，或病后体虚，或饥饿劳役，风邪乘之，或冲寒冒雨，露卧当风，寒邪袭之，或身处湿处，湿气袭人等，均可使风寒湿热之邪乘虚入侵，气血痹阻而发病。风为阳邪，善行数变，游行全身，遂致游走性关节痛。寒为阴邪，其性凝滞收引，使营卫气血阻滞不行，经络拘急，筋骨不利，疼痛难忍。湿为阴邪，其性黏滞重着，留滞经络关节，阻遏气血，涩滞难愈。正如《素问·痹论》云："所谓痹者，各以其时复感于风寒湿之气也。"热邪致病，每因感于阳热之邪，或素体阳盛，又感风寒湿之邪，郁而化热，湿热搏结，阻滞经络关节，不通则痛，正如清代尤怡《金匮翼·热痹》曰："热痹者，闭热于内也……脏腑经络先有蓄热，而复遇风寒湿气客之，热为寒郁，气不得通，久之寒亦化热，则癖痹熵热而闷也。"

2. 痰瘀痹阻，骨节侵蚀　风寒湿热之邪内犯人体，气血经脉运行不畅，而成瘀血，加之痹证日久，五脏气机紊乱，升降无序，则气血逆乱，亦成瘀血。痰浊与瘀血，相互影响，相互作用，相互加重，而成恶性循环，使痰瘀互结。痰瘀流注关节日久，形成顽痰败血，聚而成毒，腐蚀关节，造成关节肿大变形，顽固难愈。正如《医级·杂病》云："痹非三气，患在痰瘀。"

3. 正气不足，筋骨失养　禀赋不足，肝肾素虚或房劳过度，肾精耗竭；或饮食不节，起居失调，脾气受损，化源不足，气血亏虚，均可导致"气主煦之""血主濡之"的功能不足，经脉关节失于气血濡养，导致不荣则痛。正如《伤寒论》曰："寸口脉微而涩，微者卫气不行，涩者荣气不逮。营卫不相将，三焦无所仰，身体痹不仁。"此外，正气不足更易使外邪乘虚而入，导致邪盛正虚的难治型痹证。正如《诸病源候论·风痹候》曰：　"痹者……由人体虚，腠理开，故受风邪也，病在阳曰风，在阴曰痹。"

禀赋不足，素体气虚，或饮食不节，起居失调，引起气血不足，肌肤失养，腠埋空虚，卫外不固，外邪易于入侵，阻塞气血经络，留注于经络、关节、肌肉，而致本病。也可以因房劳过度内伤肾气，精气日衰，则邪易妄人，又因过逸之人，缺少锻炼，正气渐虚，筋骨脆弱，久致肝肾虚损，气虚血亏，后天失于濡养，稍有外感，邪易乘虚而入，与血相搏，经络不畅，痰瘀内生，流注关节而成痹证。

总之，正虚是致痹的内在原因，邪侵是致痹的重要条件，不通是发病的病理关键，不荣是本病的必然结果。在疾病发展过程中，邪随虚转，证分寒热。病位在关节、筋脉、肌肉，迁延不愈，内舍五脏六腑，其中又以肝、脾、肾受损为主。

## （二）鉴别诊断

痹证与痿证相鉴别：痹证是由风、寒、湿、热等病邪引起，以肢体关节肌肉疼痛或屈伸不利等为主症的一类病证。痿证是指肢体筋脉弛缓、软弱废用的病证。两者都有肢体关节活动不利等症状。它们的鉴别要点主要是痛与不痛，痹证是以肢体关节肌肉疼痛为主，痿证则是肢体筋脉废萎不用，无疼痛症状。其次痹证是由疼痛而导致的肢体关节屈伸不利，痿证是由于肌肉萎缩而导致的肢体活动无力。痹证后期也可有肌肉萎缩，是因疼痛而致活动不利，长期不用而成萎，痿证是病起之初即有肌肉萎软无力的症状。

## （三）辨证要点

本病的辨证要点，一是辨明病邪的性质，二是辨明病性的虚实。临床上疼痛游走不定者为行痹，属风邪偏胜；疼痛剧烈，痛有定处，遇寒加重者为痛痹，属寒邪偏胜；肢体关节酸楚、重着、疼痛者为着痹，属湿邪偏胜；关节红、肿、热、痛甚者为热痹，属热邪偏胜；关节肿胀明显，或肿胀反复发作，或有皮下结节者为痰；痹证迁延不愈，关节肿胀、僵硬变形，肌肤紫暗或有瘀斑者属瘀。一般来说，痹证属风、寒、湿、热之邪者为实证；痹证日久，耗气伤血，筋骨失养，致肝肾不足者属虚。病至后期可出现痰瘀互结或肝肾亏虚，甚则阴损及阳等虚实夹杂之证。

### （四）治疗原则

痹证以风、寒、湿、热、痰、瘀、虚为基本病机，治疗时应以祛邪通络为基本大法，分别采取祛风、散寒、除湿、清热、化痰、逐瘀、补虚等方法。治疗过程中还要注重养血活血，正所谓“治风先治血，血行风自灭”；散寒兼以温阳，除湿加以健脾；痹证后期还要重视扶正，补肝肾、益气血。

### （五）辨证论治

1. 风湿痹阻证

（1）症状：关节肌肉疼痛、重着，痛处游走不定，恶风，发热，或头痛，或汗出，肌肤麻木不仁。舌质淡红，苔薄白或薄腻，脉浮缓或濡缓。

（2）证候分析：由于禀赋不足，素体虚弱，或汗出当风，或冒雨涉水，风湿之邪侵袭肌表，闭阻经络关节而发本病。风性善行而数变，湿邪重着而黏滞，故风湿邪气致病，关节肌肉疼痛重着，痛处游走不定；风胜则卫气不固，营卫失和，则恶风，汗出，头痛；风湿相搏，气血失和则肌肤麻木不仁。舌淡红，苔薄白，脉浮缓为风邪之征；苔薄腻，脉濡缓为湿胜之象。

（3）治法：祛风除湿，通络止痛。

（4）方药：羌活胜湿汤加减（《内外伤辨惑论》）。羌活 10g，独活 10g，防风 12g，姜黄 10g，威灵仙 15g，鸡血藤 30g，当归 10g，川芎 10g，木瓜 15g，甘草 6g，秦艽 20g。

（5）方解：方中以羌活、独活、防风祛风除湿通络；秦艽祛风湿，止痹痛；姜黄、威灵仙、鸡血藤通经络；辅以当归、川芎活血化瘀；木瓜舒筋止痛，并以甘草调和诸药。

（6）加减：若发热明显者，加生石膏 30g、知母 10g、青蒿 30g；大便溏薄者，加炒苡米 30g、白术 15g；关节疼痛明显者，加乳香 6g、没药 10g。

（7）中成药：祖师麻片，每次 3 片，每日 3 次。

盘龙七片，每次 4 片，每日 3 次。

2. 寒湿阻络证

（1）症状：关节冷痛而肿，遇寒痛增，得热痛减，关节屈伸不利，口淡不渴，恶风寒，阴雨天加重，肢体沉重。舌质暗淡，苔白，脉弦紧。

（2）证候分析：由于素体阳虚，卫阳不固，寒湿邪气入侵，阻滞经络，凝滞关节而发病。寒为阴邪，其性凝滞，主收引，受寒则血气凝而留滞，经脉不通，故关节疼痛，遇寒痛增，遇热则减；湿性重着黏滞，流注关节经络，故肢体沉重，屈伸不利。舌暗淡，苔白，脉弦紧等为寒湿之象。

（3）治法：温经散寒，除湿通络。

（4）方药：乌头汤加减（《金匮要略》）。

炙川乌 10g，附子 10g，细辛 3g，秦艽 20g，白芍 15g，防风 12g，当归 15g，甘草 6g，羌活 10g，黄芪 15g，姜黄 10g，杜仲 10g，忍冬藤 30g。

（5）方解：川乌、附子、细辛温阳散寒，以解表里之寒凝；羌活、防风祛风散寒，胜湿止痛；秦艽、姜黄、忍冬藤通络止痛；杜仲补肝肾，强筋骨；黄芪益气健脾，升阳固表；当归、白芍活血养血，敛阴止痛，甘草缓痛解毒。

（6）加减：恶寒无汗者，加麻黄 6g、桂枝 10g；关节肿胀明显者，加汉防己 15g、海桐皮 20g；疼痛夜甚，屈伸不利者，加丹参 30g、海风藤 30g、伸筋草 15g。

（7）中成药：风湿骨痛胶囊，每次 4 粒，每日 2 次。

3. 湿热瘀阻证

（1）症状：关节红肿热痛，发热，晨僵，口渴或渴不欲饮，汗出，小便黄，大便干。舌质红，苔黄厚、腻，脉滑数或弦滑。

（2）证候分析：多因素体阳盛，内有郁热，或外感湿热之邪，或感受风寒湿邪，郁久化热，湿热搏结，壅滞经络关节，不通则痛，发为本病。热为阳邪，阳盛则热，熏蒸津液，故见关节肿痛而热，发热，汗出，小便黄，大便干；湿为阴邪，重着黏滞，湿胜则肿；湿热交阻于内，故口渴而不欲饮。舌质红，苔黄厚腻，脉滑数或弦滑均为湿热之象。

（3）治法：清热祛湿、活血通络。

（4）方药：宣痹汤合玉女煎加减（《温病条辨》《景岳全书》）。

防己 10g，蚕沙 10g，薏苡仁 20g，赤小豆 10g，连翘 15g，滑石 15g，秦艽 20g，地龙 15g，鸡血藤 30g，石膏 30g，知母 10g，生地 10g，牛膝 15g，麦冬 20g。

（5）方解：方中用防己以清热利湿，通络止痛；蚕沙、薏苡仁、赤小豆利水渗湿；连翘、滑石以清热除湿；石膏、知母、生地、麦冬清热养阴；秦艽、地龙、鸡血藤、牛膝祛风湿通经络。诸药合用，有清热利湿、通络止痛之功。

（6）加减：热象明显者，加羚羊角 15g、丹皮 15g、赤芍 20g；口渴者，加石斛 20g、芦根 30g；大便秘结者，加生大黄 10g、虎杖 20g。

（7）中成药：新癀片，每次 3 片，每日 3 次。

4. 痰瘀痹阻证

（1）症状：关节肿胀刺痛，或疼痛夜甚，关节屈伸不利，皮下硬结，关节局部肤色晦暗，肌肤干燥无光泽，或肌肤甲错。舌质紫暗，有瘀点或瘀斑，苔腻，脉沉细涩。

（2）证候分析：外邪侵犯或脏腑功能失调，致水湿内停，聚而成痰；血流不畅，凝滞成瘀。痰瘀互结，留滞经络、关节而发病。痰瘀为有形之邪，滞于关节经络，则关节肿胀刺痛，夜间痛甚。流注皮肤，则见肤色晦暗，皮下硬结。阻滞经络，气血运行不畅，皮肤失养，则肌肤干燥，或肌肤甲错。舌质紫暗，有瘀点或瘀斑苔腻，脉沉细涩为痰瘀之象。

（3）治法：涤痰祛瘀，搜剔经络。

（4）方药：涤痰蠲痹汤加减（《实用中医风湿病学》）。

皂角刺 12g，白芥子 15g，胆南星 10g，半夏 10g，茯苓 10g，当归 15g，川芎 10g，穿山甲 8g，地龙 20g，鸡血藤 30g，白花蛇舌草 30g，三棱 10g，莪术 10g。

（5）方解：方中皂角刺活血逐瘀，白芥子涤痰散结并为君药；胆南星、半夏、茯苓、白花蛇舌草化痰散结，燥湿解毒；川芎、当归、穿山甲、地龙、鸡血藤、三棱、莪术活血逐瘀，通络止痛。诸药合用共奏化痰散结、活血祛瘀之功。

（6）加减：皮下结节者，加夏枯草 15g、牡蛎 20g、大贝 10g；肌肤甲错者，加土鳖虫 10g、丹参 30g、没药 10g。

（7）中成药：独一味胶囊，每次 3 粒，每日 3 次。

5. 气虚血瘀证

（1）症状：关节疼痛，倦怠乏力，汗出，畏风，关节局部有硬节、瘀斑，或关节畸形，屈伸不利。舌质黯淡，有瘀斑或瘀点，苔少，脉沉涩或沉细无力。

（2）证候分析：疾病迁延日久或年迈体弱，正气不足，气虚不能运血，血停为瘀而发病。倦怠乏力，汗出，畏风为气虚之象；气虚血瘀，瘀阻经络，不通则痛，故关节疼痛；瘀血停滞关节局部，痹阻筋骨，则关节出现硬结、瘀斑，甚则关节畸形，屈伸不利。舌质黯淡，有瘀斑或瘀点，苔少，脉沉涩或沉细无力则为气虚血瘀之象。

（3）治法：益气养血，活血通络。

（4）方药：圣愈汤加减（《兰室秘藏》）。

黄芪 15g，当归 10g，桂枝 10g，白芍 15g，生地 20g，川芎 10g，桃仁 9g，红花 10g，牛膝 15g，羌活 10g，防风 10g。

（5）方解：方中用黄芪补气固表；当归活血，与黄芪合而为当归补血汤，具有良好的气血双补的作用；桂枝通阳活络，配芍药以调和营卫；改熟地为生地与川芎、桃仁、红花合用，加强活血作用；牛膝、羌活、防风祛风湿通经络，共凑益气养血、活血通络之功。

（6）加减：倦怠乏力明显者，加太子参 15g、白术 20g；腰痛耳鸣者，加山萸肉 20g，枸杞子 15g；

纳呆食少者，加焦三仙30g、甘松15g。

（7）中成药：痹祺胶囊，每次4粒，每日3次。

6. 肝肾亏虚证

（1）症状：关节疼痛或酸痛，屈伸不利，晨僵，关节畸形，腰膝酸软，头晕目眩，五心烦热，咽干，潮热。舌质红，苔少，脉沉细涩。

（2）证候分析：或因素体肝肾不足，或因痹久伤阴，在痹病发病之初和痹病后期皆可见肝肾阴虚之象。肾主骨，肝主筋，肝肾之阴不足，筋骨失养，而见关节肿胀畸形，屈伸不利；虚火内旺，而见关节灼热疼痛；肝肾阴虚，可见腰膝酸软；肝体阴而用阳，肝阴不足，肝阳上亢可见头晕目眩；入夜阳人于阴，蒸腾阴液，可见盗汗；虚火扰心而失眠。舌红，少苔，脉细数为肝肾阴虚之象。

（3）治法：补益肝肾，通络止痛。

（4）方药：独活寄生汤加减（《备急千金要方》）

独活10g，防风10g，秦艽15g，寄生20g，杜仲15g，牛膝10g，当归12g，川芎10g，白芍20g，生地10g，党参15g，茯苓10g，桂枝6g，甘草6g。

（5）方解：独活、秦艽、防风、细辛，祛风除湿，散寒止痛；杜仲、牛膝、寄生补肝肾，强筋骨，祛风湿；当归、熟地、白芍、川芎养血和血；人参、茯苓、甘草补气健脾；桂枝温通血脉。诸药合用共奏祛风湿、止痹痛、补肝肾、益气血之功。

（6）加减：五心烦热者，加鳖甲15g、青蒿20g、知母12g；关节疼痛者，加乌蛇20g、青风藤30g、没药10g。

（7）中成药：金天格胶囊，每次4粒，每日3次。

益肾蠲痹丸，每次8g，每日3次。

## （六）调摄

1. 生活起居　患者应该避免潮湿与受寒，随气温变化增减衣物，预防感冒。炎热季节，切不可长时间置于空调环境中，还要避免汗出当风。在疾病活动期，适当卧床休息。

2. 饮食调摄　该病患者常有营养不良，饮食应保证足够的热量、蛋白质及维生素，补充钙质。避免过食生冷，伤及脾胃。若患者有发热、皮疹、咽喉肿痛等，忌食肥甘厚味、辛辣刺激之品。

3. 精神调护　该病属慢性疾病，迁延难愈，易反复发作。因此要帮助患者减轻精神负担，正确对待疾病，保持乐观的情绪，既不要意志消沉，也不要焦虑急躁。

4. 姿态护理（体位护理）　姿势动态异常往往会影响患者今后的活动功能及生活与工作。姿态护理的目的是纠正患者不良的姿态、体位，有利于恢复健康。

患者由于肢体麻木、疼痛、屈伸不利、僵硬等情况，常常采取种种不正确的姿态和体位，以图减轻疼痛。因此在护理时，患者的坐、立、站、行走、睡眠等姿态均须注意，及时纠正。如在睡眠时为减轻疼痛，在膝下垫枕头，日久则关节屈曲畸形；如手关节由于疼痛、晨僵等原因，在无明显肿胀的情况下不注意功能锻炼，关节活动受限，最终丧失功能。

5. 功能锻炼　患者应该进行功能锻炼，从而避免关节强直、功能障碍及肌肉萎缩，并能增强体质，提高机体抵抗力。锻炼形式多种多样，如做操、慢跑、打拳、气功等，也可借助器械进行锻炼。初期从小运动量开始，循序渐进，并持之以恒。

## （七）医家经验

1. 焦树德　焦树德将痹证常规分为风痹、寒痹、湿痹、热痹、尪痹五大临床类型，认为风寒湿三气杂至合而为痹，自拟“治痹汤”为基本方治疗三种痹证，方药组成：制附片、桂枝、羌活、独活、寻骨风、海桐皮、千年健、威灵仙、当归、白术、甘草、粉防己。但要谨守病机，随证加减，风邪胜可加重祛风之品，湿邪胜可加重利湿燥湿之品。

尪痹除有关节疼痛、肿胀、沉重及游走性疼痛等风寒湿痹共有的症状外，还具有病程较长，疼痛多表现为昼轻夜重，痛发骨内的特点，古人称之为“其痛彻骨，如虎之啮”。他将尪痹分为以下五种类型：肾虚寒盛证、肾虚标热轻证、肾虚标热重证、肾虚督寒证、湿热伤肾证。

尪痹的治疗大法以补肾祛寒为主，辅以化湿散风，养肝荣筋，祛瘀通络。

根据治病法则的要求，拟定以下五方，随症加减治疗。

（1）补肾祛寒治尪汤：川续断 12 ~ 20g，补骨脂 9 ~ 12g，熟地黄 12 ~ 24g，淫羊藿 9 ~ 12g，制附片 6 ~ 12g（15g 以上时，需先煎 20min），骨碎补 10 ~ 20g，桂枝 9 ~ 15g，赤白芍各 9 ~ 12g，知母 9 ~ 12g，独活 10 ~ 12g，防风 10g，麻黄 3 ~ 6g，苍术 6 ~ 10g，威灵仙 12 ~ 15g，伸筋草 30g，牛膝 9 ~ 15g，松节 15g，炙山甲 6 ~ ,9g，地鳖虫 6 ~ 10g，炙虎骨 9 ~ 12g（另煎兑入）。

（2）加减补肾治尪汤：生地 15 ~ 20g，川续断 15 ~ 19g，骨碎补 15g，桑寄生 30g，补骨脂 6g，桂枝 6 ~ 9g，白芍 15g，知母 12g（酒炒），黄柏 12g，威灵仙 12 ~ 15g，炙山甲 9g，羌独活各 9g，红花 9g，制附片 3 ~ 5g，忍冬藤 30g，络石藤 20 ~ 30g，地鳖虫 9g，伸筋草 30g，生薏米 30g。

（3）补肾清热治尪汤：生地 15 ~ 20g，川续断 15g，地骨皮 10g，骨碎补 15g，桑枝 30g，赤芍 12g，秦艽 20 ~ 30g，知母 12g，炒黄柏 12g，威灵仙 15g，羌独活各 6 ~ 9g，制乳没各 6g，地鳖虫 9g，白僵蚕 9g，蚕沙 10g，红花 10g，忍冬藤 30g，透骨草 20g，络石藤 30g。

（4）补肾强督治尪汤：熟地 15 ~ 20g，制附片 10 ~ 20g，金狗脊 20 ~ 40g，鹿角胶 9g，骨碎补 15 ~ 20g，羌活 12g，独活 10g，川断 15 ~ 18g，杜仲 15g，桂枝 15g，赤白芍各 12g，知母 15g，地鳖虫 6 ~ 9g，白僵蚕 9 ~ 12g，防风 12g，麻黄 3 ~ 6g，炙山甲 9g，怀牛膝 12 ~ 15g，伸筋草 20 ~ 30g。

（5）补肾清化治尪汤：骨碎补 15 ~ 20g，川断 10 ~ 20g，怀牛膝 9 ~ 12g，黄柏 9 ~ 12g，苍术 12g，地龙 9g，秦艽 12 ~ 18g，青蒿 10 ~ 15g，稀莶草 30g，络石藤 30g，青风藤 15 ~ 25g，防己 10g，威灵仙 10 ~ 15g，银柴胡 10g，茯苓 15 ~ 30g，羌独活各 9g，炙山甲 6 ~ 9g，生薏米 30g。

2. 朱良春

（1）朱良春的虫类药经验：朱良春认为，痹证日久，绝非一般祛风、除湿、散寒、通络等草木之品所能奏效，必须借血肉有情之虫类药，如土鳖虫、僵蚕、露蜂房、乌梢蛇、全蝎、蜈蚣同用，起协同加强之功，这是朱良春治疗顽痹的一大特点。虫类药不仅具有搜剔之性，而且均含有动物异体蛋白，对机体的补益调整有其特殊作用，特别是蛇类药，具祛风镇静之功，能缓解因痹证病变引起的拘挛、抽搐、麻木等症。

（2）朱良春的临床经验

1）朱良春治疗顽痹首重益肾壮督，而益肾壮督首重温阳，常谓“阳衰一分，则病进一分，阳复一分，则邪却一分”。朱良春在温阳为主时常用的药对是桂枝、附子；川乌、桂枝；附子、北细辛；附子、苍术；附子、薏苡仁。桂枝配附子乃取《伤寒论》“桂枝附子汤”之意，有温经、散寒、祛风、除湿之功，桂枝散表寒以通阳化湿，附子温经络以逐寒祛湿。乌头配桂枝，取《金匮要略》“乌头桂枝汤”之意，桂枝温里温外，其力虽弱，得乌头则力大，乌头得桂枝，不但温里之功强，且除寒、开痹、散表之功宏。附子配细辛，一为温肾助阳，一为温经散寒，且解表宣通力大，乃有扶阳之中促助解表，解表之中顾护阳气之妙。湿盛则阳衰，水盛则火衰，故祛湿温阳并举，乃用附子、苍术为对，附子、薏苡仁配对。朱良春治湿痹常用大剂量薏苡仁配对，温阳利湿以除痹。朱良春指出，“益肾壮督”包含两个含义，一是补益肝肾精血，二是温化肾督阳气，阴充阳旺，自可驱邪外出，也可御敌不致再侵。

2）朱良春治痹注重分期论治，初宜峻猛，中则宽猛相济，末宜宽缓取胜。分型论治以益肾壮督贯穿始终，尤其注重治风先理血，每在益肾壮督的同时配合养血祛风，宣痹定痛。药对常用黄芪、当归；丹参、鸡血藤；生白芍、甘草；穿山龙、徐长卿；寻骨风、骨碎补。偏风加独活、海风藤。偏寒加制草乌、川乌，乃因二乌虽皆温散定痛之药，但川乌力缓而效持久，草乌效速而不耐久，两者并用则速效而久。偏湿者选加羌活、独活为对或乌梢蛇、蚕沙为对或威灵仙、生白术为对，意在风能胜湿，亦即祛风健脾除湿。

3）朱良春治热痹（关节红肿热痛，伴见发热），除曾用生石膏、知母以及木瓜、防己为对外，尤喜用寒水石、知母配对，指出寒水石、生石膏两药清热泻火，除烦止渴之功相似，然寒水石其味咸，如肾走血，不但解肌肤之热，又可清络中之热，肌肤血络内外皆清，较石膏功效更胜一筹。更有新意的是拟用葎草、虎杖为对，忍冬藤、蒲公英为对，对热痹治疗中宣通痹着，速降血沉、抗“O”奏效殊捷。朱良春治热痹还喜热药反佐，其自拟“乌桂知母汤”即以制川乌、川桂枝为对，反佐知母、寒水石，长期实践证明颇能提高疗效，久用无弊。僵蚕、地龙为对，取一升一降，升降协和，舒展经络，以助通络止痛之功。治热痹常规用药收效不著时加羚羊角粉（日 0.6g）或代用水牛角，甚至用“西黄丸”，均为“药对”使用经验的积累和升华。顽痹偏瘀者（即久痛，缠绵不愈，功能障碍）常用桃仁、红花为对，南星、半夏为对，全蝎、蜈蚣为对，或蟅虫、蜣螂为对，白芥子、南星为对，以化瘀通络，祛瘀定痛，搜剔经隧骨骱中之痰瘀胶结，南星专走经络，善止骨痛，对各种关节久痛均有佳效。

3. 陈湘君

（1）治病求本，益气温阳以持重：陈湘君本着治病求本的原则，抓主要矛盾，创立以益气温阳为主，辅以养血通络、补益肝肾等扶正之法治疗类风湿关节炎，临床上每多持重守法，常重用黄芪、白术、薏苡仁、制川乌、制草乌、肉苁蓉、巴戟天、制黄精、鹿角片、杜仲、川断肉、补骨脂、骨碎补等药物。

（2）标本兼顾，祛邪化瘀以应机陈湘君认为类风湿关节炎早期多为寒湿，晚期多为痰瘀，此外极少数病例可表现有寒湿郁久化热或湿热为患的症状，如关节红肿热痛。陈湘君认为，这是整个病理过程中的暂时现象，可在益气温阳为主的治法中补以散寒除湿、豁痰化瘀、清热利湿药物以祛除病邪，待病邪祛除后仍以益气温阳为主治疗。充分体现了陈湘君临床上治疗本病持重守方，但守而不死，应机变化，变而不滥。早期寒凝者习用制川乌、制草乌、川桂枝、细辛；湿阻明显者习用防己、生薏苡仁、猪苓、茯苓；晚期痰浊者习用制胆星、僵蚕、白芥子、露蜂房；血瘀明显者习用莪术、生磨虫、桃仁、红花；湿热明显者习用山慈菇、西河柳、生地、忍冬藤；病在上肢者习用羌活、桂枝、桑枝、鸡血藤；病在下肢者习用独活、牛膝、宣木瓜、桑寄生。

（3）相得益彰，内外合治以增效类风湿关节炎以周围关节病变为主，特别是以手足关节多见，适于熏洗等外治法。用熏洗法治疗，可减少内服药物的用量，甚至不用内服药物，顾护胃气，保得一分胃气，便增加一分生机。

4. 张鸣鹤　张鸣鹤根据小儿的生理病理特点，参考现代医学将本病分为三型证治，取得满意疗效。

（1）邪痹少阳，枢机不利：此型多见于幼年类风湿关节炎全身型，张鸣鹤抓住弛张高热、热前寒战、兼关节病变的特点，辨证为湿热痹阻少阳，枢机不利。认为小儿肌肤娇嫩，腠理不固，易感湿热毒邪；纯阳之体，感受风寒湿邪，易从阳化热。故用柴胡、黄芩和解少阳；双花、板蓝根清热解毒；薏苡仁、海风藤、土茯苓利湿通络。

（2）热毒炽盛，邪痹关节：此型多见于幼年类风湿关节炎多关节起病型。张鸣鹤抓住关节红肿热痛、淋巴结肿大，舌红苔黄腻的特点，认为本病是湿热日久不去，郁而化毒，或热毒直接浸淫四肢经络关节所致。用双花、玄参、板蓝根、丹皮清热解毒凉血；黄柏、牛膝、薏苡仁清热利湿；羌活、独活、海风藤祛风通络。

（3）余毒未尽，气虚血瘀：此型多见于幼年类风湿关节炎的后期患者。本型患儿全身状况差，关节症状轻，热势不甚，病程较长。张鸣鹤认为湿热稽留，必耗气伤正；邪气不去，日久入络，致气血凝滞。用双花、土茯苓清解余毒；黄芪、牛膝、鹿含草扶正；威灵仙、远志、独活、猫爪草通利关节；苏木、红花活血通络。

（4）体会：张鸣鹤认为治疗幼年类风湿关节炎，辨用药应注意：①重用清热解毒药，常用药：双花、蒲公英、虎杖、板蓝根、连翘、地丁、红藤、山豆根等。②药量宜重。痹证是病邪留滞经络关节，量大力宏方能直达病所，祛除病邪。否则，日久化痰成瘀恐成顽痹。③疗程宜长。疗程不能以肿痛消失为准，为防止余毒未尽，症状完全消失，仍需服药 1 个月左右，隔日 1 剂，或 3 日 1 剂，或配成丸剂口服。④减激素要慢。对使用激素者，须缓慢递减，不可早停，以防反跳，增加治疗难度。

5. 娄多峰

（1）寒湿阻络，湿热阻络，寒热错杂，肝肾亏损兼痰瘀互结是类风湿关节炎的四大常见证候类型。上述辨证，娄多峰在临证中也有使用，然而，他认为临床最常见的还是虚热型。他曾提出痹病的病因病机为“虚、邪、瘀”的观点。虚即正气虚，包括气血精液等物质不足及人体调节功能低下，涉及的脏腑主要是肝、脾、肾三脏。邪即外邪，具体指风、寒、湿、热之邪。瘀即瘀血、痰浊。虚热型类风湿关节炎，以“热”“虚”为主，瘀血较轻。这里的“热”指热邪，“虚”指气血（阴）虚为主兼脾胃、肝肾虚。

娄多峰认为，虚热型类风湿关节炎之所以顽固难愈，是因为本病热邪较明显，又因“虚”而使机体无力鼓邪外出，则热难却。治疗此症，应在大量清热之品直折热势的同时，用芪、参、苓、杞之味以扶正。当热邪约衰其半之时，机体就可因正气恢复、抗病能力增强而鼓余邪外出，热邪白消。而且此时由于机体“正气存内”，不易再复感外邪，防止病情复发，巩固疗效。

（2）关于扶正，娄多峰早就提出滋补肝肾、益气健脾、育阴养血是治疗类风湿关节炎正虚的基本法则，虚热型类风湿关节炎尽管是以气血虚为主，但决不能只补气血，要以补气血为主，兼补肝肾、脾胃。

（3）娄多峰在处方选药中特别强调“扶正勿碍祛邪，祛邪勿伤正气”。

6. 岳美中 岳美中认为，宋代朱丹溪所制上中下通用痛风丸是治疗类风湿关节炎的良方。根据《丹溪心法》的记载，本方的组成、用量和制法为：南星（姜制）、苍术（酒制）、黄柏（酒炒）各60g，神曲（炒）、川芎各30g，白芷、防己、桃仁各15g，桂枝、威灵仙（酒拌）、羌活各9g，红花（酒洗）4.5g，龙胆草1.5g。上为末，曲糊丸梧子大，每服丸，空腹米汤送服。岳美中通过临床验证，此方若无黄柏、苍术、川芎三药，疗效会显著降低，使用时应予注意。岳美中常用三痹汤兼治三种痹证，根据风、寒、湿偏胜情况，灵活加减。

7. 胡荫奇

（1）胡荫奇在临床上运用清热解毒、活血通络法治疗类风湿关节炎取得了良好疗效。根据活动性类风湿关节炎起病原因及常见证候，总结出其主要病因病机为素体阳盛或阴虚有热，风寒湿侵入机体，留滞经络，郁久化热为毒，或直接感受热毒之邪，热毒交炽，导致气血壅滞不通，痹阻脉络而出现关节红肿热痛、屈伸不利等症。胡荫奇指出，在热毒瘀血痹阻时，最主要的表现为手足关节肿胀疼痛，触之发热及舌脉变化。临床上有的活动性类风湿关节炎患者在热毒瘀血之象中还表现关节怕冷等症，此为阳气内郁所致。此时不要误认为是寒证。只要热毒得祛，气血流通，则关节怕冷之症可除。

（2）胡荫奇在临床上清热解毒药常选用金银花、蒲公英、土茯苓、土贝母、连翘、白花蛇舌草、黄柏、紫花地丁、苦参、漏芦、栀子、天花粉、忍冬藤等。活血化瘀药常选用赤芍、川芎、鸡血藤、当归、蜈蚣、全蝎、三七、炮穿山甲、莪术、土鳖虫、乌梢蛇、蜂房、姜黄、乳香、没药、苏木等药。胡荫奇认为，临床用药要在符合中医辨证论治原则的前提下，选用一些经现代药理研究证实对风湿病具有针对性的药物，能提高疗效。如现代药理证实白花蛇舌草、黄柏、金银花、蒲公英、土茯苓等对细菌、病毒等有明显的抑制作用，还能刺激网状内皮系统增生，促进白细胞和网状内皮细胞吞噬抗原的能力。白花蛇舌草、黄柏、金银花，蒲公英具有抑制细胞产生抗体的作用，土茯苓可选择性地抑制细胞免疫反应。

8. 金实 金实对类风湿关节炎的治疗具有独到之处，总结出先表后里、先清后温、先攻后补的治疗原则，根据临床表现，金实认为湿邪在发病中起重要作用，治疗类风湿关节炎应重视祛湿法的应用。常用治湿九法，临证贵在变通。

（1）祛风除湿法：表实无汗用麻黄加术汤加味；表虚有汗用桂枝汤合防己黄芪汤加减。

（2）散寒祛湿法：方用乌头汤加味。

（3）清热化湿法：方用白虎加桂枝汤加味或宣痹汤加减。

（4）利水化湿法：方用五苓散合防己黄芪汤加减。

（5）化痰除湿法：常用陈皮、半夏、白芥子、制天南星、僵蚕、地龙、山慈姑、浙贝母等。

（6）化瘀除湿法：常用当归、川芎、桃仁、泽兰、益母草等。

（7）温阳化湿法：常用阳和汤合真武汤加减。

（8）健脾化湿法：常用六君子汤加味。

（9）化湿生津法：常用天花粉、瞿麦、茯苓、山药、附子、滑石、沙参、麦冬、紫苑等。

9. 赵绍琴 赵绍琴认为本病之初关节尚未肿大，可按一般痹证辨治。若关节肿大疼痛一旦形成，则应从痰论治。此等痰饮生于经络之中，留于骨节之内，徒以健脾燥湿化痰亦不能速去。当治以涤痰通络之法，选用性滑利善走窜之品，组成开窍通关之猛剂，以涤除骨节间之留痰浊饮。方用五子涤痰汤（自拟），即三子养亲汤加冬瓜子、皂角子而成。赵绍琴根据多年临床经验把本病分为以下三期。

（1）早期：病在早期，表现为四肢关节游走性疼痛，关节并无肿胀，或略显微肿，或其痛忽作忽止，倏忽往来者，皆是痰饮流注、欲作窠穴之象，治宜祛风胜湿通络剂中加入三子养亲汤，以祛除经络中流痰。

（2）中期：若其病已成，四肢关节肿胀明显，疼痛较剧，触之痛甚。此为痰饮留蓄于骨节间，已成窠穴之势。舌苔白腻水滑，脉象沉细滑或濡滑皆是痰饮深伏之象。此时痰饮聚于骨节，聚成窠穴，难于速去，三子养亲汤已力所不及，可用五子涤痰汤加味。若证见关节肿胀迅速增加，疼痛剧烈，手不可近，是痰饮之势猖獗，非峻剂无以遏其势，宜用五子涤痰汤合控涎丹，装胶囊吞服 0.3g，服后泻下水样便，即收肿消痛止之效。

（3）晚期：其证属阳气衰微，寒痰凝滞者宜五子涤痰汤合三淡汤，即淡干姜、淡附片、淡吴萸各 6g，重者用 10g，以温阳逐饮。若症见关节肿大变形，周围肌肉萎缩，屈伸不利，运动受限，此属痰瘀互结，治疗较为棘手。治宜涤痰化瘀并举，五子涤痰汤合补阳还五汤加减。

10. 谢海洲

（1）祛邪尤重除湿，治痹勿忘外感：谢海洲认为湿邪不仅在痹证的发生发展转归中起重要作用，而且也是痹证所以迁延不愈的原因之一。他对此注重调节水液的代谢，气机的畅通；采用宣肺、理脾、温肾之法，而把理脾放在首位，健脾则湿无内生之源。根据病位不同，湿在上当发汗，在下则利小便，使邪有去路。在病性上，谢海洲认为湿邪为病常兼寒邪，治疗当偏于温化。此外病情的反复发作与迁延还与外感有关，不少痹证患者还有咽部红肿之症，治疗时可加入射干、玄参、山豆根、板蓝根之类。

（2）散寒每兼温阳，清热酌增养阴：谢海洲认为，阳虚则寒，而寒邪袭人又每致阳虚。因此可以说寒痹的发生与阳气（卫阳、肾阳）的盛衰有着内在的联系，其根本在于肾阳不足。治宜温阳，方用乌头汤或麻黄附子细辛汤加减。此外类风湿关节炎初期或急性期也可表现为热痹之证，治宜宣痹清热，方用白虎加桂枝汤、白虎加苍术汤。但必须看到，热盛则津伤，且久痹热症临床上常兼有阴虚之表现。在清热的同时常加养阴之品如生地、白芍、玄参、白薇等。

（3）寒热错杂宜通，气血亏虚从补：谢海洲认为痹证迁延较长，寒热之间相互转化而成错杂之证。因此他认为，寒热痹当寒温并调，寓通于中，方用桂枝芍药知母汤加减。谢海洲还发现产后妇女在痹证的发病中占有一定比例，因妇女产后气血多亏，易遭风寒湿邪侵袭。这种痹证往往虚实夹杂，治疗当攻补兼施，扶正祛邪，方用玉屏风散加养血药或八珍汤加祛风胜湿之品。

11. 莫成荣

（1）莫成荣认为，类风湿关节炎以肝肾亏虚为本，基本病机为素体本虚，气血不足，肝肾亏损，风、寒、湿邪痹阻脉络，流注关节。

（2）莫成荣将本病大致分为活动期和缓解期，活动期又有寒湿痹阻、湿热痹阻两种证型，缓解期还分痰瘀痹阻、肝肾亏损两种证型。①寒湿痹阻型：方用自拟关节炎 2 号方加减，药用：威灵仙、桑枝、土茯苓、路路通、露蜂房、红花、赤芍、羌活、桂枝、甘草；②湿热痹阻型：方用自拟关节炎 1 号方加减，药用：忍冬藤、金银花、连翘、蒲公英、牛膝、黄柏、苍术、土茯苓、防己、红花、桑枝、赤芍、甘草；③痰瘀痹阻型：方用身痛逐瘀汤加减；④肝肾亏虚型：方用独活寄生汤加减。

（3）莫成荣认为长时间服用止痛药物应顾护脾胃；同时他认为在应用汗法时，不主张大温大热的药物发汗，应用通畅经络，调畅气机的方法，使气机宣发。

12. 冯兴华　冯兴华认为类风湿关节炎的病因不外二因。内因主要有禀赋不足，或正气损伤，外因主要有风、湿、热等邪侵袭机体。

冯兴华把本病分为四型：①湿热痹阻型，他认为类风湿关节炎本型占大多数，热重于湿者用白虎加术汤加减；湿重于热者用四妙散加减；②寒湿痹阻型，常用乌头汤、当归四逆汤、附子白术汤及桂枝芍药知母汤等方，如久用炙附片还应配伍生地，以防其燥热之性；③瘀血痹阻型，常用身痛逐瘀汤加减；④肝肾亏虚型，常用独活寄生汤，偏于肾阳虚者加附子、巴戟天、淫羊藿；偏于肾阴虚者加枸杞子、肉苁蓉、山萸肉、黄精；病久气血亏耗者加黄芪、白术、防风等。

## （八）经典论述

《素问·痹论》：“风、寒、湿三气杂至，合而为痹也。其风气胜者为行痹，寒气胜者为痛痹，湿气胜者为著痹也。”“其有五者何也？以冬遇此者为骨痹，以春遇此者为筋痹，以夏遇此者为脉痹，以至阴遇此者为肌痹，以秋遇此者为皮痹。”“痹在于骨则重，在于脉则血凝而不流，在于筋则屈不伸，在于肉则不仁，在于皮则寒，故具此五者则不痛也。凡痹之类，逢寒则虫，逢热则纵。”

《伤寒论·辨太阳病脉证并治下第七》：“伤寒八九日，风湿相抟，身体疼烦，不能自转侧，不呕、不渴、脉浮虚而涩者，桂枝附子汤主之。”

《金匮要略·中风历节病脉证并治第五》：“诸肢节疼痛，身体魁羸，脚肿如脱，头眩短气，温温欲吐，桂枝芍药知母汤主之。”

《金匮要略·痉湿暍病脉证治第二》：“太阳病，关节疼痛而烦，脉沉而细者，此名湿痹。湿痹之候，小便不利，大便反快，但当利其小便。”“风湿相搏，一身尽痛，法当汗出而解，值天阴雨不止，医云此可发汗。汗之病不愈者，何也？盖发其汗，汗大出者，但风气去，湿气在，是故不愈也。若治风湿者，发其汗，但微微似欲出汗者，风湿俱去也。”

《丹溪心法·痛风》：“四肢百节走痛是也，他方谓之白虎历节风证。大率有痰、风热、风湿、血虚。因于风者，小续命汤；因于湿者，苍术、白术之类，佐以竹沥；因于痰者，二陈汤加酒炒黄芩、羌活、苍术；因于血虚者，用归芎之类，佐以红花、桃仁。”

《医宗必读·痹》：“治外者，散邪为亟，治脏者，养正为先。治行痹者，散风为主，御寒利湿仍不可废，大抵参以补血之剂，盖治风先治血，血行风自灭也。治痛痹者，散寒为主，疏风燥湿仍不可缺，大抵参以补火之剂，非大辛大温，不能释其凝寒之害也。治着痹者，利湿为主，祛风解寒，亦不可缺，大抵参以补脾补气之剂，盖土强可以胜湿，而气足自无顽麻也。”

《类证治裁·痹证》：“诸痹……良由营卫先虚，腠理不密，风寒湿乘虚内袭。正气为邪所阻，不能宣行，因而留滞，气血凝涩，久而成痹。”

《张氏医通·臂痛》：“臂痛者有六道经络，各加引经药乃验……臂臑之前廉痛者属阳明，升麻、白芷、干葛为引药；后廉属太阳，藁本、羌活；外廉属少阳，柴胡、连翘；内廉属厥阴，柴胡、当归；内前廉属太阴，升麻、白芷、葱白；内后廉属少阴，细辛、当归。”

《张氏医通·腿痛》：“腿痛亦属六经，前廉为阳明，白芷、升麻，干葛为引药；后廉太阳，羌活、防风；外廉少阳，柴胡、羌活；内廉厥阴，青皮、吴茱萸；内前廉太阴，苍术、白芍；内后廉少阴，独活、泽泻。”

《医门法律》：“凡治痹症．不明其理，以风门诸通套药施之者，医之罪也。痹症非不有风，然风人在阴分，与寒湿互结，扰乱其血脉，致身中之阳，不通于阴，故致痹也。”“鹤膝风者，即风、寒、湿之痹于膝者也。如膝骨日大，上下肌肉枯细者，且未可治其膝，先养血气，俾肌肉渐荣，后治其膝可也……故治鹤膝风而亟攻其痹，必并其足痿而不用矣。”

《金匮翼·热痹》：“热痹者，闭热于内也……脏腑经络先有蓄热，而复遇风寒湿气客之，热为寒郁，气不得通，久之寒亦化热，则痛痹熻热而闷也。”

## 第四节 大偻

强直性脊柱炎属于中医“痹病”范畴，古人称之为“龟背风”“竹节风”“肾痹”等。现代著名老中医焦树德教授提出用中医的病名“大偻”来指代强直性脊柱炎，已得到中医界的普遍认同。

强直性脊柱炎（Ankylosing Spondylitis，AS）是一种以中轴关节和肌腱韧带骨附着点的慢性炎症为主的全身性疾病，以炎性腰痛、肌腱端炎和不对称外周大关节炎为特点。主要累及骶髂关节和脊柱，最终发展为纤维性和骨性强直。

近几年通过与国际抗风湿病联盟合作调查，确定我国强直性脊柱炎的患病率为 0.3% 左右。在我国 13 亿多人口中约有 400 万人患有强直性脊柱炎，其中 60% 左右髋关节受累，致使髋关节功能障碍，久之使髋关节骨性强直，造成终身残疾。既往报道男女患病比例为 10 ∶ 1，近年有报道女性发病比例增加，这可能与女性患者起病更加隐匿、症状较轻、脊柱竹节样变较少，过去多被忽略而现在能够被早期发现有关。该病起病隐袭，有一定遗传倾向，其发病与 HLA-B27 呈强相关，本病还与泌尿生殖系统及肠道感染等有关。

## 一、病因病机

本病可起于先天禀赋不足或后天调摄失调，房事不节，惊恐，郁怒，或病后失于调养，遂致肾督阳气不足，复因风寒湿三邪（尤其是寒湿偏盛）深侵肾督，内外合邪，深入骨骱、脊柱。病久肝肾精血亏虚，使筋挛骨弱而邪留不去，渐致痰浊瘀血胶结而成。

### （一）先天不足

先天禀赋不足，阴阳失调，肾气亏虚，外邪乘虚而入。若兼房事不节，命相火妄，水亏于下，火炎于上，阴火消烁，真阴愈亏；病久阴血暗耗，阴损及阳，时有外感风寒、湿热诸邪，深侵肝肾，筋骨失荣。

### （二）肾督亏虚

《素问·逆调论》中说："肾者水也，而生于骨，肾不生则髓不能满，故寒甚至骨也。……病名曰骨痹，是人当挛节也。"《素问·脉要精微论》指出"腰者肾之府，转摇不能，肾将惫矣。"说明肾虚会使人腰部活动困难。肾主骨生髓，肾气不足，寒湿内盛，兼寒湿之邪乘虚内侵，内外合邪，使气血运行不畅，不通则痛。因脊柱乃一身之骨主，骨的生长发育又全赖骨髓的滋养，而骨髓乃肾中精气所化生，故肾中精气充足，骨髓充盈，则骨骼发育正常，坚固有力；肾中精气不足，骨髓空虚，则骨松质脆，酸软无力。督脉循行于背部正中，对全身阳经起到调节作用，为阳脉之总督，肾虚寒湿深侵，肾气不足，督脉失养，脊骨受损而致本病。

### （三）感受外邪

风寒、湿热诸邪由腠理而入，经输不利，营卫失和，气血阻滞脉络，经脉痹阻，不通则为病。如《素问·痹论》说："风寒湿三气杂至，合而为痹也。"《素问·痹论》云："所谓痹者，各以其时，重感于风寒湿之气也。"指出了风寒、湿热等外邪为本病病因。《济生方·痹篇》曰："皆因体虚，腠理空虚，受风寒湿气而成痹也。"说明痹病也可由体虚而感受外邪所致。

或因风寒湿邪（尤其是寒湿偏重者）深侵肾督，脊背腰胯之阳失于布化，阴失营荣，加之寒凝脉涩，必致筋脉挛急，脊柱傴曲可生大偻之疾；或因久居湿热之域及素嗜辛辣伤脾蕴湿，化热交结，伤骨则骨痹傴曲、强直而不遂，损筋则"软短"、"弛长"而不用，损肉则肉消倦怠，形体尪羸，亦可生大偻之疾；或因肾督虚，邪气实，寒邪久郁，或长服温肾助阳之药后阳气骤旺，邪气从阳化热，热盛伤阴，阳之布化受抑，阴之营荣乏源，筋脉挛废，骨痹痛僵，还可生大偻之疾；若兼邪痹胸胁、四肢、关节、筋骨，则胸胁不展，肢体肿痛僵重，屈伸不利等。

### （四）瘀血阻络

AS 病程漫长，反复发作，迁延难愈，日久必入血入络，形成瘀血。清·王清任《医林改错》云："凡肩痛、臂痛、腰疼、腿疼或周身疼痛，总名曰痹证，明知受风寒，用温热发散药不愈；明知有湿热，用利湿降火药无功……实难见效。因不思风寒湿热入皮肤，何处作痛；入于气管，痛必定流走；入于血管，痛不移处；已凝之血，更不能活。如水遇风寒，凝结成冰，冰成风寒已散，明此义，治痹证何难。"指出痹证日久有合并瘀血的现象，故血瘀证伴随于强直性脊柱炎的各期、各型。

本病的病因病机是禀赋不足，肝肾精血不足，肾督亏虚，风寒湿之邪乘虚深侵肾督，筋脉失调，骨质受损。其性质为本虚标实，肾督亏虚为本，风寒湿邪为标，寒湿之邪深侵肾督，脊骨受损，日久瘀血阻络，使病情加重，又可累及全身多个脏腑。

## 二、诊断要点

### （一）临床表现

1. 起病形式与首发症状　强直性脊柱炎一般起病比较隐匿，早期可无任何临床症状，有些患者在早期可表现出轻度乏力、长期或间断低热等。部分患者初期出现非对称性下肢大关节肿痛。外伤、受凉或受潮以及消化道、泌尿道或呼吸道感染是其常见的诱发原因。本病有明显的家族聚集倾向。首发症状常见的有腰背痛、间歇性或两侧交替性臀深痛、髋膝关节疼痛等症状。

2. 关节病变表现

（1）骶髂关节炎：约90%强直性脊柱炎患者最先表现为骶髂关节炎，以后可上行发展至腰椎、胸椎和颈椎，表现为反复发作的腰痛，腰骶部僵硬感，间歇性或两侧交替出现腰痛和两侧臀部疼痛，可放射至大腿，直接按压或伸展骶髂关节可引起疼痛。有些患者无骶髂关节炎症状，仅X线检查发现有异常改变。

（2）腰椎病变：腰椎脊柱受累时，多表现为下背痛和腰部疼痛或活动受限。腰部前屈、后伸、侧弯、和转动受限。体检可发现腰椎棘突压痛，腰椎旁肌肉痉挛；后期可有腰肌萎缩。

（3）胸椎病变：胸椎受累时，表现为背痛、前胸和侧胸痛，最后可呈驼背畸形。如肋椎关节、胸骨柄体关节、胸锁关节及肋软骨间关节受累时，则呈束带状胸痛，胸廓扩张受限，吸气、打喷嚏或咳嗽时胸痛加重。

（4）颈椎病变：少数患者首先表现为颈椎炎，先有颈椎部疼痛，沿颈部向头臂部放射。颈部肌肉开始时痉挛，以后萎缩，病变进展可发展为颈胸椎后凸畸形。头部活动受限，常固定于前屈位，不能上仰、侧弯或转动。严重时仅能看到自己足尖前方的小块地面，不能抬头平视。

（5）外周关节症状：受累的外周关节以髋、膝、踝等下肢的关节较为常见，上肢大关节如肩、肘、腕等也可累及，指、趾等四肢小关节受累则比较少见。髋关节受累临床表现为髋部隐痛或剧痛，有的患者表现为臀部疼痛或腹股沟疼痛，继续发展则会出现髋关节活动受限、关节屈曲挛缩、局部肌肉萎缩，直至发生关节强直，髋关节受累者预后较差。

3. 关节外表现

（1）全身症状：发热可见于AS早期或疾病活动期，多表现为不规则的低热，体温在37 ~ 38℃之间。AS患者可出现慢性单纯性贫血，程度较轻，一般无须特殊治疗。

（2）眼损害：AS眼损害以急性前葡萄膜炎和急性虹膜炎多见，也可发生急性结膜炎。临床表现为不同程度的眼球疼痛、充血、畏光、流泪或伴有视力下降等。

（3）心血管受累表现：AS心血管受累特点是侵犯主动脉和主动脉瓣，引起上行性主动脉炎、主动脉瓣膜下纤维化、主动脉瓣关闭不全等。累及心脏传导系统，可引起房室传导阻滞。

（4）呼吸系统受累表现：强直性脊柱炎呼吸系统受累一般多发生于病程20年以上者，主要表现有胸廓活动度明显变小，双肺上部尤其是肺尖纤维化、囊性变、甚至空洞形成。

（5）泌尿系统受累表现：AS肾脏受累大致包括IgA肾病、肾脏淀粉样变和非甾体类药物引起的肾间质改变。临床上可表现为血尿、蛋白尿、管型尿，严重者还可出现高血压和肾功能不全。

4. 体征　体格检查有助于AS的早期诊断，主要有①骶髂关节炎的检查：包括骶髂关节定位试验、“4”字试验、骶髂关节压迫试验、髂嵴推压试验、骨盆侧压试验、悬腿推膝试验等方法。②肌腱附着点炎的检查：AS患者可出现坐骨结节、大转子、脊柱骨突、肋胸关节、柄胸关节，及髂嵴、足跟、胫骨粗隆和耻骨联合等部位的压痛。③脊柱和胸廓活动度的检查：包括指地距、枕墙距、Schober试验、胸廓活动度和脊柱活动度。

### （二）实验室检查

1. HLA-B27　大约80% ~ 90%的AS患者HLA-B27阳性。

2. 类风湿因子（RF）　AS患者RF阳性率同正常人群，为1% ~ 5%。

3. 血沉（ESR）　75%的AS患者血沉有增高，其与病情的活动有一定的相关性。

4. C反应蛋白（CRP）　75%的AS患者可见CRP升高，同血沉一样CRP的高低也不一定与病情程度成正比。

5. 免疫球蛋白（Ig）　AS患者可见IgA轻到中度增高，有学者认为它的增高与病情活动性有关。AS患者可有IgG、IgM增高，IgG、IgM增高可能与AS伴发外周关节受累有关。

6. 补体　AS患者可见C4含量升高，有学者认为C4升高多见于伴外周关节受累者。

7. 其他　检查急性活动期病例可见轻度正细胞性色素性贫血，轻、中度单核细胞及血小板计数升高。

如发现尿蛋白升高，应警惕继发淀粉样变或药物不良反应。AS患者如ALP、AKP升高提示有骨侵蚀，继发IgA肾病和肾淀粉样变时，肾功能可能出现异常。

## （三）影像学检查

1. X线检查　X线检查为公认的诊断标准之一。

（1）骶髂关节：病变一般从骶髂关节的下2/3处开始，多呈双侧对称性。早期表现主要有关节面模糊，关节面下轻度骨质疏松、关节间隙大多正常、软骨下可有局限性毛糙和小囊变，这种改变主要发生于关节的髂骨侧。病变至中期，关节软骨已破坏，表现为关节间隙宽窄不一、并可有部分融合；关节面侵蚀破坏、囊变，呈毛刷状或锯齿状，可有骨质硬化。晚期，则关节间隙狭窄、消失；由粗糙条状骨小梁通过关节间隙，产生骨性融合；软骨下硬化带消失，可伴有明显的骨质疏松。

（2）脊柱：一般认为脊柱病变常从脊柱的下部开始，呈上行性发展，并最终累及全脊柱。在早期，椎体上下缘可见局限性骨质侵蚀、破坏，破坏区可局限于椎体前角，也可较广泛，但常伴有不同程度的骨质硬化。随着病变的发展，椎体前缘凹面消失，于晚期形成“方形”椎。早期可有脊柱轻度骨质疏松，并随病情的进展而逐渐显著。关节突间小关节表现为关节面模糊、毛糙、侵蚀破坏及软骨下硬化。在病变的晚期，可见广泛的椎旁软组织钙化；前韧带、后纵韧带、黄韧带、棘上、棘间和肋椎韧带均可出现钙化，表现为椎体上、下角鸟嘴状突起，随后逐渐于椎间隙的一侧形成骨桥；椎间盘纤维环的外层可见钙化，少数患者可出现椎间盘钙化；最后形成典型的“竹节状”脊柱。椎小关节囊和关节周围韧带骨化呈两条平行的“铁轨”状阴影，棘上韧带骨化则表现为一条正中垂直致密影。脊柱强直后，椎体可见明显的骨质疏松，并常伴有脊柱后凸畸形。

（3）髋关节：主要的表现为关节面虫蚀状破坏、关节面下骨质囊状改变、关节间隙均匀一致性狭窄或部分强直、关节周围骨质疏松。

（4）耻骨和耻骨联合：在耻骨下缘肌肉附着部位，由于腱鞘骨膜炎的发生，而显示骨质赘生，耻骨缘可被侵蚀。表现为关节面糜烂并伴有周围骨质硬化。

（5）骨炎：本病可在坐骨结节、耻骨和坐骨，股骨大粗隆、跟骨结节等肌腱附着处发生骨膜增生，表现为羽毛状或“胡须”样改变，常伴有局部骨质增生、硬化及囊状侵蚀破坏，一般白肌腱或韧带附着处的骨块开始并逐渐密度增高，直至伸延到韧带和肌腱。

2. 其他影像学检查及优势　CT扫描可清楚显示骶髂关节炎的解剖部位和骨内分布范围及骨皮质的完整性、邻近组织的侵犯情况。MRI优越性表现在可观察软骨异常改变，检测骨髓水肿及早期显示骨侵蚀，其最大优势可以显示关节软骨和关节面下骨髓脂肪的信号改变，对于早期诊断有肯定价值。附着点炎是AS的特征性表现，早期跟腱炎症可以通过高频实时超声检测出来，显示为附着处、骨膜、韧带、肌腱、腱鞘周围软组织和关节囊的水肿，由于炎症和水肿、骨破坏或附着点处形成的新骨而导致回声减低。

## （四）诊断标准

诊断AS目前多采用1984年制定的修订纽约标准。

1. 临床诊断标准　①腰痛、僵硬3个月以上，活动后缓解、休息不能缓解；②腰椎前屈、后伸、侧弯三个方向活动受限；③胸廓活动度测量低于相应年龄、性别的正常人。

2. 放射学诊断标准　X线诊断分级：

0级：正常。

1级：可疑变化。

2级：轻度异常，可见局限性侵犯、硬化，但关节间隙无改变。

3级：明显异常，为中度或进展性骶髂关节炎改变，伴有以下1项或1项以上改变，如侵蚀、硬化，关节间隙增宽或狭窄或部分强直。

4级：严重异常，完全性关节强直。

双侧骶髂关节X线表现≥2级或单侧3～4级，符合AS的X线诊断标准。

注：骶髂关节炎CT分级参考上述分级标准。

3. 诊断分级

（1）肯定强直性脊柱炎符合放射学诊断标准和1项以上临床诊断标准；

（2）可能强直性脊柱炎。

1）符合3项临床诊断标准；

2）符合放射学诊断标准而不伴有任何临床诊断标准（应除外其他原因所致骶髂关节改变）。

## 三、辨证论治

### （一）肾虚督寒证

腰、臀、胯疼痛，僵硬不舒，牵及膝腿痛或酸软无力，畏寒喜暖，得热则舒，俯仰受限，活动不利，甚则腰脊僵直或后凸变形，行走坐卧不能，或兼男子阴囊寒冷，女子白带寒滑，舌苔薄白或白厚，脉多沉弦或沉弦细。

治法：补肾祛寒，散风除湿，强督活瘀，壮骨荣筋。

方药：补肾强督祛寒汤。

狗脊25～40g，熟地黄15～20g，制附片9～12g，鹿角9～12g，骨碎补10～20g，杜仲15～20g，桂枝9～15g，白芍9～15g，知母9～15g，独活9～13g，羌活9～15g，续断15～20g，防风9～12g，威灵仙9～15g，川牛膝9～15g，炙山甲6～15g。

加减：寒甚痛重不移者，加制川乌、制草乌各3，淫羊藿9～15g，七厘散1/3管随汤药冲服，以助温阳散寒，通络止痛之效；舌苔白厚腻，关节沉痛僵重伴肿胀者，去熟地，加生薏苡仁30～40g、炒白芥子3～6g；大便溏稀者可去或减少川牛膝用量，加白术9～12g，并以焦、炒为宜，加补骨脂9～15g；畏寒重并伴脊背冷痛不舒者加炙麻黄3～9g、干姜5～9g；久病关节僵直不能行走或腰脊坚硬如石者，可加透骨草10～15g、自然铜6～9g（先煎），甚者可加急性子3～5g。

中成药：可选金乌骨通胶囊，每次2粒，每日3次，口服；或草乌甲素片，每次0.4mg，每日2～3次，口服。

本证候临床颇为多见，尤其是久居寒冷之地的人，是强直性脊柱炎的主证型，在治疗的过程中应注意，方中温燥药物较多，日久有化热生燥之嫌，应多观察患者症状的变化，适时调整知母、白芍等药的剂量，以牵制方剂的温热之性。

### （二）邪郁化热证

腰骶臀胯僵痛、困重，甚则牵及脊项，无明显畏寒喜暖，反喜凉爽，伴见口干、咽燥、五心烦热、自汗盗汗，发热或午后低热，甚者关节红肿热痛，屈伸不利，纳呆倦怠、大便干、小便黄，舌偏红，舌苔薄黄或黄白相间少津，脉多沉弦细数，尺脉弱小。

治法：补肾清热，强督通络。

方药：补肾强督清热汤。

狗脊20～40g，生地黄15～20g，知母9～15g，鹿角霜6～10g，骨碎补15～20g，败龟甲20～30g，秦艽9～15g，羌活9～12g，独活9～12g，桂枝6～9g，白芍9～15g，黄柏6～12g，土鳖虫6～9g，杜仲15～20g，桑寄生15～20g，炙山甲9～15g。

加减：若午后潮热明显者加青蒿9～12g、银柴胡9～12g、炙鳖甲15～30g、胡黄连6～9g、地骨皮9～12g；若咽干、咽痛，加玄参、知母10～15g、板蓝根9～15g；若关节红肿疼痛、僵硬、屈伸不利者，加忍冬藤20～30g、桑枝30～40g、寒水石10～30g、生薏苡仁30～40g、片姜黄、白僵蚕9～12g；若疼痛游走不定者加威灵仙9～15g、青风藤15～20g、防风9～12g；若腰脊、项背僵痛不舒、活动受限者，加葛根15～20g、白僵蚕9～15g、伸筋草20～30g。

中成药：可选金乌骨通胶囊，每次2粒，每日3次，口服；辨证配伍帕夫林胶囊（白芍总苷）、知柏地黄丸等。

本证系寒湿之邪入侵或从阳化热，或郁久热生所致。多见于强直性脊柱炎的活动期或病程较长，久服、过服辛温燥热之品者。本证虽然邪已化热，但仍由肾虚督寒证转化而来，不能一味地投以寒凉之药味，以防伤及阳气，方中补肾强督仍为大法。本方是在补肾强督祛寒汤的基础上，减或去掉辛热之品如桂枝、制附片等药的用量，酌加清热之品，如败龟甲、黄柏等而组成。

### （三）湿热伤肾证

腰臀胯酸痛、沉重、僵硬不适、身热不扬、绵绵不解、汗出心烦、口苦黏腻或口干不欲饮、脘闷纳呆、大便溏软，或黏滞不爽，小便黄赤或伴见关节红肿灼热掀痛，或有积液，屈伸活动受限，舌质偏红，苔腻或黄腻或垢腻，脉沉滑、弦滑或弦细数等。

治法：清热除湿，祛风通络，益肾强督。

方药：补肾强督清化汤。

狗脊 20 ~ 30g，苍术 9 ~ 12g，黄柏 9 ~ 12g，牛膝 9 ~ 15g，薏苡仁 20 ~ 40g，忍冬藤 20 ~ 30g，桑枝 20 ~ 30g，络石藤 15 ~ 30g，白蔻仁 6 ~ 10g，藿香 9 ~ 12g，防风 9 ~ 12g，防己 9 ~ 12g，草薢 9 ~ 12g，泽泻 9 ~ 15g，桑寄生 15 ~ 20g，炙山甲 6 ~ 9g。

加减：若关节红肿热痛兼有积液，活动受限甚者可加茯苓 15 ~ 30g、猪苓 15 ~ 30g、泽兰 10 ~ 15g、白术 9 ~ 12g、寒水石 20 ~ 30g；若脘闷纳呆甚者可加佩兰 9 ~ 12g、砂仁 6 ~ 10g、川朴 9 ~ 12g；若低热无汗或微汗出而热不解、五心烦热者可加青蒿 10 ~ 15g、炙鳖甲 20 ~ 30g、败龟甲 15 ~ 30g、知母 10 ~ 15g，并加重炙山甲用量；若腰背项僵痛、俯仰受限者可加白僵蚕 9 ~ 15g、伸筋草 15 ~ 30g、葛根 15 ~ 20g、羌活 9 ~ 15g；若兼见畏寒喜暖恶风者加桂枝 6 ~ 9g、赤白芍各 6 ~ 12g、知母 9 ~ 15g；若口黏、胸闷、咽中黏痰频频者加苏藿梗各 9 ~ 12g、杏仁 6 ~ 10g、茯苓 10 ~ 20g、化橘红 9 ~ 12g；若腹中不适、便意频频、大便黏滞不爽者加焦槟榔片 6 ~ 10g、炒枳壳 9 ~ 12g、木香 3 ~ 6g、乌药 9 ~ 12g。

中成药：可选四妙丸，辨证配伍帕夫林胶囊、知柏地黄丸等。

本证多见于久居湿热之域或于潮湿、闷热之环境中长期工作的人群，肾虚湿热之邪入侵蕴结而伤肾、督所致。亦常见于本病的活动期而现此证候者。本方系在补肾强督清热汤的基础上去掉养阴清热之品，如龟甲、生地黄等及酌加芳香化湿之品组成，使湿邪去有出路。

### （四）邪痹肢节证

病变初起表现为髋、膝、踝、足跟、足趾及上肢肩、肘等关节疼痛、肿胀、沉重、僵硬，渐见腰脊颈僵痛不舒、活动不能；或除腰背胯尻疼痛外，并可累及以下肢为主的大关节，畏寒、疼痛、肿胀，伴见倦怠乏力、纳谷欠馨等。病处多见畏寒喜暖（亦有无明显畏寒、反喜凉爽、发热者）舌淡红黯、苔白，脉沉弦或沉细弦。

治法：益肾强督，疏风散寒，祛湿利节。

方药：补肾强督利节汤。

狗脊 20 ~ 30g，骨碎补 15 ~ 20g，鹿角片 6 ~ 10g，青风藤 10 ~ 15g，络石藤 15 ~ 20g，海风藤 10 ~ 15g，桂枝 9 ~ 12g，白芍 9 ~ 15g，制附片 6 ~ 10g，知母 9 ~ 15g，秦艽 9 ~ 15g，独活 9 ~ 12g，威灵仙 9 ~ 15g，续断 15 ~ 20g，桑寄生 15 ~ 20g，炙山甲 6 ~ 12g。

加减：若见口干欲饮、溲黄便干等化热征象者，可减或去桂枝、制附片加大知母用量并加用炒黄柏 6 ~ 12g、生地 9 ~ 15g；若关节红肿热痛或不恶寒、反恶热喜凉者可加忍冬藤 30g、桑枝 30g、寒水石 15 ~ 20g（先煎），减或去桂枝、制附片；若上肢关节疼痛，晨僵畏寒者可加羌活、片姜黄 9 ~ 12g、制川乌或草乌 3g；若恶风畏寒，腰尻凉痛喜覆衣被，四末不温者，可加淫羊藿 9 ~ 15g、干姜 3 ~ 5g、炒杜仲 15 ~ 20g；若下肢关节沉重肿胀，伴见倦怠、纳差者可加千年健 10 ~ 15g、苍术、白术 9 ~ 12g；若关节屈伸不利、僵硬不舒甚者可加伸筋草 15 ~ 30g、白僵蚕 9 ~ 15g。

中成药：可选金乌骨通胶囊，每次 2 粒，每日 3 次，口服；或草乌甲素片，每次 0.4mg，每日 2 ~ 3 次，口服。

本证候见于以外周关节病变为首发或为主要伴见症状的强直性脊柱炎患者。尤其以下肢大关节如髋、膝、踝等为多见。本证还有寒热之分，但偏向于热象者居多，方中重用藤类药物，以通达四肢，祛风止痛。

本方是在补肾强督祛寒汤基础上酌加通经活络补肾利节之品，如：骨碎补、青风藤、海风藤、鸡血藤、石楠藤等；偏于热象者可酌加清热之品，并减量或去掉辛燥之品。

### （五）邪及肝肺证

腰、脊、背部疼痛、僵硬、屈伸受限、心烦易怒、胸锁关节、胸肋关节、脊肋关节疼痛、肿胀感；或伴有压痛；或伴有胸闷、气短、咳嗽、多痰等；或伴有腹股沟处、臀部深处疼痛及坐骨结节疼痛，或伴有双目干涩疼痛且可牵及头部、双目白睛红赤或红丝缕缕，发痒多眵，大便或干或稀，脉象多为沉弦，舌苔薄白或微黄。

治法：燮理肝肺，益肾壮督，通络利节。

方药：补肾强督燮理汤。

狗脊 20 ~ 30g，骨碎补 15 ~ 20g，鹿角 9 ~ 12g，延胡索 10 ~ 15g，香附 9 ~ 12g，苏梗 9 ~ 12g，姜黄 9 ~ 12g，枳壳 9 ~ 12g，桂枝 9 ~ 15g，白芍 9 ~ 15g，续断 15 ~ 30g，杜仲 15 ~ 20g，羌活 9 ~ 15g，独活 6 ~ 10g，防风 9 ~ 12g，炙山甲 6 ~ 15g。

加减：若腰脊背痛僵明显可加桑寄生 15 ~ 20g、菟丝子 9 ~ 12g；如同时兼畏寒及颈项僵痛者可再加干姜、炙麻黄 3 ~ 6g、葛根 10 ~ 20g；若胸锁、胸肋、脊肋关节疼痛甚且伴有心烦易怒者可酌加青皮 6 ~ 10g、川楝子 9 ~ 12g；若胸闷、气短明显者加檀香 6 ~ 10g、杏仁 9 ~ 12g、槟榔 6 ~ 10g；若胸脘胀满、纳谷欠馨，可去方中枳壳，酌加厚朴、枳实、陈皮 9 ~ 12g；若微咳者可酌加炒苏子 6 ~ 10g、炒莱菔子 9 ~ 12g、杷叶 9 ~ 15g、紫菀 9 ~ 10g；若伴低热者可减少桂枝用量酌加炒黄柏 9 ~ 12g、知母 9 ~ 15g、败龟甲 15 ~ 30g，并可加大炙山甲的用量；若白睛红赤双目干涩、发痒多眵明显者可酌加白菊花 6 ~ 10g、枸杞子、知母、炒黄柏、炒黄芩 9 ~ 12g，减少或去掉桂枝、骨碎补、鹿角的用量；若大便秘结可加生地黄、决明子（打）9 ~ 15g；若大便溏稀日数次者可酌加补骨脂、莲子肉 9 ~ 15g、炒薏苡仁 15 ~ 30g。

中成药：可选金乌骨通胶囊，每次 2 粒，每日 3 次，口服。辨证配伍延胡索止痛片。

本证候多见于胸肋疼痛、腹股沟部位疼痛、臀部深处疼痛及双坐骨结节疼痛等为主要表现的强直性脊柱炎的患者，因肝肺经受累症状突出，循经辨证取药尤为重要。本方是在补肾强督祛寒汤基础上酌加燮理肝肺、利气行血、活络止痛、清肝明目之品，酌减或去掉辛燥黏腻之品而成。

### （六）缓解稳定证

经治疗后，腰、脊、背、胸、颈及关节等部位疼痛、僵硬基本消失或明显减轻，无发热，血沉、C 反应蛋白等化验结果基本在正常范围。

治法与方药：鉴于病情明显减轻且较稳定。则可将取效明显的最后一诊方药 4 ~ 5 剂共研细末，每服 6g，温开水送服，每日 3 次以巩固疗效。

中成药：可选天麻壮骨丸，每次 4 粒，每日 3 次，口服，可配伍六味地黄丸。

临床体会：缓解稳定期，继续服药，巩固疗效，重在预防病情复发。

### （七）其他治疗

1. 体育疗法　医疗体操是强直性脊柱炎现代体育疗法的主要方式，目前多数医生采用医疗体操对 AS 患者进行辅助治疗。阎小萍教授根据自己的多年临床经验以保持脊柱灵活性，维持胸廓活动度及肢体运动功能为目标创建了一套适合 AS 患者的医疗体操，应用于临床已取得了良好的疗效。动作主要分为站立运动、垫上运动、呼吸运动三部分。

2. 外治　有眼炎者可选用中西药滴眼液点眼。对于关节局部肿胀疼痛明显者，可根据病情选用中药寒痹外用方和热痹外用方热敷、蒸气熏蒸和药浴。

3. 针灸　取足太阳经、督脉穴为主，配足少阴肾经穴，并可配阿是穴（即以痛为腧），并应特别注意选用交会穴。寒证、阳虚证，针用补法，宜深刺留针，加灸疗；阴虚者则单用针刺；热证，针用泻法、浅刺，热甚者，可在大椎穴叩刺放血。穴位贴敷法是将药膏直接贴敷于人体体表穴位来治疗疾病的一种方法，其适应证和选穴、配穴的方法基本同针灸疗法。

4. 拔罐疗法　方法：以走罐配合留罐。脊背部较为平坦，面积大，适合走罐的施行，可沿督脉和和膀胱经的走行方向走罐，待皮肤潮红后，再选取几个穴位留罐，可选肩井、命门、肾俞等，并配以患者自觉疼痛最明显的阿是穴。

5. 理疗　包括直流电中药离子导入法、红外线疗法、激光疗法以及中药超声透皮疗法。

6. 食疗　强直性脊柱炎患者宜食用鳝鱼、蛇肉、羊肉、牛肉、狗肉等以补气血、益肝肾与祛风湿。急性期宜饮食宜清淡、易消化，水分要充分，有发热时更宜如此。为顾护脾胃平时也可熬煮糜粥，自养胃气。

# 第十章
# 中医儿科常见病诊治

## 第一节　疳证

疳证，是由于多种疾病的影响，使脾胃受损、津液损伤而引起的一种慢性病证。以形体消瘦，面黄发枯，精神萎靡或烦躁，饮食异常为特征。疳证发病无明显季节性，5 岁以下小儿多见。病久则易并发其他疾病而危及生命。古人视为恶候，列为儿科四大要证之一。

疳的含义有两种：其一为“疳者甘也”，言其病因，是指小儿恣食肥甘厚腻，损伤脾胃，日久形成疳证；其二为“疳者干也”，言其病机和症状，是指小儿气液干涸，形体羸瘦。本证西医学泛指小儿营养不良及多种维生素缺乏症，以及由此而引起的并发症。有研究表明疳证与微量元素缺乏有关。我国古代文献最早出现疳之病名的是《诸病源候论・虚劳骨蒸候》，其中指出：“蒸盛过伤，内则变为疳，食入五脏，久蒸不除，多变成疳。”《小儿药证直诀・脉证治法》指出：“疳皆脾胃病，亡津液之所作也。”认识到疳证的病位、病机变化主要在脾胃。历代医家的不同学术观点和临证经验，使本证的理论和治法不断得到充实和提高。

### 一、病因病机

#### （一）病因

疳证最常见的原因，一为太过，二为不及。

（1）积滞日久。

（2）厌食、久吐、久泻或过用苦寒攻伐、峻下等药物。

#### （二）病机

本病的病变脏腑主要在脾胃，日久可波及五脏，脾虚影响及肝，肝阴不足，肝火上炎可兼见眼疳；脾病影响及心，心火循经上炎，出现口疳；脾气虚加重，进一步发展转化成脾阳虚，阳虚不能制水，水湿泛溢肌肤，引起疳肿胀；脾虚导致气不摄血，皮肤可见紫斑瘀点；脾虚影响及肾，元气大伤，可致阴阳离决之危候。

疳证病变程度有轻有重，性质虚实悬殊，津液受损较轻者称为疳气；由积滞日久所引发者称为疳积；若日久不愈，气血双亏，出现干枯羸瘦的证候，则称为干疳。

1. 基本病机　津伤生热。因病情轻重不一，脾胃受损程度不同，疳证可由单纯的脾胃损伤而旁及四脏，影响到心、肝、肺、肾诸脏。其病位主要在脾胃，可涉及他脏。

2. 常证病机　如下所述。

（1）积滞日久生内热，耗损阴液形成疳证。所谓“积为疳之母，无积不做疳”是也。

（2）厌食、久吐、久泻或过用苦寒攻伐、峻下药物，损伤津液，变生内热导致疳证。

（3）疳证迁延日久，脾胃日渐衰败，气血津液化源欲绝，气血两亏，津液大亏，因而出现一派虚象，也可因阴竭阳脱而卒然虚脱。

3. 兼证病机　脾为中土，执中央而运四旁，津液虚损，气血亏乏，诸脏失养，缠绵日久，累及其他脏腑而出现各种兼证。

## 二、临床表现

有积滞、厌食、久吐、久泻或过用苦寒攻伐、峻下等疾病的病史；形体消瘦，面色无华，毛发稀疏枯黄，严重者出现干枯羸瘦等症状；体重低于正常平均值的15%以上。属于营养性水肿者，血清总蛋白大多在45g/L以下，血清白蛋白约在20g/L以下。

## 三、诊断与鉴别诊断

### （一）诊断要点

（1）体重不增或减轻，皮下脂肪减少，渐至形体消瘦。全身各部皮下脂肪消减顺序为：最先是腹部，逐渐为躯干、臀部、四肢，最后是面部。甚者皮肤松弛，状如老人。

（2）毛发干枯细脆、稀疏，颜色黄灰，易折断；指甲变薄易断。

（3）体重低于正常平均值的15%以上。

（4）可有凹陷性水肿，水肿多自下肢开始，渐及外阴部、腹壁、上肢及面部，严重者可全身水肿。

（5）可有夜盲、角膜溃疡穿孔、口角炎、舌炎、贫血及佝偻病表现。

（6）实验室检查早期可因蛋白摄入不足而出现血尿素氮下降，继而可有白蛋白下降，最后血清总蛋白下降。

### （二）鉴别诊断

1. 厌食　厌食是以较长时期不思饮食，食欲不振，甚至拒食为主要临床特征的疾病。无明显形体消瘦，精神状态尚好，一般病在脾胃，不涉及他脏，预后良好。

2. 积滞　积滞、疳证都属于小儿常见的脾胃病证，伤乳、伤食是其轻浅阶段，可因失于调治，而成积滞。积久不消，可转化成疳，《证治准绳·幼科·疳》曰："积是疳之母，所以有积不治乃成疳候。"两者名虽异，而源则一，唯病情轻重深浅有所不同。积滞与疳证相比，积滞病情轻浅，以实证为主。临床以不思乳食，食而不化，呕吐酸腐乳食，大便不调，腹部胀满为特征，与疳证以虚为主，形体消瘦为特征有明显区别。

## 四、辨证论治

### （一）辨证要点

1. 辨病因　疳证临床上多种原因互相掺杂，应注意掌握重点。

2. 辨轻重　如下所述。

（1）疳气：多见厌食，形体消瘦，症状较轻。

（2）疳积：形体明显消瘦，肚腹膨胀，烦躁易怒，嗜食异物或多食多便。

（3）干疳：可见极度消瘦，皮肤干瘪，大肉已脱，甚则突然虚脱，病情危重。

3. 辨兼证　兼证主要出现眼疳、心疳、疳肿胀等。皮肤出现紫癜为疳证恶候，提示气血皆干，络脉不固。疳证后期干疳阶段，若出现神志恍惚，杳不思食，是胃气全无，脾气将败的危候，必须引起重视。

### （二）治疗原则

1. 基本治则　消疳理脾。

2. 具体治法　疳证病情复杂，虚实有别，治疗时应当详审。初期以生胃中津液为要，润则胃生。疳积者，则消积为先；若虚实夹杂，则宗"壮者先去其积而后扶胃气，衰者先扶胃气而后消之"的原则。在疾病的不同阶段，应针对各自的主要病机采取相应的治疗，主要以"疳气以润为主，疳积以消为主，干疳以补为主"为治疗原则。

## （三）分证论治

1. 常证　如下所述。

（1）疳气

证候表现：形体略瘦，面色少华，毛发稀疏，不思饮食，精神欠佳，性急易怒，大便干稀不调。舌瘦略淡，苔薄白或花剥，脉细，指纹青淡。

证候分析：厌食日久、久吐久泻等耗伤脾胃阴津，气血不能濡养肌肉筋骨，则见形体消瘦，面色少华，毛发稀疏，食欲不振，精神欠佳。脾虚肝木亢盛，故见心烦性急，易发脾气。舌瘦而淡，苔薄白或花剥，脉细，指纹青淡均为脾虚、津液受损之象。

治法：养胃生津，消疳理脾。

方剂：白术散（《小儿药证直诀》）加减。

方解：人参、白术、茯苓、炙甘草为四君子汤，运脾生津为君药；葛根生津止渴为臣药；藿香叶、木香芳香理气，补而不腻。诸药合用，共奏运脾生津之功。

加减：纳差明显者，加香稻芽开胃进食；阴津受损明显者，加沙参、麦冬清养胃阴；有虚热者，可加银柴胡、胡黄连清虚热。

（2）疳积

证候表现：形体明显消瘦，面色萎黄，肚腹膨胀，甚则青筋暴露，毛发稀疏结穗，精神烦躁，夜卧不宁，或见动作异常，食欲不振或多食多便，或嗜食异物。舌淡苔腻，脉细数。

证候分析：本证多由积滞发展而来，积滞内停，壅塞气机，阻滞肠胃，或夹有虫积，导致脾胃为病，属于虚实夹杂证候。病久脾胃虚弱，气血生化乏源，故食欲不振，发稀结穗，形瘦，面色无华。心肝之火内扰，故夜寐不安，易烦躁激动；积滞中阻，脉络瘀阻，故腹部膨隆如鼓，青筋暴露。舌淡苔薄腻，脉细数为夹积之象。

治法：导滞祛积，消疳理脾。

方剂：消疳理脾汤（《医宗金鉴》）加减。

方解：方中麦芽、神曲消食导滞为君药；三棱、莪术消积祛痞为臣药；青皮、陈皮理气祛滞为佐药；芜荑、槟榔、使君子杀虫消积为佐药；芦荟清肝热，黄连消积热，胡黄连退虚热均为佐药；甘草调和诸药，引药直达脾胃为使药。诸药合用，使积滞得祛，郁热得清，脾胃负担减轻，功能渐复，津液日丰，达理脾消疳之目的。

加减：脾虚甚者加苍术、白术、茯苓健脾燥湿消积；阴虚明显加麦冬、沙参、石斛养胃阴；烦躁不安，揉眉挖鼻者，加牡蛎、决明子平肝抑木。

（3）干疳

证候表现：形体极度消瘦，皮肤干瘪起皱，大肉已脱，皮包骨头，貌似老人，毛发干枯，精神萎靡，啼哭无力，腹凹如舟，杳不思食，大便稀薄或便秘。舌质红嫩，苔少，脉沉细弱。

证候分析：干疳为疳证之重证，多进入疾病后期，为气血俱虚，脾胃衰败阶段。气阳衰竭，气血化源欲绝，无以滋养四肢百骸，故形体极度消瘦，大肉已脱，呈老人貌。脾气衰败，故精神萎靡，目无光彩。脾虚运化失司，故大便不调。脉沉细弱，舌红嫩均为气血衰败之象。

治法：补益气血，理脾消疳。

方剂：八珍汤（《正体类要》）加减。

方解：方中用党参、黄芪、白术、茯苓、甘草补脾益气；熟地、当归、白芍、川芎养血补血。

加减：脾肾阳衰，加附片、炮姜温补脾肾；口舌干燥，汗多气短加乌梅、石斛酸甘化阴；面色㿠白，四肢厥冷，呈厥脱之象者给予独参汤或参附龙牡救逆汤合生脉散救逆固脱，并及时配合西医抢救。

2. 兼证　如下所述。

（1）眼疳

证候表现：初起夜盲，两目干涩，畏光羞明，眼角赤烂，眼痒涩赤，甚则黑睛混浊，白膜遮睛等。

证候分析：本证常见于因维生素 A 缺乏症导致的干眼症。脾病及肝，耗损精血，致肝阴不足，不能上荣于目，故眼角干涩，白睛生翳，视物不清。肝阴不足，虚火上攻，则眼痒涩赤。

治法：养肝明目，消疳理脾。

方剂：石斛夜光丸（《原机启微》）加减。

方解：方中石斛、天冬、生地黄滋补肝肾；羚羊角、青葙子、黄连清热泻火明目；菟丝子、肉苁蓉养肝益肾；党参健脾；川芎、枳壳行气活血。

加减：脾虚明显者，加白术、茯苓；眼睛干涩明显，视物不清，加枸杞子；白睛生翳加菊花、木贼草、密蒙花；夜盲重者者，加服羊肝丸。

（2）口疳

证候表现：口舌生疮，甚或满口糜烂，秽臭难闻，面赤唇红，烦躁易哭，夜卧不宁，小便短黄。舌质红，苔薄黄或少苔，脉细数，指纹淡紫。

证候分析：脾病及心，心阴不足，心火上炎，熏蒸口舌，故口舌生疮，口腔糜烂。热扰心神，故烦躁易哭，夜卧不宁。舌红，苔薄黄或少苔，脉细数，指纹淡紫均为心阴不足，心火上炎之象。

治法：清心泻火，消疳理脾。

方剂：泻心导赤散（《医宗金鉴》）加减。

方解：方中生地养阴凉血为君药；黄连泻心火为臣药；木通泻火通淋，灯芯草利小便泻心火，共为佐药；生甘草梢利尿泻火，调和诸药为使药。

加减：心烦不安加连翘；心火亢盛，口干欲饮，加生石膏、芦根、天花粉；小便黄少，加车前草、茯苓、滑石。

（3）疳肿胀

证候表现：颜面及全身水肿，面色无华，神疲乏力，四肢欠温，小便短少。舌淡胖，苔薄白，脉沉缓，指纹隐伏不显。

证候分析：本证多由疳证日久，脾病及肾所致。脾肾阳虚，气化失常，气不化水，水湿泛溢于肌肤，故颜面四肢水肿。脾肾阳虚，故面色少华，四肢欠温，脉沉缓，舌淡胖。

治法：温阳利水，消疳理脾。

方剂：真武汤（《伤寒论》）加减。

方解：方中用附子温补肾阳，为君药；白术、茯苓健脾渗湿，利水消肿，为臣药；白芍养阴柔肝，为佐药；生姜温中宣散水气，为佐使药。

加减：水肿明显者，加五苓散合五皮饮；水肿明显伴小便少，夜尿多者，加金匮肾气丸。

### （四）其他疗法

1. 中成药　如下所述。

（1）肥儿丸：用于脾虚肝旺，食滞虫积患儿。

（2）木香槟榔丸：用于疳积患儿。

（3）十全大补丸：用于干疳气血两虚患儿。

2. 外治疗法　如下所述。

（1）猪肉 100g，首乌 30g，浓煎去渣，以干净纱布或棉花蘸汤擦洗全身皮肤，每日 1 ~ 2 次，连用 7 ~ 10 日。用于皮肤干皱粗糙者。

（2）无花果叶 3 ~ 5 片，加水 500mL，煎成 200mL，倾入盆内，待温时洗两脚心，熏洗 15 分钟即可。用于疳证并发泄泻。

3. 针灸疗法　如下所述。

（1）艾灸

1）主穴：脾俞、足三里、中脘、天枢、四缝。配穴：公孙、百虫窝（血海穴上 1 寸）。

2）方法：每次取 4 穴，以艾条悬灸各穴，每穴灸 5 ~ 10 分钟，灸至穴区皮肤发红为度。5 次为 1 疗程。

（2）点刺

1）取穴：四缝、阿是穴（中指掌侧第1节中点）。

2）方法：穴位常规消毒，取小号三棱针，在穴位上快速点刺，挤压出黄色黏液或血数滴，每日1次，5次为1疗程。

4. 按摩疗法　如下所述。

（1）推三关，退六腑，分阴阳，推脾土；运土入水，推板门，揉阴陵泉、足三里，揉腹摩脐。用于疳气。

（2）常规捏脊，重提大椎、脾俞、胃俞。如烦躁不安，眼眵多时，重提肝俞；如口舌生疮，加重提心俞；伴五迟者，加重提肾俞。

5. 割治疗法　取鱼际穴，穴位消毒后以2%普鲁卡因局部麻醉，医者持手术刀在鱼际纵行切开，切口长0.5cm，深0.3cm，用止血钳取出绿豆大黄白色脂肪，压迫止血，盖消毒敷料，再用胶布固定，5天后揭去敷料，先割治左手，隔1周后割治右手，2次为1疗程。

## 五、预防与调护

### （一）预防

（1）饮食有节，定时、定量、定质喂养，勿暴饮暴食，恣食肥甘生冷等。

（2）合理安排生活起居，保证小儿充足的睡眠，经常参加户外活动，以增强体质，增加食欲，提高消化能力。

（3）积极预防各种急、慢性疾病，以防日久化疳。

### （二）调护

（1）调理饮食，补充营养，给予易消化、富有营养的食物，根据消化力的强弱，逐渐增加，不可操之过急。

（2）注意居室阳光充足、空气新鲜，适当增加户外活动，注意清洁卫生，衣着柔软，注意保暖，防止各种感染，预防并发症。

（3）密切注意病情变化，定期测量患儿的身高、体重，以了解和分析病情。加强皮肤及口腔护理，防止发生褥疮及口腔感染。对嗜食异物、腹痛腹胀患儿，应考虑是否并发肠道寄生虫，应详细询问病史并检查大便找虫卵。对重证患儿要注意观察面色、精神、饮食、二便、哭声等情况，做好病情记录。

# 第二节　腹痛

腹痛是指胃脘以下，脐的四周及耻骨以上部位发生的疼痛，是小儿常见的临床证候之一。腹痛可见于任何年龄与季节。腹痛涉及的疾病范围很广，许多内、外科疾病均可出现腹痛症状。本节讨论的内容是指无外科急腹症指征的小儿腹痛。

腹痛的名称，始见于《素问·举痛论》。但将小儿腹痛作为病证论述者，则见于《诸病源候论·小儿杂病诸候·腹痛候》，曰："小儿腹痛，多由冷热不调，冷热之气与脏腑相击，故痛也，其热而痛者，则面赤，或壮热，四肢烦，手足心热是也。冷而痛者，面色或青或白，甚者乃至面黑，唇口爪皆青是也。"此后历代医家多有论述，如《小儿药证直诀·脉证治法》将腹痛分为积痛、虫痛、胃冷虚之证；《证治准绳·幼科·腹痛》列有寒痛、积痛、虫痛、锁肚痛、盘肠内钓痛、癥瘕痛等，对小儿腹痛的病因、症状、分类等论述都较前人更为完善。

后世医家，归纳各家学说，将腹痛分为寒、热、虚、实四大类。

## 一、病因病机

### （一）病因

许多病因均可引起腹痛，常见的有外感、饮食不当、正虚、情志内伤等。

1. 外感因素　外感风、寒、暑、湿之邪均可引起腹痛。

（1）调护不当：衣被单薄，风寒之邪侵及腹部，或因过食生冷瓜果，中阳受戕，寒凝气滞，经络不畅，气血不通则腹痛。

（2）暑湿内侵：夏令之季，外感暑湿，内犯胃肠，暑湿秽浊之气与肠胃水谷相互交结，气机阻滞，升降失调，导致腹痛。

2. 饮食因素　饮食不节，过饮过食，或误食变质不洁之物，或过食辛辣之品，胃肠积滞，气机不利，传导之令不行而致腹痛。

3. 虫积肠道　进食不洁之物，使虫卵进入肠道，多见于蛔虫，发生蛔虫性腹痛。

4. 正虚因素　先天禀赋不足，素体阳虚，或病后体弱，脾胃虚弱，中阳不足，失于温养，引起腹部绵绵作痛。

5. 情志失调或跌仆损伤　小儿情志不畅，肝失条达，气机不利，导致气血运行不畅，引起腹痛；或跌仆损伤，或手术后腹部络脉瘀滞，气滞血瘀，导致腹痛。

### （二）病机

1. 基本病机　气滞不通。

2. 常证病机　如下所述。

（1）外感风寒：因调护不当，衣被单薄，风寒之邪侵入脐腹；或因过食生冷瓜果，肠胃伤冷，中阳受戕，复感外寒，寒凝气滞，气滞则经络不通，气血阻滞而腹痛。小儿稚阳未充，腹痛由于寒凝气滞者居多。

（2）暑湿内侵：常于夏令之时，外感暑湿，内伤胃肠，暑湿秽浊之气与肠胃水谷互相交结，使气机窒塞，升降失调，形成上不能运化，下不能传导，而为吐泻不得，腹部绞痛之症。

（3）乳食积滞：因乳食不节，过食油腻厚味，过饮过食，或误食不洁之物，以致食积停滞，郁积胃肠，气机壅塞，痞满胀闷而腹痛。

（4）燥热内结：平素过食辛辣香燥、膏粱厚味，胃肠积热，或积滞日久化热，肠中津液不足，形成燥热内结；或因外感热病，热邪入里，热结阳明，灼伤津液，使气机不利，传导之令不行而致腹痛。

（5）气滞血瘀：因跌仆损伤，或手术后腹内络脉受损；或久病不愈，邪入脉络，血瘀气滞，腹中有癥瘕，使脏腑气机不畅，气血运行受阻而引起腹痛。

（6）蛔虫内扰：喜食生冷瓜果，或进食不洁之物，使虫卵进入肠道，脏腑不和，扰乱胃肠气机，引起腹痛。

（7）脏腑虚寒：由于素体阳虚，或病后体弱，脾胃虚寒，脾阳不能运展，以致寒湿内停，气机不畅，中阳不足，失于温养，引起腹部绵绵作痛。

## 二、临床表现

腹痛的部位与性质主要靠患儿自诉。体检时要使患儿合作以便查出是否有压痛及肌紧张。年龄小者往往不能合作，依靠突然发生哭闹、面色苍白、精神差及特殊固定体位等来判断。并且要了解患儿的饮食、呕吐及大便情况等消化系统症状以帮助判断病因。必要时可以给镇静药（如口服水合氯醛），待患儿入睡后再复查。

检查腹部时，应强调三层检查法：①浅层检查时，轻触腹部注意痛觉过敏（轻触引起剧痛）及肠型或肿物引起的腹壁不平感；②中层检查时，轻按腹壁，注意压痛及肌紧张；③深层检查时，慢慢压至后腹壁，注意肿物的存在与性状。肾区要求腹前腹后两手同时按压，互相接触。盆腔下腹要与肛门指检之手互相接触。常需反复检查以观察体征的变化。

## 三、诊断及鉴别诊断

### （一）诊断要点

1. 部位　如下所述。

（1）右上腹痛：腹内疾病多为肝、胆、膈下病变；腹外疾病多为右膈胸膜炎、肋间神经炎等。

（2）上中腹痛：主要为胃炎与胃溃疡。

（3）左上腹痛：主要见于急性胰腺炎、脾肿大、左膈胸膜炎、左肋间神经炎等。

（4）脐周痛：见于肠蛔虫、肠炎、肠痉挛、食物过敏、急性出血性坏死性肠炎、结核性腹膜炎、肠系膜淋巴结炎、回肠远端憩室病、局限性肠炎、溃疡性结肠炎等。

（5）右下腹痛：主要见于阑尾炎及疝等。

（6）左下腹痛：主要见于肠炎、顽固性便秘等。

（7）弥漫性及不定位腹痛：可见于腹膜、肠（穿孔、梗阻）、大网膜病变；腹外疾病如中毒性、代谢性、过敏性疾病，结缔组织病、功能性疾病和癫痫等。

2. 应排除的器质性疾病　有以下情况者多考虑外科性疾病：

（1）急骤起病，多无前驱症状，腹痛由轻渐重，由局限到弥漫，呈剧痛。

（2）先有腹痛，后有发热。

（3）先有腹痛，然后有全身症状，如频繁呕吐、便秘、肛门不排气、腹胀等提示梗阻性疾病的可能。

（4）有压痛及腹肌紧张等腹膜刺激征，或能扪及肿块，或体征局限于腹部，可有放射痛。

3. 机能性腹痛　由于肠管蠕动异常或肠管壁痉挛引起的腹痛，如婴儿阵发性腹痛、功能性再发性腹痛。前者与饮食不当、胃肠胀气有关，后者多见于儿童，周期性发作，其发病原因与精神因素或自主神经功能紊乱有关。

### （二）鉴别诊断

1. 全身性疾病及腹部以外器官疾病产生的腹痛　如下所述。

（1）呼吸系统疾病引起的腹痛常伴有咳嗽、扁桃体红肿、肺部有啰音等。

（2）心血管系统疾病引起的腹痛常伴有心悸、心脏杂音、心电图异常等。

（3）神经系统疾病引起的腹痛常反复发作，脑电图异常。

（4）血液系统疾病引起的腹痛常有贫血，血常规及骨髓象异常。

（5）代谢性疾病引起的腹痛如糖尿病有血糖、尿糖增高，铅中毒有指甲、牙齿染黑色，卟啉病有尿呈红色，曝光后色更深等表现，可助诊断。

2. 腹部器官的器质性病变　如下所述。

（1）胃肠道感染，如急性阑尾炎、肠结核、腹泻病、急性坏死性肠炎、肠寄生虫病，除有腹痛外，还有饮食不调史及感染病史，大便及血常规检查有助诊断。

（2）胃肠道梗阻、肠套叠、嵌顿性腹股沟斜疝有腹痛及腹胀和梗阻现象，全腹压痛，腹肌紧张，肠鸣音消失，X 线检查可助诊断。

（3）肝胆疾病如胆道蛔虫、肝炎、胆囊炎、胆石症，常有右上腹阵痛和压痛，肝功能及 B 超检查可助诊断。

（4）泌尿系疾病如急性肾炎、尿道畸形、结石、感染，常有腰痛、下腹痛、尿道刺激症状，尿液、X 线、B 超、静脉肾盂造影等检查有助于诊断。

（5）下腹痛对少女要注意有无卵巢囊肿扭转、痛经。

（6）内脏肝脾破裂有外伤史等，配合实验室及医学影像诊断技术检查，可以作出诊断。

3. 再发性腹痛　如下所述。

（1）腹痛突然发作，持续时间不太长，能自行缓解。

（2）腹痛以脐周为主，疼痛可轻可重，但腹部均无明显体征。

（3）无伴随的病灶器官症状，如发热、呕吐、腹泻、咳嗽、气喘、尿频尿急尿痛等。

（4）有反复发作的特点，每次发作时症状相似。

## 四、辨证论治

### （一）辨证要点

1. 辨病情病位　小儿腹痛，大孩子能自述其痛苦，婴幼儿不能言或言不足信，此时应细心观察，详细询问家属及陪伴者。一般来讲，腹痛难忍，小儿必啼哭；弯腰捧腹，呻吟不已者，多为腹痛。再结合病史，腹痛的部位、剧烈程度，伴随症状分析。若中上腹痛者病在脾胃、大肠、小肠；小腹痛者其病多在膀胱和大肠；脐腹痛多为大、小肠；肝胆病多为右上腹痛；虫积痛多呈脐周阵痛；右下腹痛多为肠痈；少腹痛多属足厥阴肝经腹痛及疝气腹痛。

2. 辨虚实　急性腹痛多属实证，其痛有定处，拒按，痛剧而有形，饱而痛甚，兼有胀满，苔黄厚腻，脉大有力，服攻下药有效；慢性腹痛多虚，痛无定处，喜按，痛缓而无形，饥则痛作，兼有闷胀，舌淡少苔，脉弱无力，服补药痛减。

3. 辨寒热　如热邪内结，疼痛阵作，得寒痛减，兼有口渴引饮，大便秘结，小便黄赤，舌红苔黄少津，指纹紫，脉洪大而数者属热；暴痛而无间断，得热痛减，兼有不渴，下利清谷，小便清利，舌淡苔白滑润，指纹色红，脉紧或迟者属寒。

4. 辨轻重　腹痛轻证，病程短，精神尚好；腹痛重证，病程较长，正气不足，精神欠佳。单纯性腹痛治疗较易，兼有他症者治疗较难。急性腹痛猝然起病，疼痛剧，变化迅速，多为新病，急性腹痛也可因各种因素诱发而成，证情复杂，若经久不愈，正气暗耗，可转为慢性腹痛，而慢性腹痛若失治、误治可转为急性腹痛。若腹痛骤作，伴有腹胀、便血、高热，甚则大汗淋漓、四肢厥冷、脉微欲绝等虚脱征象，为危重证候。

### （二）治疗原则

1. 基本治则　理气止痛。

2. 具体治法　根据腹痛的不同性质，分别采用温中、泄热、攻下、消导、行气、活血、镇痛、运脾、补虚缓急等法。

### （三）分证论治

1. 寒积腹痛　如下所述。

证候表现：腹部疼痛，阵阵发作，得温较舒，遇寒痛甚，面色苍白，痛甚则额冷汗出，甚则唇色紫暗，肢冷，或伴呕吐，腹泻，小便清长，舌淡红，舌苔白滑，指纹色红，脉沉弦紧。

证候分析：寒为阴邪，主凝滞、收引，腹部中寒，寒邪搏结肠间，阻滞气机，不通则痛，故腹痛；寒得温则解，阳气暂通，腹痛亦得稍缓；脾阳不振，升降失常，故见呕吐，腹泻；气血运行不畅，故面色苍白，甚则唇色紫暗；寒邪内盛，阳气不伸，卫气不行，故腹痛甚则额冷汗出；阳气不能温达四肢，营血不得畅达于四末，故肢冷；小便清长，舌苔白滑，为里寒之候。

治法：温中散寒，理气止痛。

方剂：养脏散（《医宗金鉴》）加减。

方解：本方木香、丁香、沉香芳香散寒，调理气机；当归、川芎温通血脉；肉桂温阳补肾，使寒邪得温则散。气血畅行，阳气敷布，脏腑得以温养，则腹痛可得缓解。

加减：腹胀加砂仁、枳壳；恶心、呕吐加半夏、藿香；腹泻加炮姜、煨肉豆蔻。

2. 食积腹痛　如下所述。

证候表现：腹部胀满疼痛，按之痛甚，嗳腐吞酸，口气酸臭，不思乳食，矢气频作，粪便秽臭，腹痛欲泻，泻后痛减，时有呕吐，吐物酸馊，夜卧不安，时时啼哭，舌苔厚腻，指纹紫滞，脉沉滑。

证候分析：乳食乃有形之物，停滞肠胃，阻塞气机，故见腹部胀满疼痛；食停中焦，“胃不和则卧不安”，故夜卧不安，时时啼哭；宿食腐化，浊气壅塞肠胃，其气上逆，则呕吐，嗳腐吞酸，口气酸臭，不思乳食；其气下泄，则矢气频作；得泻则食积下行，肠胃窒塞暂减，气机稍畅，故腹痛亦得减轻；舌苔厚腻为积滞不化之象。

治法：消食导滞，理气止痛。

方剂：香砂平胃散（《医宗金鉴》）加减。

方解：本方以苍术、陈皮、厚朴、砂仁、香附、枳壳理气行滞；山楂、神曲、麦芽消食化积；芍药、甘草调中和营。全方有消食导滞，理气止痛之功。

加减：若大便不通，或泻下不畅，泻后痛减者，可加槟榔、莱菔子攻下食积；食滞化热，面赤唇红，烦躁不安，口渴欲饮，大便秘结，舌苔黄糙者，可用本方去苍术、砂仁，加大黄、玄明粉，以清热通腑，荡涤肠胃之积热。

3. 虫积腹痛　如下所述。

证候表现：脐周腹痛，时作时止，痛处有条索块，痛喜揉按，按之痛减，疼痛时泛吐清涎，不思饮食，精神不振，不痛时饮食嬉戏如常，或突然右上腹钻顶样绞痛，弯腰曲背，辗转不安，恶心吐蛔，肢冷汗出，舌红苔黄腻，指纹紫滞，脉沉滑。

证候分析：脐周为小肠盘踞之处，蛔虫寄生于小肠，故脐周腹痛，时作时止，蛔虫为有形之物，蛔虫扰动，则痛处有条索块，痛喜揉按，按之痛减；蛔虫扰乱气机，胃气上逆，故疼痛时泛吐清涎；蛔虫钻入胆道，则突然右上腹钻顶样绞痛，弯腰曲背，辗转不安；蛔虫入胃，故恶心吐蛔。

治法：安蛔驱虫，理气止痛。

方剂：下虫丸（《直指小儿方》）加减。

方解：方中苦楝根皮、芜荑、使君子、鹤虱、槟榔杀虫；当归养血；大黄通腑泻下。

加减：若发生蛔厥，应安蛔止痛，用乌梅丸。常用药：乌梅、黄连、黄柏、蜀椒、干姜、细辛、当归、附子、桂枝、党参。此方辛苦酸并用，使蛔虫得酸则安，得辛则伏，得苦则下。

4. 实热腹痛　如下所述。

证候表现：腹痛胀满，疼痛拒按，大便秘结，烦躁口渴，手足心热，唇红舌红，苔黄燥，指纹紫滞，脉滑数或沉实。

证候分析：里实热证，故大便秘结，烦躁口渴；腑实不通，故腹痛胀满，疼痛拒按；里热津伤，故手足心热，唇红舌红，苔黄燥。

治法：通腑泄热，理气止痛。

方剂：大承气汤（《伤寒论》）加减。

方解：方中大黄、芒硝通里攻下；枳实、厚朴理气宽中。

加减：若口干、舌红伤津者，予以增液承气汤；若肝胆疏泄失常导致肝热犯胃，可用大柴胡汤。

5. 血瘀腹痛　如下所述。

证候表现：腹痛经久不愈，痛有定处，痛如锥刺，或腹部有积块拒按，肚腹硬胀，青筋显露，面无光泽，口唇色晦，舌质紫暗或有瘀点，指纹紫滞，脉涩。

证候分析：小儿腹部受伤，有形瘀血停积一处，或久病入络，结为癥块，皆可使络脉瘀阻，气血运行受阻，不通则痛，故腹部痛如针刺；瘀血乃有形之物，凝聚一处，难于消散，故痛有定处，固定不移，或触之有包块，推之不动，按之痛剧；面无光泽，口唇色晦，舌紫暗或有瘀点，亦为血行不畅，气滞血瘀之象。

治法：活血化瘀，理气止痛。

方剂：少腹逐瘀汤（《医林改错》）加减。

方解：方中以肉桂、干姜、小茴香温通经脉；蒲黄、五灵脂、赤芍、当归、川芎活血散瘀；延胡索、没药理气活血，软坚止痛。全方有理气活血，散瘀止痛之效。

加减：若气滞胀痛者，加川楝子、乌药以理气止痛；若有包块者，加三棱、莪术、穿山甲以散瘀化癥；因血蓄下焦，小腹拘急硬痛，大便秘结不通者，用桃仁承气汤。

6. 虚寒腹痛　如下所述。

证候表现：腹痛绵绵，时作时止，痛处喜温喜按，面色㿠白，精神倦怠，手足清冷，饮食较少，或食后作胀，大便稀溏，唇舌淡白，指纹淡红，脉沉缓。

证候分析：脾胃虚弱，中阳不足，气血不充，失于温养，脏腑拘急故腹痛；得温则寒气稍散，故腹痛绵绵，喜温喜按；脾阳不振，运化力弱，故饮食较少，或食后作胀，大便稀溏；气血亏虚，故面色㿠白，精神倦怠，手足清冷；唇舌淡白，指纹淡红，脉沉缓亦为中阳不足，气血亏虚之象。

治法：温中补虚，理气止痛。

方剂：小建中汤（《伤寒论》）合理中丸（《伤寒论》）加减。

方解：以桂枝温经和营；芍药、甘草缓急止痛；饴糖、大枣、生姜、党参、白术甘温补中；干姜温中祛寒。诸药合用，有温中补虚，散寒止痛的作用。

加减：气血不足明显者，加黄芪、当归；肾阳不足，虚寒内盛明显者，加附子、肉桂；痛而呕吐清涎者，加丁香、吴茱萸；脾虚兼气滞者，用香砂六君子汤加厚朴、山楂。

### （四）其他疗法

1. 中成药　如下所述。

（1）藿香正气丸（水）：用于外感风寒、内伤饮冷引起的腹痛。

（2）越鞠丸：用于气滞腹痛。

（3）附子理中丸：用于脾胃虚寒腹痛。

（4）元胡止痛片：用于气滞血瘀腹痛。

（5）木香槟榔丸：用于食滞腹痛。

2. 单方验方　如下所述。

（1）炮莪术研细末，每次 3g，或鸡内金、枳实各 9g，水煎服。用于寒实腹痛。

（2）丁香、川椒、干姜各等份，研末，每次 1g，开水送服。用于虚寒腹痛。

3. 外治法　如下所述。

（1）生葱头 250g，捣烂炒熟敷肚脐。用于虚寒腹痛。

（2）公丁香、白豆蔻各 3g，肉桂 2g，白胡椒 4g，共研细末，过 100 目筛，用时取药末 1 ~ 5g，填敷脐中，再外贴万应膏。用于肠痉挛。

4. 针灸疗法　如下所述。

（1）体针：取穴：足三里、合谷、中脘。用 30 号毫针，快速进针，行平补平泻手法，捻转或提插。年龄较大儿童可留至腹痛消失。

（2）耳穴：取穴：胃、脾、肝、胆。虚证加肾，实证加三焦、大肠；便秘加肛门、直肠。热证用绿豆，寒证用王不留行籽置于胶布中贴压耳穴，穴区越胀痛，效果越好，每天按压 3 ~ 5 次，每周换贴 2 ~ 3 次，6 次为 1 疗程。多用于慢性腹痛。

5. 推拿疗法　如下所述。

（1）食积腹痛：清脾胃，顺运八卦，推四横纹，清板门，清大肠。

（2）寒积腹痛：揉一窝风，揉外劳宫。

（3）虚寒腹痛：揉外劳宫，清补脾，顺运八卦。

（4）热结腹痛：顺运八卦，清胃，退六腑，推四横纹。

（5）虫积腹痛：揉外劳宫，平肝，清胃，清大肠，摩腹（自右下腹沿升结肠、横结肠的解剖部位，自右向左运摩）。

## 五、预防与调护

### （一）预防

（1）避免感受风寒，注意腹部保暖，以免寒邪入腹而引起腹痛。

（2）注意饮食卫生，不宜过食生冷瓜果，禁食油腻变质食物。

### （二）调护

（1）每餐后稍事休息，勿剧烈运动。

（2）剧烈腹痛或持续不止者应卧床休息，密切观察，随时检查腹部体征，并做必要的其他辅助检查，明确诊断，及时处理。

（3）消除恐惧心理，尤其是气滞腹痛小儿，应避免情绪激动和精神刺激。

（4）根据病因给予相应的饮食调护。

## 第三节 便秘

便秘是指大便秘结不通，排便时间延长而言。是儿科临床常见的一个证候，任何年龄均可发病，有时单独出现，有时继发于其他疾病过程中。

便秘在《伤寒论》中又有“阳结”“阴结”和“脾约”之称。古方书中又有“实秘”“虚秘”“热秘”“冷秘”“风秘”“气秘”“风燥”“血燥”之别称。张景岳主张按《伤寒论》的分类法，把便秘分为阳结、阴结两类：有火的是阳结，无火的是阴结。有关小儿便秘的论述以《诸病源候论・小儿杂病诸候》为早，指出：“小儿大便不通者，脏腑有热，乘于大肠故也。脾胃为水谷之海，水谷之精微化为血气，其糟粕行于大肠。”

### 一、病因病机

#### （一）病因

饮食入胃，通过脾的运化、吸收其精微之后，最后由大肠将糟粕传送而出。如果胃肠功能正常，则大便通畅；若胃肠受病，或因燥热内结，津液干涸；或因肝脾郁结，气滞不行；或因乳食积滞，传导失常；或中焦湿郁，升降失调；或因血虚，肠失濡润，或因气虚，传送无力；或因阳虚寒凝，通降失职，凡此种种，均可导致便秘。小儿便秘，属阳结者，多因燥热内结和乳食积滞所致；属阴结者，多因病后气血两虚而成。

#### （二）病机

1. 基本病机　燥屎内结。

2. 常证病机　如下所述。

（1）燥热内结：过食辛辣香燥之品，肠道积热；或过用辛温药物，常可伤津耗液；或热病之后，余热留恋，燥热内结肠道，津液不足，肠道干涩，传导失常，致大便秘结。

（2）乳食积滞：由于婴幼儿乳食不知自节，喂养不当，乳食不节，或过食肥甘生冷和难以消化之物，损伤肠胃，运化失常，停滞中焦，久而成积，积久化热，积热蕴结而致传化失常，引起大便秘结不通。

（3）气血两虚：小儿脏腑娇嫩，形气未充，若禀赋不足或后天失调；或吐衄便血，或壮热大汗，或妄施攻下，使津液耗竭，均使身体虚弱，气血两衰。气虚则大肠传导无力；血虚则津液不能滋润大肠。若病及于肾，真阴一亏，则肠道更为干涸；真阳一损，则不能蒸化津液，温润肠道，亦成便秘。

### 二、临床表现

临床主要表现为排便次数减少，排便周期延长；或粪质坚硬，便下困难；或排便无力，出而不畅。临床常兼见腹胀、腹痛、脘闷嗳气、食欲不振、夜眠不安、心烦易怒等症。

### 三、辨证论治

#### （一）辨证要点

1. 实证便秘　多有小便黄赤，身热心烦，舌红苔黄或腹胀满而痛，得温反甚等实热之兼证。

2. 虚证便秘　常见小便清长，畏寒肢冷，舌淡苔白或腹痛绵绵，喜按，得温则减等虚寒之兼证。

## （二）治疗原则

1. 基本治则　开秘通便。

2. 具体治法临床上根据病因和兼证的不同，分别应用清热通下、行气通下、消导通下、养血通下、益气通下、补阴通下、温阳通下等法。下法的应用，应注意病之标本缓急，实证便秘者，当下则下，但须中病即止。虚证虽有可下之证，但宜缓图。总之虚实之辨，最宜详审。

## （三）分证论治

1. 实证便秘　如下所述。

（1）燥热便秘

证候表现：大便干结，排出困难，甚至便秘不通，腹胀不适，或兼呕吐，口臭口疮，面赤身热，小便短黄，苔黄燥，指纹紫滞，脉滑实。

证候分析：肠胃积热，津液耗伤，热结津伤，故排便困难，甚至便闭不通；气滞便结于腹，故腹胀不适；腑气不通，胃气上逆则呕吐；燥热秽浊熏蒸于上，则口臭口疮；身热面赤为阳明里热之候；热移膀胱则小便短黄；苔黄燥，指纹紫滞，脉滑实皆为燥热内结之征象。

治法：清热润肠，开秘通便。

方剂：麻子仁丸（《伤寒论》）加减，

方解：方中用麻子仁味甘性平，入脾胃大肠经，益脾胃之阴，为君药。杏仁甘平润燥，入肺与大肠经，上肃肺气，下润大肠；芍药苦酸微寒，入肝脾经，养血敛阴缓急，共为臣药。大黄泻热，枳实破结，厚朴除满，此三味为小承气汤，轻下热结，除胃肠燥热，共为佐药。蜂蜜甘润，助麻仁润肠，缓小承气之攻下，使下而不伤正，为佐使药。诸药相合，使热去、阴复、燥除，而大便自调。

加减：服用以丸剂为佳，若作煎剂则大黄后下，加郁李仁、瓜蒌仁更能增强润下功能；口干舌燥可与增液汤合用；腹胀痛加广木香、槟榔行气通便。

（2）气滞便秘

证候表现：胸胁痞满，嗳气频作，胃纳减少，欲便不便，甚则腹胀疼痛，舌质红，苔白或腻，指纹紫，脉弦。

证候分析：由于情志不遂，肝郁气滞，气机壅滞，故胸胁痞满；胃气上逆，则嗳气频作；脾气不运则胃纳减少；气机郁滞，传导失司，糟粕内停则欲便不便，甚则腹胀疼痛。苔白或腻，指纹紫，脉弦为肝脾之气不和，内有湿蕴气滞之征。

治法：理气导滞，开秘通便。

方剂：六磨汤（《世医得效方》）加减。

方解：方中木香、乌药行气，沉香降气，三药气味相通，能入肝脾以解郁调气，疏肝和胃。大黄、枳实、槟榔破气行滞。诸药共奏通下导滞之功。

加减：服后便通去大黄；胸胁痞满甚加桔梗、瓜蒌、香附行气开结；嗳气不除，加旋覆花、苏子或苏梗顺气降逆；气郁化火，口干咽燥，加黄芩、天花粉清热解郁。

（3）食积便秘

证候表现：大便闭结，脘腹胀痛，不思乳食，手足心热，小便黄少，舌苔黄腻，指纹紫滞，脉象沉实。

证候分析：乳食停滞，生热蕴湿，湿热郁遏，气化不行，传导失职，而使大便闭结不通；有形之邪积于胃肠，故脘腹胀痛，不思乳食；脾为至阴而主四肢，手掌心属阴，脾有积热，故手掌心发热；小便黄少，苔黄腻为湿热蕴结之象；指纹紫滞，脉沉实为食积化热之征。

治法：消积导滞，开秘通便。

方剂：枳实导滞丸（《内外伤辨惑论》）加减。

方解：方中大黄为君，攻积泻热；枳实为臣，行气消积，君臣相伍，共奏下积热而除胀满之功。黄芩、黄连清热燥湿；茯苓、泽泻利水渗湿；白术健脾燥湿，并防黄芩、黄连苦寒败胃；神曲消食健脾，共为佐药。全方共奏消积导滞，清肠通便之功。本方以攻下湿热积滞为主，适用于湿热积滞互结肠胃。

服后便通即停药，以免攻伐太过，损伤正气。

加减：若胀满较重，可酌加木香、槟榔以理气导滞；肠阻胃逆，呕吐较甚，可加干姜、半夏以温中止呕。

2. 虚证便秘　如下所述。

（1）血虚便秘

证候表现：面唇爪甲皖白无华，自觉目眩心悸，大便干结，努挣难下，舌质淡嫩，舌苔薄白，指纹色淡，脉细弱。

证候分析：心主血脉，其华在面，其荣在爪，面唇爪甲皖白无华为血虚之征；血虚心失所养则心悸；头目失养则目眩；血虚津少，不能润滑肠道，故大便干燥，努挣难下。舌质淡嫩，舌苔薄白，指纹色淡，脉细弱皆为血虚之征象。

治法：养血润燥，开秘通便。

方剂：四物汤（《太平惠民和剂局方》）加火麻仁、何首乌、枳壳。

方解：四物汤补血养阴；火麻仁润肠通便；何首乌清热生津养阴；枳壳破气下行。诸药共奏养血润燥通便之功。

加减：亦可加郁李仁、柏子仁、淡苁蓉等润下之品；心悸加酸枣仁、柏子仁；若血虚有热，兼见口干心烦，舌苔剥蚀，脉细数者，可加玄参、麦冬、丹皮、栀子；兼气虚加人参、黄芪以益气养血。

（2）气虚便秘

证候表现：神疲乏力，面色皖白，时有便意，大便并不干硬，但努挣乏力，用力则汗出气短，便后疲乏，舌淡苔薄，指纹色淡，脉虚。

证候分析：肺主气，与大肠相表里，肺气虚则大便传送无力，尽管大便并不干硬，但仍需努挣；努挣则汗出气短，是卫气虚之故；气虚不能化生精微，故面色皖白，舌淡苔薄，指纹色淡，脉虚。

治法：益气润肠，开秘通便。

方剂：黄芪汤（《金匮翼》）加减。

方解：方中黄芪峻补肺脾之气为君；麻仁、白蜜润肠通便为臣；陈皮理气为佐。

加减：汗多气短，脉细者，与生脉散同用；若气虚下陷，肛门窘迫，欲便而不能出者，宜加人参、升麻、柴胡之类。

### （四）其他疗法

1. 单方验方　如下所述。

（1）莱菔子散：莱菔子炒黄研末，每晚用开水送服（可酌加糖或蜂蜜调味），每次 10 ~ 30g，视年龄大小而定。

（2）番泻叶：1 ~ 3g，煎水成 100mL 左右。每次服 30mL，隔 4 小时服 1 次，以通为度，不必尽剂。

（3）苏麻粥：用苏子、火麻仁适量，水浸捣汁，和大米一同煮粥食用。

（4）三仁粥：用桃仁、松子仁、郁李仁各适量，水浸捣泥，与大米一同煮粥食用。

2. 外导法　从肛门入药以导滞通便。蜜煎导法：用蜂蜜适量，微火煎，手捻作锭，纳入肛门中。如欲简便，也可用肥皂条寸许塞入肛门以通便。

3. 按摩疗法　如下所述。

（1）部位：龟尾、七节、板门、大肠等。

（2）手法：由第四腰椎至尾骶骨（七节）自上而下用推法推 200 ~ 500 次；尾骶骨处（龟尾）用揉法逆时针揉 300 ~ 600 次；自示指桡侧边缘至虎口（板门）离心推 100 ~ 300 次，大鱼际隆起处（板门）逆时针揉 50 ~ 200 次。

## 四、预防与调护

### （一）预防

（1）注意合理的膳食，以清淡为主，多饮水，勿过食辛辣厚味。

（2）嘱患者每日按时蹲厕，养成定时大便的习惯。

### （二）调护

（1）注意起居有常，合理搭配饮食，适当添加蔬菜、水果、坚果及粗纤维类食物。

（2）积极锻炼身体，防治胃肠疾患。

# 参考文献


[1] 梅全喜，曹俊岭. 中药临床药学. 北京：人民卫生出版社，2013.
[2] 彭胜权，林培政. 温病 . 北京：人民卫生出版社，2011.
[3] 李梅. 中医六大名著 . 北京：光明日报出版社，2013.
[4] 李德新 . 中医基础理论 . 北京：人民卫生出版社，2011.
[5] 何裕民. 中医学导论. 北京：人民卫生出版社，2012.
[6] 廖福义 . 中医诊断学 . 北京：人民卫生出版社，2010.
[7] 刘炎. 中医内科治疗. 北京：世界图书出版公司北京公司，2008.
[8] 刘健美. 中医内科学. 北京：中国中医药出版社，2010.
[9] 陶汉华. 中医内科临证诊疗备要. 北京：中国医药科技出版社，2013.
[10] 张宏伟. 中医内科辨证基础. 西安：西安交通大学出版社，2012.
[11] 田德禄. 中医内科学 . 北京：人民卫生出版社，2006.
[12] 王行宽，陈大舜. 中医基础理论学. 北京：中国中医药出版社，2011.
[13] 王淑军. 中医健康养生. 北京：中医健康养生杂志社，2018.
[14] 刘昭纯，郭海英 . 中医康复学 . 北京：人民卫生出版社，2017.
[15] 侯瑞祥 . 实用中医内科临证手册. 北京：中国中医药出版社，2013.
[16] 李乃彦 . 中医内科临证辑要. 北京：中国中医药出版社，2013.
[17] 陈利国，纪立金. 中医基础理论. 广州：暨南大学出版社，2010.
[18] 冷方南 . 中医内科临床治疗学. 北京：人民军医出版社，2013.
[19] 常学辉 . 巧记中医内科学 . 郑州：河南科学技术出版社，2011.
[20] 张依 . 中医学. 长春：吉林大学出版社，2012.